これでナットク

母乳育児

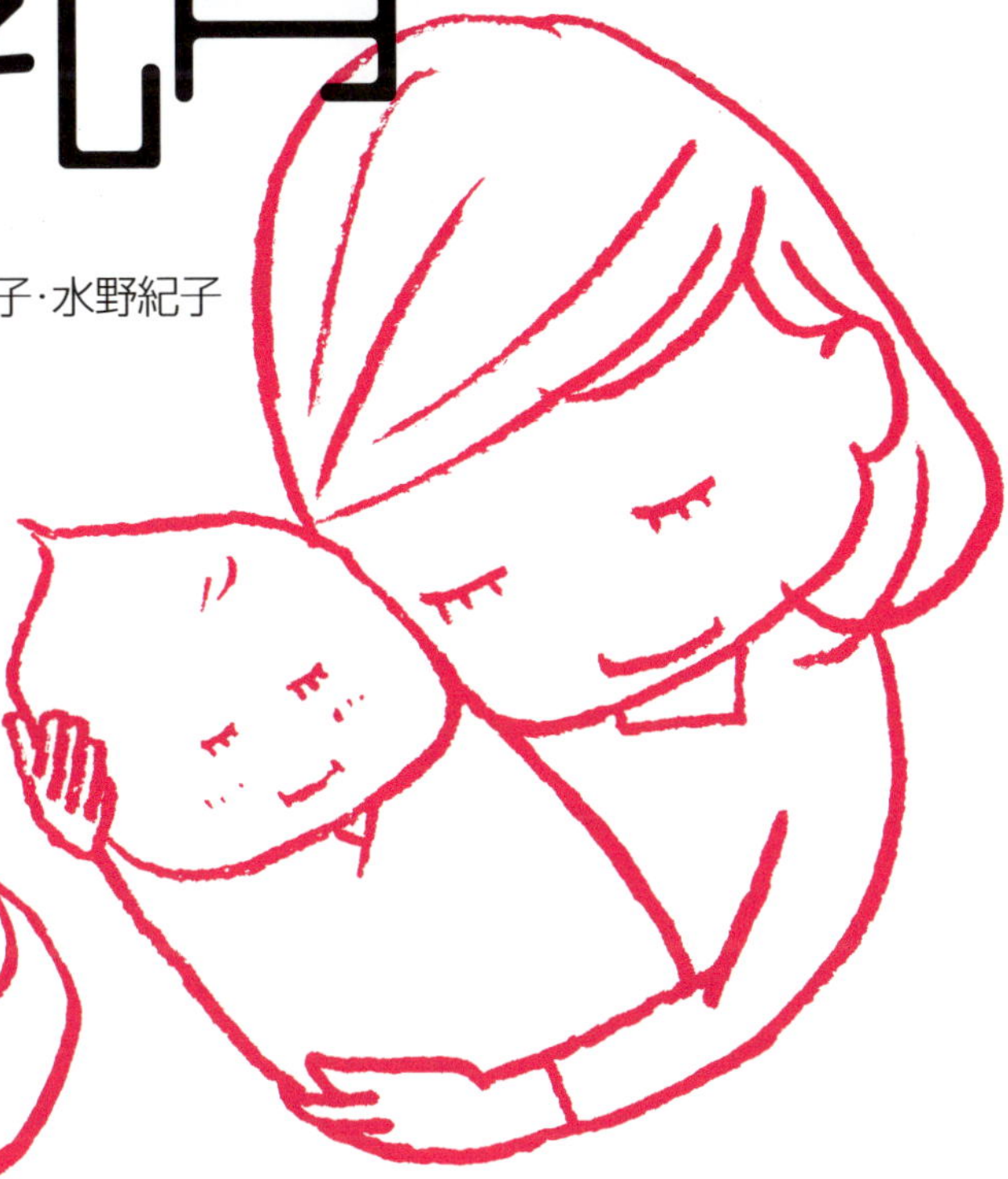

監修✤水野克己

編著✤本郷寛子・瀬尾智子・水野紀子

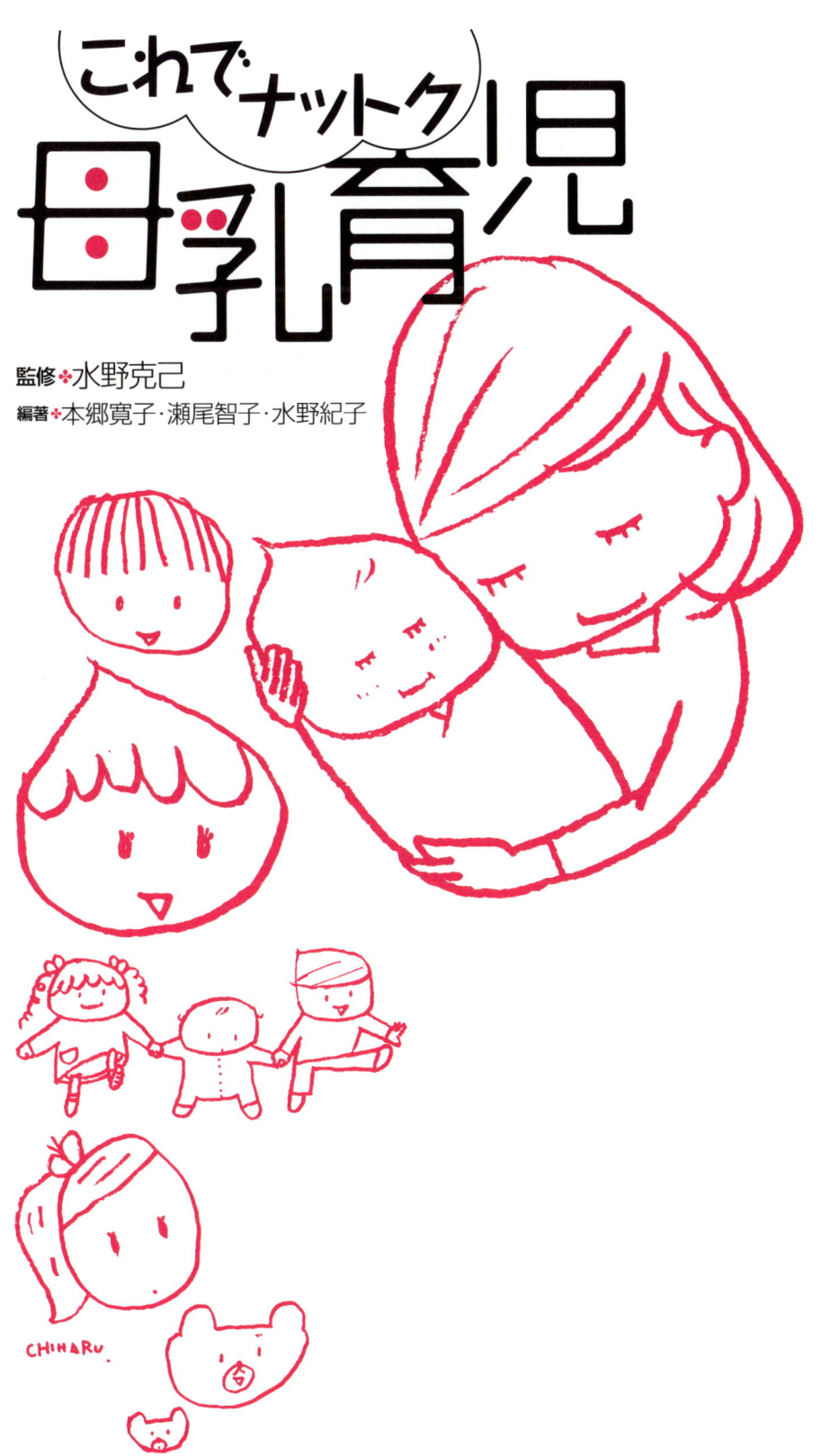

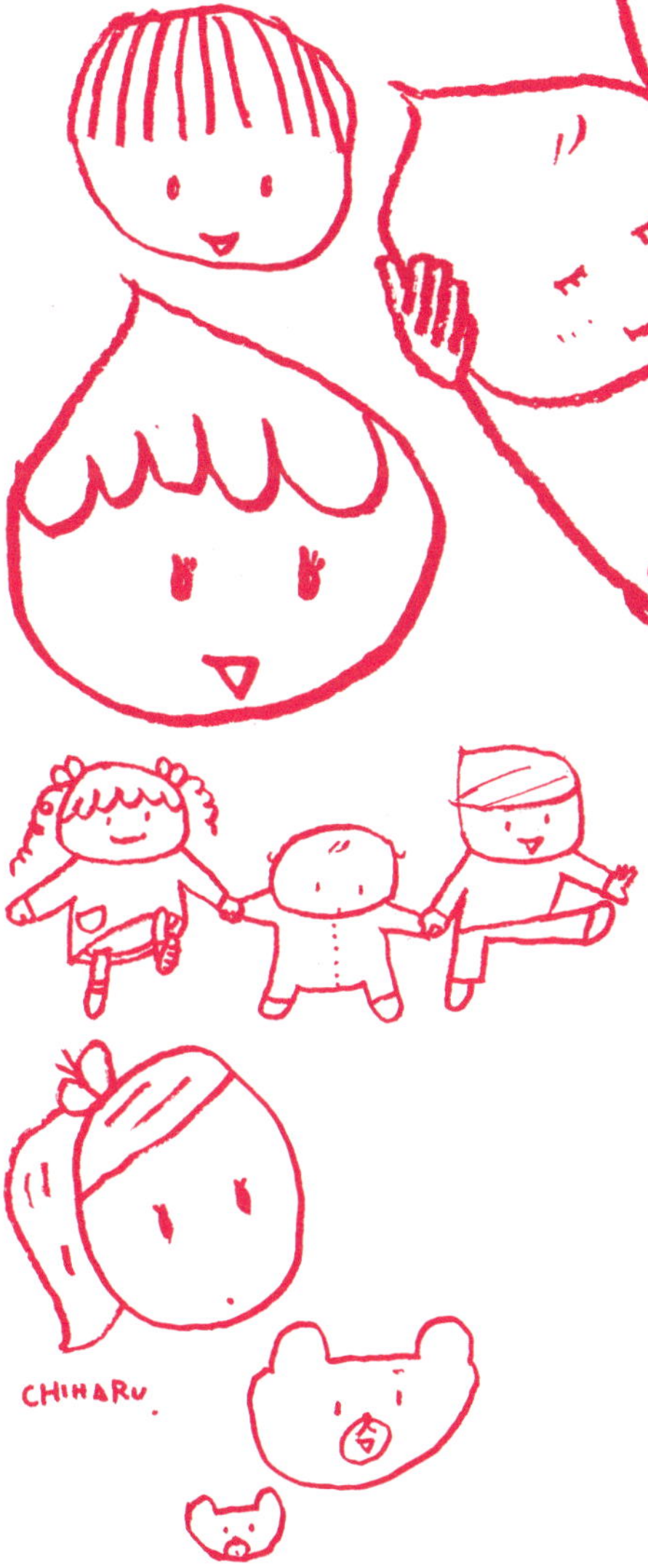

へるす出版

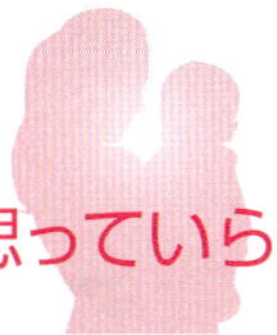

母乳で育てたいと思っていらっしゃるお母さんへ

人は哺乳動物ですから、赤ちゃんがお母さんのおっぱいを吸って育つのはごく当たり前のことです。にもかかわらず、母乳で育てることをとても難しいことと感じているお母さんは少なくありません。母乳で育てることを難しくしている要因のひとつは、いろいろな矛盾した情報が入ってくることです。科学的に適切とはいえない情報のせいで、自分を責めてしまったり、自分の母乳育児に自信をもてなかったりするお母さんがいらっしゃいます。

今一度、お母さん自身の直感と力を信じて、赤ちゃんが欲しがるときに欲しがるまま授乳をしていけば、ほとんどのお母さんは母乳だけで赤ちゃんを育てることができます。そうはいっても、お母さんは赤ちゃんのことがいろいろと心配になりますよね。“かぜをひいたけど母乳をあげてもいいのだろうか？”“母乳が足りていないから赤ちゃんが泣いているのではないか？”そのように思われたとき、ぜひこの本を読んでいただきたいのです。また、これからお母さんになる女性も一度この本を読んでおくことで、出産する場所や、出産後入院中にできること、赤ちゃんが生まれてからしばしば経験するいろいろなできごとに対して、心の準備ができることと思います。

日本では、ほとんどの女性が赤ちゃんを母乳で育てたいと思っています。私たちはお母さんの母乳で育てたいという気持ちを大切にしたいと考え、科学的な根拠に基づいたサポートを日々行っています。そのなかでよく経験するお母さん方の悩みを解決するために役立つ情報をこの本に盛り込みました。この本の色文字のところは質問に対する大切な回答となっていますので、そこを読むだけでも役立つかもしれません。一人でも多くのお母さんが納得できる子育てをしてほしい、そして子育てに関する不安を少しでも減らして赤ちゃんとともに楽しい毎日を過ごしてほしい、それが私たちの願いです。

平成21年11月吉日

水野 克己

昭和大学医学部小児科

これでナットク 母乳育児 目次

第2章　出産前に知っておこう！ ―母乳の不思議―

第3章 出産後 ―いよいよ母乳育児スタート―

はじめに

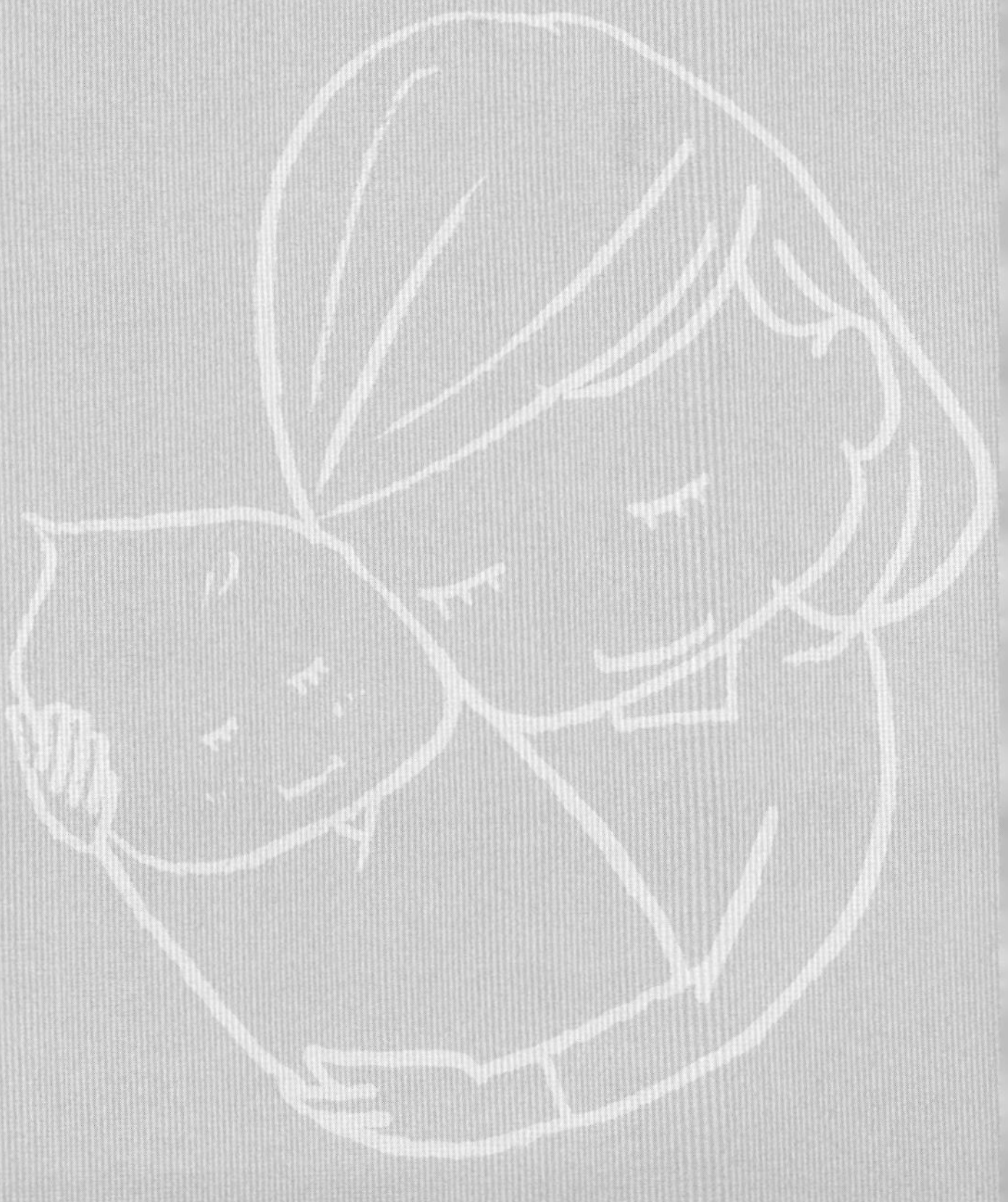

世界のトレンドとしての母乳育児

母乳育児のすすめ

今から100年以上前、安全な人工栄養法（乳幼児の粉ミルクなど）がなかった頃には、だれもが母乳で子どもを育てることが当たり前でした。何らかの理由で母乳を十分与えられない場合は、親類や近所に住む授乳中の女性が代わりに母乳を飲ませていましたし、身分の高い社会では「乳母」も一般的でした。

人工栄養の登場とともに母乳育児の伝統が途絶え、先進国だけでなく開発途上国にも人工栄養が広がっていきました。ところが、清潔な水や十分な燃料のない国では適切に調乳できないために、人工栄養で育てられた子どもの死亡率が高くなりました。

そこで、1970年代の終わり頃から、**WHO（世界保健機関）やユニセフ（国際連合児童基金）**が母乳育児を推進してきました。1981年に、WHOが世界保健総会で**「母乳代用品のマーケティングに関する国際規準」**（WHOコードと呼ばれることもありますが、この本では「国際規準」と呼びます）を決議しました。**左の表**に、この「国際規準」の要旨を紹介します。

この「国際規準」は、母乳代用品（人工乳、果汁やお茶、スープ、離乳食など、母乳の代用に使われる飲食物すべてを含みます）が公正に販売・流通されることを目的としています。つまり、企業の販売戦略のために、母乳代用品が必要でないお母さんに広まることを防ぎ、本当に必要なお母さんには適正に販売されるようにするためのものです。しかし実際には、これがきちんと守られている国は数えるほどしかありません。

そこで、1990年にイタリアのフィレンツェにあるユニセフのイノチェンティという研究所で、WHOやユニセフなどの国際機関と各国代表が集まって「イノチェンティ宣言」が作成されました。その中で、生後4〜6か月間は母乳だけで育てること、それ以降は適切な栄養を補いながら2年かそれ以上母乳育児を続けることが推奨されました。さらに、母乳育児に対する社会の意識を高めること、女性自身が自信をもって母乳育児を選ぶことができるように適切な情報を提供すること、そして、政府などの権威ある機関が母乳育児を保護する必要性があることが述べられています。

WHOとユニセフは赤ちゃんが生まれる産科施設の重要な役割に注目して、1989年に**「母乳育児成功のための10カ条」**

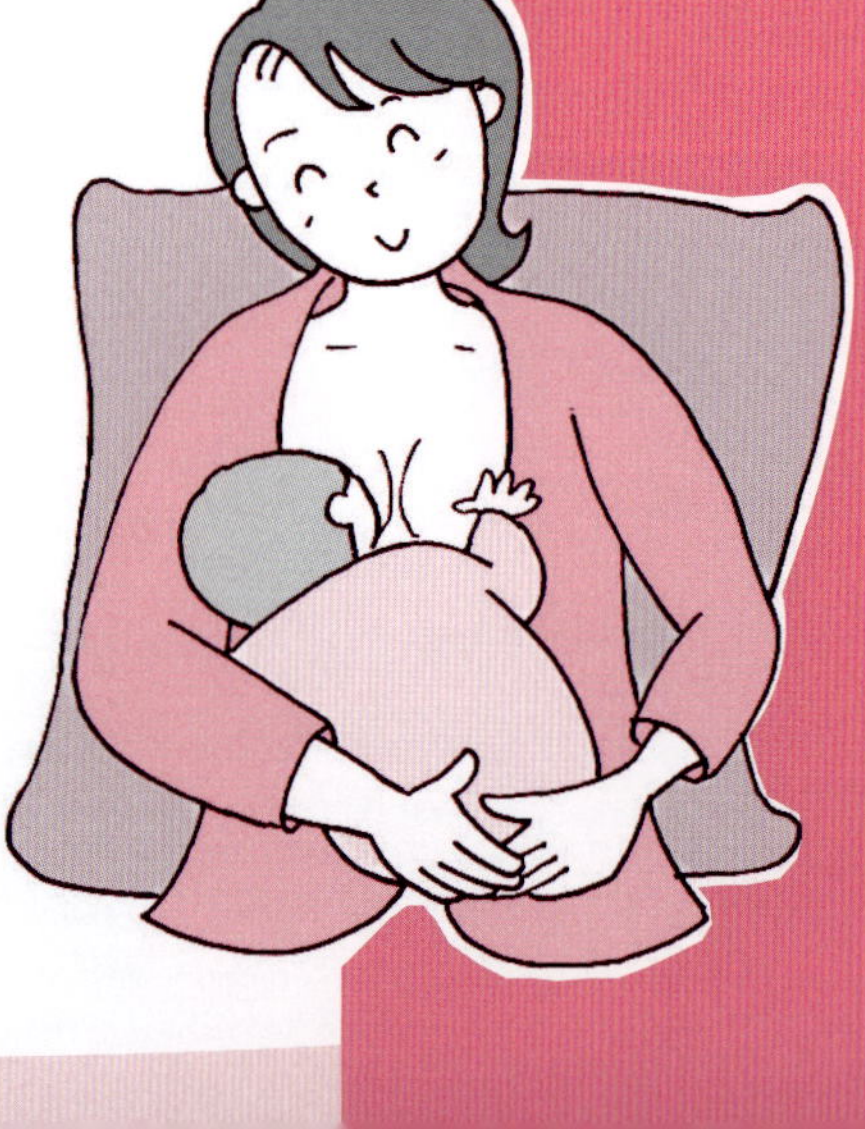

（25ページ参照）を発表しました。そして1991年に、「国際規準」を守り、なおかつ「10カ条」を実践している産科施設を**「赤ちゃんにやさしい病院」**に認定する『赤ちゃんにやさしい病院運動』を開始しました。現在、世界中で2万以上の産科施設が認定されており、日本でも2009年末現在で66施設が認定されており、そのうち61施設が現在も『赤ちゃんにやさしい病院』として産科業務を行っています。

母乳代用品のマーケティングに関する 国際規準の要旨（WHO, 1981年）

「国際規準」には以下の10項目の重要な規定があります。

①消費者一般に対して、母乳代用品の宣伝・広告をしてはいけない。
②母親に試供品を渡してはいけない。
③保健施設や医療機関を通じて製品を売り込んではならない。これには人工乳の無料提供、もしくは低価格での販売も含まれる。
④企業はセールス員を通じて母親に直接売り込んではならない。
⑤保健医療従事者に贈り物をしたり個人的に試供品を提供したりしてはならない。保健医療従事者は、母親に決して製品を手渡してはならない。
⑥赤ちゃんの絵や写真を含めて、製品のラベル（表示）には人工栄養法を理想化するような言葉、あるいは絵や写真を使用してはならない。
⑦保健医療従事者への情報は科学的で事実に基づくものであるべきである。
⑧人工栄養法に関する情報を提供するときは、必ず母乳育児の利点を説明し、人工栄養法のマイナス面、有害性を説明しなければならない。
⑨乳児用食品として不適切な製品，例えば加糖練乳を乳児用として販売促進してはならない。
⑩母乳代用品の製造業者や流通業者は，その国が「国際規準」の国内法制を整備していないとしても、「国際規準」を遵守した行動をとるべきである。

（母乳育児支援ネットワーク訳：『乳児の健康を守るために：WHO「国際規準」実践ガイドブック 保健医療従事者のための「母乳代用品のマーケティングに関する国際規準」入門』NPO 法人日本ラクテーション・コンサルタント協会、p12、2007 年 より許諾を得て転載）

2002年の世界保健総会で、**「乳幼児の栄養に関する世界的な運動戦略」**が承認されました。その中で、母乳だけで育てることが推奨される期間が生後6か月間になり、その後も適切な補完食（母乳育児を続けながら子どもが食べる食事のことで、いわゆる離乳食に当たります）をとりながら、2年かそれ以上母乳育児を続けることが勧められています。世界の子どもの健康を守るための基本的な保健政策の一つとして、乳幼児の栄養状態をよくすることがあげられていますが、その中でも「母乳育児を推進すること」は、5歳以下の乳幼児の死亡率を下げるために最も効果的な方法であるとされています。

近年ではアメリカや、イギリスなどのヨーロッパの国でも、日本の厚生労働省にあたるような政府機関が母乳育児を積極的に推進しています。これは最近の研究によって、母乳育児が成人になってからの肥満・糖尿病・高血圧・動脈硬化などを予防することがわかってきたためです。日本などの工業国でも、母乳で育った子どものほうが感染症をはじめとするさまざまな病気にかかりにくいという研究がたくさんあり、母乳育児はまったく費用がかからないため、医療費を削減できる有効な方法だと評価されています。このように、開発途上国だけでなく、先進国でも母乳育児が推進されるようになってきています。そして日本でも、2007年3月に**厚生労働省が「授乳・離乳の支援ガイド」を策定**し、その中で母乳育児支援の具体的な方法を示して、母乳育児を勧めています。

マスメディアによる母乳育児に関する情報のとらえかた

赤ちゃんを迎える準備をしている女性がよく目にするものと

いえば、育児雑誌があげられます。今の時代ならインターネットで検索する人も多いでしょう。テレビや新聞でもときどき母乳育児が取り上げられます。そういった情報の妥当性を考えるときには、**情報が誰によって、どのような根拠でつくられたものであるかを気にかける必要があります。**

育児雑誌は半分以上が広告です。スポンサーの中には人工乳や哺乳びんなどのメーカーもあります。インターネットの育児サイトには個人のものもありますが、スポンサーのついたサイトもたくさんあります。また、インターネットの個人サイトには、楽しく母乳育児ができた人の体験談も、つらい思いをしてうまくいかなかった人の体験談もあります。それはその個人の体験であって、誰にでも当てはまるものではないかもしれません。さまざまな「お勧めの方法」が載っていますが、科学的な根拠のないものも多く、医学的にみて適切でない情報であることもあります。

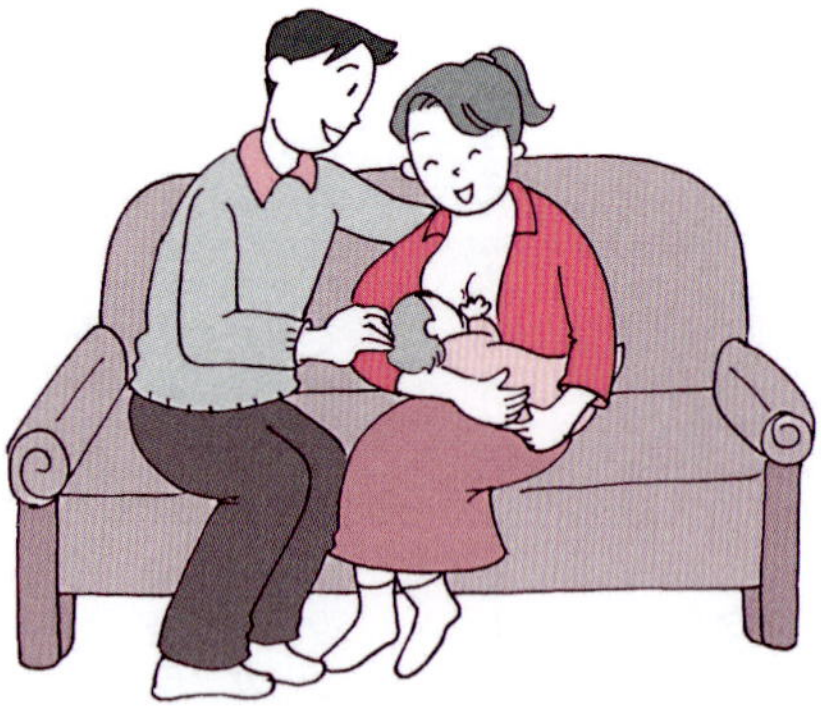

現代の日本社会では、「赤ちゃんと哺乳びん」が切っても切れないシンボルのようにみなされ、地方自治体によっては母子健康手帳の表紙のイラストにさえ哺乳びんが描かれていることもありました。絵本やキャラクター商品にも、赤ちゃんが哺乳びんを持っていたり、おしゃぶりをくわえていたりするイラストがよく使われています。子どもの頃から「赤ちゃんは哺乳びんで人工乳を飲むもの」という概念が無意識に刷り込まれていて、情報の送り手であるマスメディアの人々もそれが当たり前であるかのように思っているかもしれません。また、母乳育児の伝統が失われてしまったために、母乳育児がむずかしくてたいへんなものだと感じているかもしれません。

本来は自然に伝承されてきた母乳育児の方法が、その伝承が途絶えたために「とてもたいへんなもの」「特別に何かをしないとできないもの」であるかのように語られることがあります。食事や生活の制限などを勧める情報もありますが、科学的な根拠が実証されているものはほとんどありません。本に書いてあったり、マスメディアで流布されていたりする情報が必ずしも適切でないことがあるのは、母乳育児に限らず、どの情報にも当てはまることですが、実は、**医学や看護学の専門教育においても、母乳育児に関する科学的な知識を詳しく習うわけではない**のです。雑誌の記事などには、医師や助産師などのコメントが載っていることがありますが、その内容が最新で科学的根拠に基づくものとも限りません。特に**乳業会社などの企業が資金援助をして作成したリーフレットなどでは、意図的ではないにせよ、企業の意向を反映した情報が選択されていることもありえます。**母乳育児に関する情報も科学的で事実に基づくものが十分得られるようになれば、もっとたくさんのお母さんが母乳育児を楽しむことができるでしょう。

では、いったい、どのような情報を参考にしたらいいのでしょうか。前述したように、WHOとユニセフは母乳育児を推進していて、**保健医療専門家のために科学的根拠に基づいた資料を提供しています。**そこで、それらをもとにして一般の人向けに書かれた内容であれば、科学的根拠に基づいているといえるかもしれません。また、母乳育児支援に関する専門資格をもつ**「国際認定ラク**

テーション・コンサルタント（ＩＢＣＬＣ）」も日本に増えてきました（２００９年秋現在６５０名を超えています）。マスメディアのさまざまな情報に迷ったら、相談してみるといいでしょう。

この本は４人の国際認定ラクテーション・コンサルタントが、科学的根拠に基づいた情報をわかりやすく、Ｑ＆Ａ形式で書いています。これから赤ちゃんを産んで育てるお母さんとお父さんに、役立てていただければと願っています。また、もっと詳しいことを知りたい読者のために、少し専門的なことを説明したコラムなどもありますので、そのときの興味に応じて読んでみてください。適切な支援さえあれば、「母乳育児は、本で勉強しないとできない」というものではありません。でも、何か疑問をもったり、迷ったりしたときに、この本を役立てていただければ、こんなにうれしいことはありません。

以前に、納得のいく母乳育児ができなかったお母さんへ

以前、思うような母乳育児ができなかったように感じている方へ。あなたはひとりぼっちではありません。ほとんどのお母さんは、母乳で赤ちゃんを育てたいと思っていても、適切な情報が少ない中で納得のいくような母乳育児をするのはむずかしいという現実にぶつかります。赤ちゃんを母乳で育てはしたけれど、どうも納得のいくようなものではなかった。その内容は千差万別でしょう。

あなたは、どのような母乳育児を想像していましたか？　実際には、どのような困難に出あいましたか？

母乳でずっと育てるつもりだったのに、あなた自身の病気が原因で薬を飲むために、早くに母乳をあきらめた人もいるかもしれません。乳首《ちくび》が痛かったり、母乳が詰まって乳腺炎になったり、つらい経験をされた人もいるでしょう。赤ちゃんが小さく生まれたからとか、黄疸《おうだん》が出たからという赤ちゃん側の理由で、母乳育児が思うようにできなかった人もいるかもしれませんね。

赤ちゃんのほうが急におっぱいをいやがるようになった。補完食（離乳食）を食べてくれないので仕方がなく母乳をやめた。周りから「まだ飲んでいるの？」というプレッシャーで早くに母乳をやめた。赤ちゃんを泣かせて母乳をやめさせたことがつらかった。いろいろな人がいるでしょう。

さまざまな理由で、納得のいく母乳育児ができなかったのは、あなたのせいではありません。適切な情報と支援があったら、母乳育児をやめる必要はなかったというケースがほとんどなのです。今度子どもが生まれたら、納得のいく母乳育児がしたい、そういうお母さんのためにもこの本を贈ります。

母乳で育てたかったけれど混合栄養や人工栄養で育てたお母さんへ

妊娠中、想像していた育児はどのようなものだったでしょうか。自然分娩で生まれ、赤ちゃんとゆったり過ごし、赤ちゃんはすぐにおっぱいを欲しがって、あなたはそれにすぐに応える。赤ちゃんはゴクゴクとおっぱいを飲み、スヤスヤと寝てくれる。

ところが現実には、赤ちゃんは生まれたらすぐに新生児室に連れていかれて、ゆっくりとおっぱいを含ませる時間がなかったかもしれません。赤ちゃんは寝てばかりで、全然おっぱいを吸ってくれなかったかもしれません。赤ちゃんが欲しがって泣いているのに、どのように飲ませていいのかだれも教えてくれず、途方に暮れたかもしれません。あるいは、自己流で飲ませたら、乳首が痛くなってし

まったかもしれません。いきなり乳房が痛くなって固くなり、どうやっても赤ちゃんが飲んでくれない、という事態にぶつかったかもしれません。自分の体の一部なのに、自分の思いどおりにならない、無力感を抱いた人もいるかもしれません。

入院中は、夜は預かってくれるというので言われたとおりに休んでいたら、乳房がカチカチになってしまったり、赤ちゃんが哺乳びんの人工乳首に慣れてしまって、うまくお母さんの乳房に吸いつけなかったりしたかもしれません。

退院したら、24時間体制で赤ちゃんの世話をしなければならないのでとまどったかもしれません。赤ちゃんは、3時間おきどころか、ずっとおっぱいを吸っていたり、飲ませてしばらくすると寝てしまい、ベッドに置くと泣き出したり。私の母乳は足りないのかしら？ どこかふつうと違うのかしら？ そんな不安にかられて、育児雑誌や退院時にもらったパンフレットを見たら、ますます心配になることばかり書いてある。そんなことはなかったでしょうか。

母乳が足りないのは、自分のせいであるかのように感じられた責任感の強い人もいるかもしれません。自分の努力不足だったのかしら？ ちゃんと妊娠中に乳房や乳首の手入れをしなかったからかしら？ いいえ、そうではありません。**混合栄養や人工栄養になる多くの理由は、出産した施設での方針や地域での支援態勢の不備、そして不適切な情報の氾濫のせいなのです。**

赤ちゃんが生まれて、すぐ母乳を飲ませはじめ、その後も母と子が離れずに、欲しがるときに欲しがるだけの授乳ができる施設で産んだ場合は、母乳だけで育てることができる可能性がとても高くなります。そのときに赤ちゃんがうまく飲めなくても、適切な抱き方や飲ませ方を教えてくれるスタッフがいたら大丈夫。それでうまく飲めなくても、じっくりと飲めるようになるまで母乳をしぼってしぼった母乳を赤ちゃんにあげることで母乳だけで育てることが可能です。また、一時的に粉ミルクを足すことが必要でも、適切な支援があれば、多くの場合、母乳だけに戻ることができるのです。

反対にいえば、赤ちゃんとお母さんを引き離すような産科施設だったり、授乳のときの赤ちゃんの抱き方や乳房への吸いつかせ方を教えてくれなかったり、時間で授乳するように言われていたら、母乳育児がむずかしくなるのは当然です。また、赤ちゃんがうまく吸いつかなかったり、お母さんと離れていたりするというのに、母乳のしぼり方を教えてもらえなかったなら、母乳の出が悪くなるのは当然のことなのです。

それでも、1回でも乳房を吸ったことがあるとか、しぼった母乳を飲んだことがある赤ちゃんは幸運です。なぜなら、**母乳はたった1滴でも大きな価値がある**からです。母乳、特に初乳には驚くほどの免疫が含まれていて（32㌻参照）、それは人工的には絶対につくり出すことができません。**1滴でも母乳を飲ませることができたなら、「私は母乳で育てた」と胸を張って子どもに伝えましょう。**

とはいえ、今度子どもを産んだときには、できれば少しでも長く母乳で子どもを育てたいと思っていることでしょう。**ちょっとした知識とコツがあれば、今度はもっと納得のいく母乳育児ができます。**さあ、一緒に学んでいきましょう。

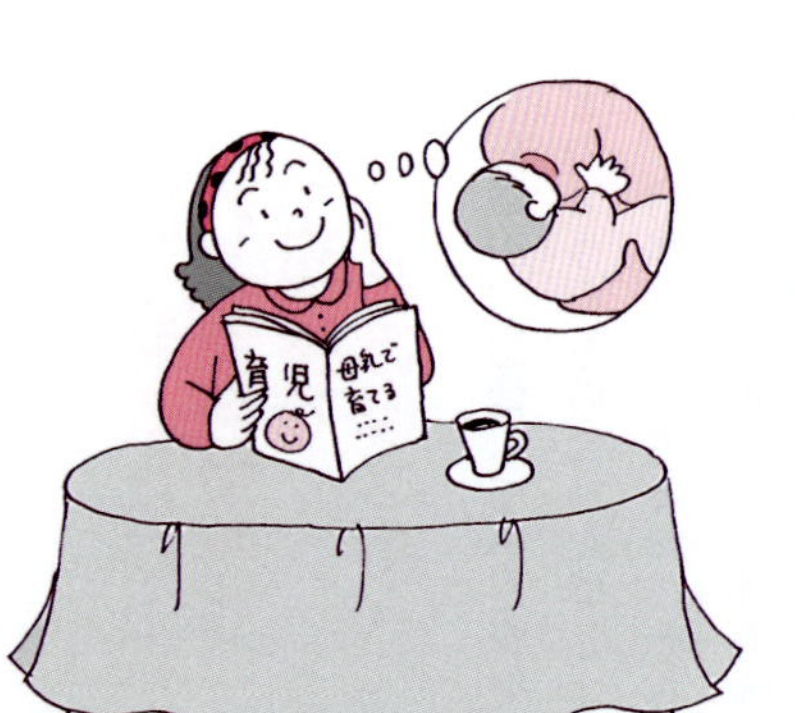

第１章

妊娠前・妊娠中の疑問

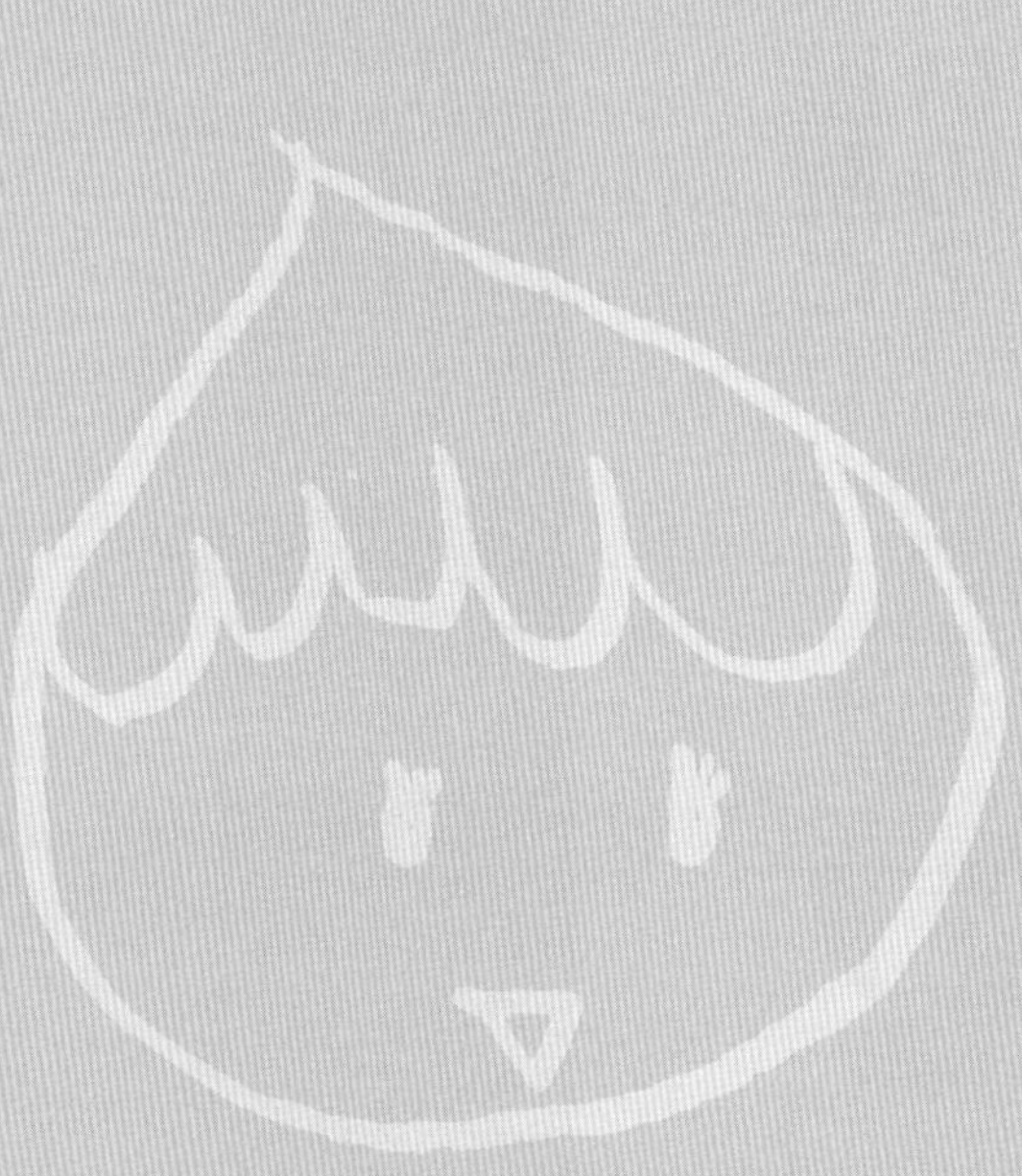

これから妊娠を考えている方、そして妊娠中のお母さんへ

Q 入院中、赤ちゃんと同じ部屋で過ごせる産院と新生児室で預かる産院とではどちらがいいの？

システムが産院によって違うことを知って、どちらがいいのか、迷っているのですね。

出産の後は疲れるだろうから、赤ちゃんを新生児室で預かってもらって、ゆっくり休んだほうがいいよと勧める人もいるかもしれません。

ところが経験者のお母さんに尋ねてみると、「お産の後は興奮して眠れなかった」「赤ちゃんのことが気になって夜中何度も目が覚めた」「おっぱいが張ってかえって困った」などの答えがあります。妊娠中の女性は、出産が近づくと何度も夜中に目が覚めるようになってくることが多いようですが、これは体が出産後の生活への準備をしているためといわれています。

また、赤ちゃんとお母さんは妊娠中一体で、生活リズムは互いに影響しあっています。出産後離ればなれになり、赤ちゃんだけが産院のスケジュールに従って、夜中も明るい新生児室で過ごすことは、自然なこととはいえず、せっかくお母さんと共有していた生活リズムが乱れてしまうかもしれません。ヒトの体は、昼も夜も母乳をつくり、授乳するようにできているので、**赤ちゃんを新生児室で預かってもらって夜には授乳しないことは、お母さんの体にとっても自然なことではありません。**

赤ちゃんとお母さんが1日中一緒の部屋で過ごすことは、母乳育児のためにもたいへん効果的です。**生まれてすぐから赤ちゃんがおっぱいを欲しがったときに欲しがるだけ授乳することは、早くたくさん母乳を出すために有効であることがわかっ**

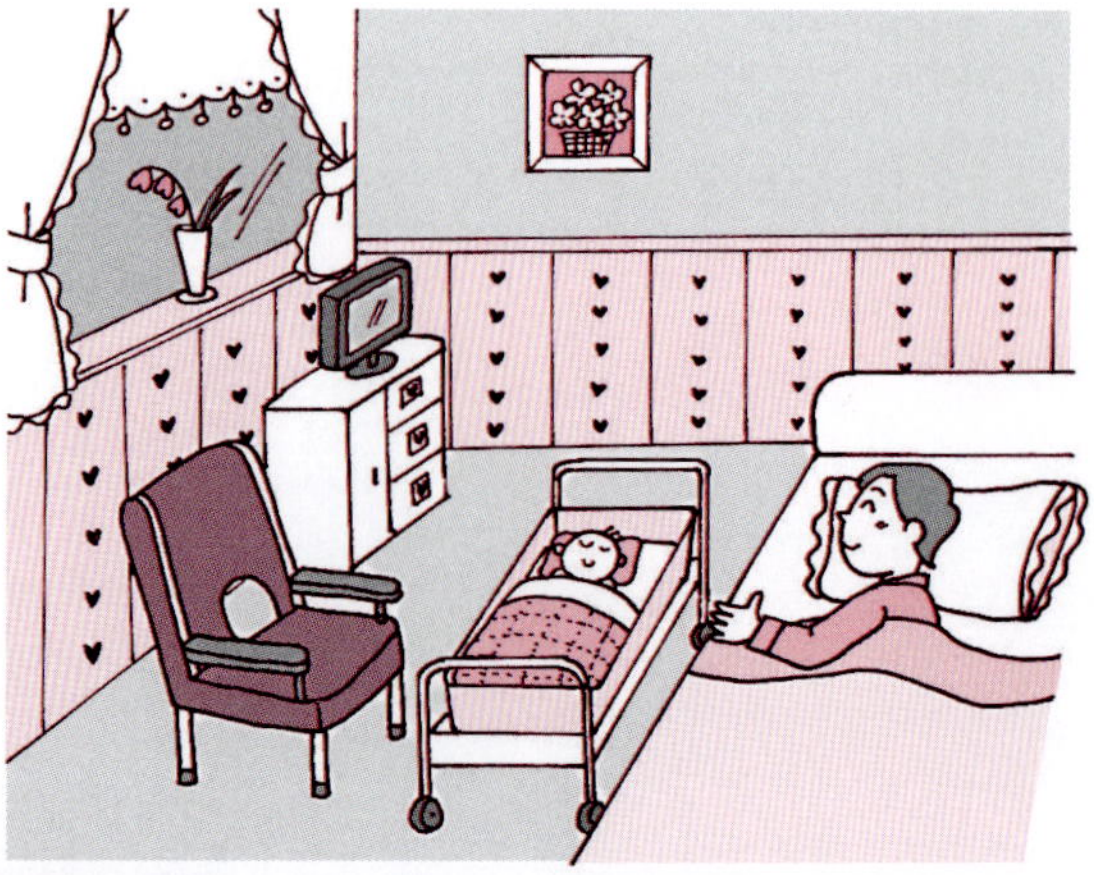

ています。赤ちゃんとお母さんがいつも一緒にいてこそ、赤ちゃんの欲しがるサインを早く見つけ、ちょうどいいタイミングで授乳することができます。

また、母乳を出すために働くホルモンは夜のほうがよく出るという研究があります。母乳が出るようになってからは、夜間に授乳しないと、おっぱいが張りすぎて痛くなったり、熱が出たりとトラブルも起こりやすくなります。心臓や肺と同じように乳腺（母乳をつくるところ）も24時間働いているのです。その働きを夜だけ止めることはできません。

出産の後に、1日中赤ちゃんと一緒にいると、夜も眠れないで疲れてしまうのではないかと心配する人がいるかもしれませんね。実は、24時間完全に母子同室をしているお母さんと、夜赤ちゃんを新生児室に預けたお母さんとでは、合計睡眠時間に差がなかったという研究があります。また、赤ちゃんと一緒にいるお母さんでは、こま切れに睡眠をとるのが上手になり、短くてもぐっすり眠れるという研究もあります。慣れるまではちょっとたいへんに感じるかもしれませんが、**早くお母さんと赤ちゃんのリズムが合うようになったほうが退院してからの生活が楽になるでしょう。**

母子同室は母乳で育てるためだけにするのではなく、お母さんと赤ちゃんがお互いのことをよく知るようになるためといわれています。どのような栄養法で子どもを育てようとも、おむつを替えたり、あやしたり、赤ちゃんの世話にはかかわりありません。24時間の母子同室は、お母さんが退院後の育児に自信をもつためにも役に立つでしょう。

そして、最後に、こんなことも考えてみてください。もし、入院中に地震や火事が起こったら？　赤ちゃんがそばにいたほうが安心ではありませんか？

Q　赤ちゃんを新生児室で預かる産院で出産しますが、母乳育児はどのようにすればいいの？

赤ちゃんと一緒に過ごせるほうがいいと聞いても、現実にはそうした産院を選べない場合、どうしたらいいのかと心配されているのですね。

自宅で出産するのが当たり前であった時代では、赤ちゃんとお母さんが離れることは考えられませんでした。日本では1970年頃から産婦人科医院や病院で出産するほうが多くなり、赤ちゃんを新生児室で預かることが一般的になりました。その後、WHO（世界保健機関）／ユニセフ（国際連合児童基金）の『赤ちゃんにやさしい病院運動』の影響や、個室を備えた産院が増えてきたこともあり、再び母子同室の施設が増えてきたようですが、昼間は母子同室でも、夜は新生児室に預かる産院がまだまだ多いようです。

母子同室は母乳育児のためだけにするのではなく、赤ちゃんとお母さんが互いによくわかりあい、生活リズムを共有するための方法です。栄養法にかかわらず、お母さんと赤ちゃんがいつも一緒にいることはとても自然なことなのです。

特に、**あなたが母乳で子どもを育てたいと思っているなら、できるだけ赤ちゃんと一緒にいられるようにお願いしてみてください。**それも出産前にあらかじめお願いしておくといいでしょう。産院によっては「バースプラン」といって、自分がどのような出産をしたいか、産後はどのように過ごしたいか、という計画書を出すようになっているところがあります。それを利用して、産婦人科の担当医や助産師に、自分の希望を伝えておくといいでしょう。短い診察時間の中では、担当医に自分の気持ちを伝えにくいかもしれません。バースプランがなくても、自分の希望を紙に書いて手紙のように渡すことができます（28ページ参照）。開業の産婦人科では融通のきくところが多いので、交渉してみてください。大きな病院の産婦人科で相部屋のところは、夜間は同室がむずかしいといわれるかもしれません。その場合は、**「夜間も授乳室に行って授乳したい、そのためには赤ちゃんが欲しがったときや、授乳時間の前になったら呼んでください」と看護師や助産師にお願いしておくといいでしょう。**できるだけ赤ちゃんと一緒に過ごし、頻繁に授乳することがお母さんにとっても、赤ちゃんにとっても母乳育児をマスターするのに役立ちます。

たとえ、さまざまな事情で納得のいく母乳育児ができなかったとしても、**母乳育児は産院を退院してからでも、「仕切り直し」ができます。**自宅に帰ってから、赤ちゃんの欲しがるサインに合わせて、欲しがるときに欲しがるだけ授乳していれば、次第に赤ちゃんのリズムとお母さんのリズムが合い、母乳の量が増え、赤ちゃんも飲み方が上手になり、多くは母乳育児がうまくいくものです。場合によっては、新生児訪問の助産師に手伝ってもらったり、母乳外来のある産院や小児科を利用したり、母親同士の母乳育児支援グループに参加したりと、地域のさまざまなサポートを利用することもいいでしょう。こういった「退院後のサポート」にはどのようなものがあるかを、出産前に調べておくと役に立ちます。

Q 出産前に乳房・乳首の〝手入れ〟は必要ないの？

育児雑誌や育児書に「出産前の乳首の準備」が書いてあったり、出産前の母親教室で「乳首の手入れ」を教えてもらったりすることがあるので、出産前に〝手入れ〟や〝準備〟をしておかないと、母乳育児がうまくいかないのではないか、自分はやっていないので母乳育児ができないのではないかと不安になるかもしれませんね。でも、**実際には手入れをしてもしなくても母乳育児は行えます。**世界中には、そういった〝手入れ〟の習慣のない国が大半ですが、みんな問題なく母乳育児をしています。また、〝手入れ〟をしたほうが、しない場合よりも母乳育児がうまくいくという科学的な根拠はありません。

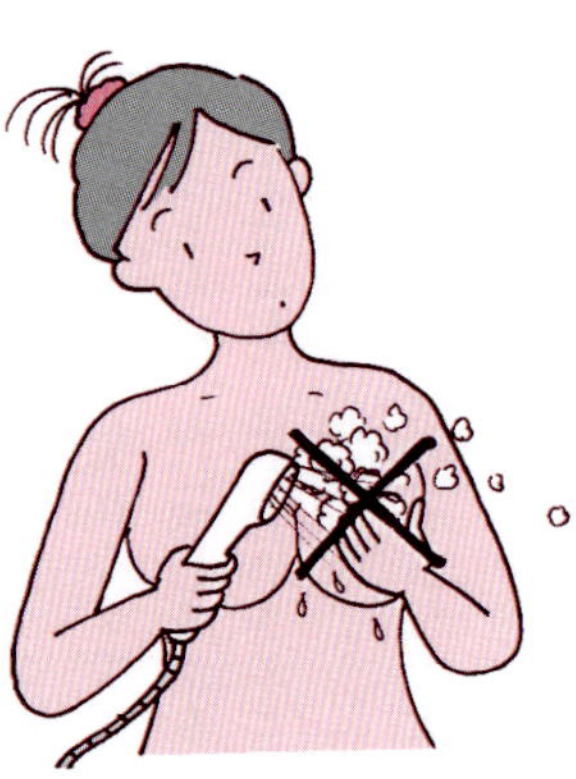

妊娠中には、ホルモンの作用で乳房や乳首にさまざまな変化が生じ、その形や大きさの変化は、人によっていろいろです。この変化は出産後も続くので、

妊娠中に乳首の形を見て、母乳育児がうまくいくかどうかの評価をすることはたいへん難しいのです。乳管（母乳の通り道）は妊娠中も（妊娠していないときでも）閉じているわけではなく、赤ちゃんが吸えば、母乳は出てくるものです。乳首や乳房の形は、一人ひとりの顔が違っているようにもともと違いますが、さらに赤ちゃんが実際におっぱいを吸うことによって変わってきます。赤ちゃんが適切に吸ってくれるかどうかが、母乳育児がうまくいくかどうかの一番のポイントです。

母乳育児をしたいという気持ちで、自分の乳房や乳首に関心をもつことはいいことですが、特別な手入れをする必要はありません。石けんをつけてゴシゴシこすると、皮膚が乾燥したり細かい傷ができてしまったりすることがあるので、過度に洗うことは勧められていません。また、湿疹などがあれば、出産前に治療しておいたほうがいいでしょう。皮膚の状態が健康であれば、なんら問題ありません。自分の体のほかの部分と同じようにふつうに清潔にしておくだけでいいのです。

Q 薬を使った無痛分娩で出産した場合、母乳育児に影響があるの？

薬を使った無痛分娩の母乳育児への影響を心配して、どうするか迷っているのですね。

最近は無痛分娩を希望するお母さんが増え、実際に無痛分娩を行う施設も増えてきています。医学的な理由で無痛分娩を勧められる場合以外に、「痛くないように産みたい」と、本人の希望で無痛分娩が行われることも多くなってきました。出産の経験を身近に見聞きする機会が減って、陣痛に対して大きな不安を感じる人が増えてきたからかもしれません。

妊娠・分娩の自然な経過がどのようなものであるかをよく知ると、陣痛の必要性やどのようなメカニズムで赤ちゃんが生まれてくるかが理解でき、不安が減るでしょう。そのためにも、母親教室などに積極的に参加したり、適切な情報の書いてある本を読んだり、助産師に説明してもらったりして、予習をしっかりしておくといいでしょう。

出産時に痛みのコントロールがうまくできれば、疲れをあまり感じない可能性もあるので、無痛分娩が産後の母乳育児に悪い影響は与えないという研究もありますが、影響を与える可能性もいくつか報告されています。無痛分娩というと痛みがないように聞こえますが、まったく痛みを感じないわけではありません。

現在、一般的に行われている無痛分娩には、硬膜外《こうまくがい》麻酔という方法が用いられています。硬膜外麻酔による無痛分娩は、適切な時期に行えばかなりの痛みをとることができますが、いくつかのデメリットもあります。陣痛が始まったのちに麻酔が行われることが多いのですが、開始時期によっては分娩が長引くことがあります。そのため子宮収縮薬（陣痛促進薬）を使用する頻度が増します。また、胎児一過性徐脈といって、お腹の中の赤ちゃんの心拍が一時的に減って、そのために吸引分娩や鉗子《かんし》分娩（赤ちゃんの頭を吸引する器具や、赤ちゃんの頭をひっかける器具を使って出産すること）になる割合が高くなるといわれています。吸引分娩や鉗子分娩をするときは会陰《えいん》切開（産道の出口をハサミで切ること）をしますので、その痕《あと》を縫わなくてはなりません。そのため、産後に会陰の痛みが増します。さらに、お母さんが発熱することも多く、赤ちゃんの体温が高くなって、感染症の疑いで検査をする割合が増えるという報告もあります。

では、赤ちゃんへの影響はどうでしょうか。硬膜外に入れた麻酔薬は赤ちゃんの体の中に入ることはほとんどなく、赤ちゃんへの麻酔薬の影響はまずありません。**お母さんに点滴や静脈注射で痛み止めを使用した場合には、多少赤ちゃんへの影響（赤ちゃんが眠りがちになってうまくおっぱいを吸えない、など）があるといわれています。**

次に母乳産生への影響はどうでしょうか。硬膜外麻酔と母乳育児について調べた研究によると、**陣痛中に子宮収縮薬を使用した人は、産後の母乳分泌が遅れることがあると報告されています。**その理由として、子宮収縮薬はオキシトシンというホルモン剤なのですが、それを外部から薬として使用することにより、分娩した女性が自分で産生するオキシトシンの量を少なくするからではないかといわれています。オキシトシンは子宮を収縮させ赤ちゃんを分娩するのに必要なホルモンですが、産後は母乳を乳房から出すために必要なホルモンでもあります。分娩中に外から大量に点滴することにより、生理的なバランスがくずれ、自前のホルモン産生に影響が出る可能性が考えられています。

また、**無痛分娩の場合には吸引分娩や鉗子分娩になる割合が増え、会陰の傷が痛かったり、分娩時間が長くなって疲労したりすることがあります。痛みや疲れは、オキシトシンの産生を抑えますし、実際、痛かったり疲れていたりしては、赤ちゃんを抱いて授乳するのもままならないでしょう。**出産時は無痛でも、産後の痛みがかえってつらかったという人もいます。

無痛分娩を考慮する場合は、メリットとデメリットについての十分な情報を得たうえで選びましょう。

オキシトシン　乳房の中にある母乳を押し出す働きのあるホルモン。

ホルモン　体の中の器官でつくられている分泌される物質。ホルモンは血液を通って体の中をめぐり、特定の器官（乳腺や子宮など）で効果を発揮します。

Q 母乳で育てるとアトピー性皮膚炎になりにくいの？

赤ちゃんのアトピー性皮膚炎が気になるのですね。

母乳で育てることは、アトピー性皮膚炎から赤ちゃんを守ることにつながるといわれています。そして、アトピー性皮膚炎になるリスクを高める、牛乳を飲まなくてもすむ点から有効な予防法にもなります。

小さいときにアトピー性皮膚炎やぜんそくがあったお母さんは、母乳で育てることで子どももアトピー性皮膚炎やぜんそくになってしまうのではないかと心配されるかもしれません。小さいときにアトピー性皮膚炎やぜんそくがあったお母さんの子どもがアトピー性皮膚炎にかかったかどうかを調べた研究がいくつかあります。それらによると、生後3～4か月間は母乳だけで育てることでアトピー性皮膚炎を防ぐ効果がありました。ですから、**お母さんが小さいときにぜんそくやアトピー性皮膚炎などアレルギー疾患がある場合には、なおさら母乳だけ**

で育てることが望ましいといえます。

また妊娠中、週に2～3回以上、魚を食べていた場合、生まれてきた赤ちゃんが食物に対してアレルギーになりにくいといわれています。妊娠後期に魚からとったある種の脂肪は、いったん体にたくわえられて母乳にも出てきて、赤ちゃんの体内でアレルギー反応を起こしにくくしてくれます。その脂肪とは、DHA（ドコサヘキサエン酸）やEPA（エイコサペンタエン酸）とよばれる不飽和脂肪酸です（34ページ参照）。妊娠中にクジラや、メカジキ、クロマグロなどの大きな魚をたくさん食べすぎると、微量に含まれる水銀により胎児に影響を与えるおそれがあるといわれますが、イワシ、サンマ、サバ、アジなど背の青い魚を週に2～3尾食べる程度であれば心配ないとされています。これらの魚にはDHAやEPAがたくさん含まれていることがわかっています。また最近では、妊娠中にDHAを含む魚を食べることで、産後、うつ病にかかりにくくなるという研究もあります。

以前は、妊娠中に卵や牛乳を控えることでアトピー性皮膚炎を防げるといわれていましたが、現在は否定的な考えが複数発表されています。

もっと知りたい人のために

アトピーとは？：ところで、アトピー性皮膚炎とはそもそも何でしょうか。日本皮膚科学会の定義（日本皮膚科学会アトピー性皮膚炎診療ガイドライン）を簡単に説明しますと、「よくなったり悪くなったりを繰り返す、かゆみのある湿疹をみとめる病気」となります。

多くのアトピー性皮膚炎の患者さんはアトピーになりやすい体質（アトピー素因）をもっています。「アトピー素因をもっている」とは、家族の中のだれかに気管支ぜんそく、アレルギー性鼻炎、結膜炎、アトピー性皮膚炎のいずれか、あるいは複数をもっているということです。

また、肌が乾燥肌であったり、家庭に喫煙者がいたり、汗をかいてそのままにしておいたり、体調が悪くなったりすると、発疹が悪化することがあります。ですから、スキンケアをすること・家庭内での喫煙を避けてもらうこと・掃除をこまめにすることで、アトピー性皮膚炎が軽くなる場合があります。

アトピー性皮膚炎について、もう少し具体的にみていきましょう。かゆみを伴う湿疹—丘疹《きゅうしん》（赤く少し盛り上がったぶつぶつ）や紅斑《こうはん》（幅広く赤くなった部分）などが、1歳未満では2か月以上、それ以降では6か月以上にわたって繰り返し出る場合にアトピー性皮膚炎と診断されます。発疹は、乳児期には主に、頭、顔にみられ、しばしば体や手足にもみられます。幼児期になると、首、ひじ・ひざの内側に多くなります。

乳幼児期は食べ物がアトピー性皮膚炎の悪化要因となることがありますが、乳幼児期を過ぎると、ダニ、ハウスダスト、カビなど環境による影響が多くみられるようです。人によって症状も要因もさまざまです。

また、季節によって、かゆみの程度が違ったりします。冬に悪化するタイプは、寒くなって肌の乾燥がいっそう強くなるためにかゆみが増します。暖かくなると温度も上がり、発汗によってうるおいが出るためにかゆみが少なくなります。一方、夏に悪化するタイプは、汗をかくことが刺激となり、かゆみが増します。また、夏場は細菌が繁殖しやすくなり、細菌によっては皮膚の炎症が悪化するとかゆみが強くなります。

皮膚の炎症を予防するためには、日常のスキンケアが重要です。皮膚を清潔に保ち、保湿することで、皮膚をよりよい状態に保つことができます。

保湿のための薬にはそれぞれ特徴があります。ヒルドイド（商品名）は水を含む軟膏《なんこう》で、油の性質をもっていることから、角質のうるおいが少ないときに使用しても効果があります。ワセリンには水分は含まれませんが、油（ワセリン）の性質によっては水分が皮膚から逃げるのを防ぎます。つまり、風呂上がりなど肌に水分が含まれている状態で塗ると、うるおい効果が上がります。その結果、角質のうるおいを保ちます。ただし、傷があったり、じくじくと汁が出ているような発疹には、ブドウ球菌というばい菌がついていることが多いので、ばい菌対策が必要になります。症状がひどい場合は、医師に相談するのがよいでしょう。

Q 母乳で育てるとぜんそくになりにくいの？

赤ちゃんを母乳で育てることで、本当にぜんそくになりにくくなるのか疑問に感じているのですね。

母乳育児はぜんそくから子どもを守ってくれます。アメリカ小児科学会は、母乳で育てることは年長児や大人のぜんそくを減少させるとはっきりと述べています。アメリカの統計では、まったく母乳を与えられなかった子どもは、母乳で育てられた子どもに比べて、2歳までの間にぜんそくや繰り返す喘鳴《ぜんめい》（ゼーゼーという呼吸になること）と診断されることが多いと示しています。周囲に喫煙者がいる子ども（生後2～71か月）が対象の研究でも、母乳で育てられた場合はぜんそくと喘鳴のリスクが低下することがわかりました。

オーストラリアでの研究によると、母乳を生後4か月以内にやめると、子どものときにぜんそくになるリスクが約1・3倍になりました。したがって、少なくとも生後4か月間は母乳だけで育てることが望ましいといえます。

1歳未満にRSウイルスやライノウイルスによる気管支炎や肺炎にかかると、喘鳴を繰り返したり、ぜんそくになりやすくなったりします。生後6か月までを母乳だけで育てることは、赤ちゃんが気管支炎や肺炎になるリスクを低下させます。このため、母乳で長期間育てると肺炎にかかりにくくなり、その結果、喘鳴を繰り返したり、ぜんそくになったりすることも減るというわけです。

Q 出産後、どうすれば母乳育児が〝スムーズに〟できるの？

母乳育児がスムーズにいくためにはどうしたらいいのか心配なのですね。

WHOとユニセフは、左の表に示す**「母乳育児成功のための10カ条」**を提唱しています。そこには、「産後30分以内に母乳育児が開始できるよう、母親を援助しましょう」「お母さんと赤ちゃんが一緒にいられるように、終日、母子同室を実施しましょう」「赤ちゃんが欲しがるときに欲しがるだけの授乳を勧めましょう」など、10の項目が書いてあります。この「10カ条」は、産院のスタッフが守らなければならない項目であって、お母さんに向けたものではありませんが、その中には「母乳育児のエッセンス」ともいうべき大切なことがあげられています。

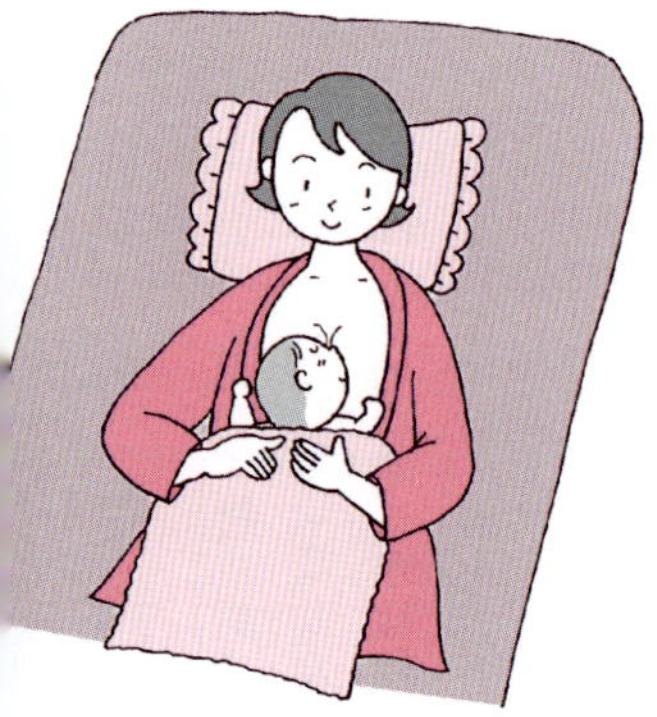

まず、分娩後すぐに赤ちゃんをお母さんの胸に抱かせてもらいましょう。これは「生まれてすぐの肌と肌との触れあい」「赤ちゃんとお母さんとの早期接触」「出生直後のカンガルーケア」など、さまざまな名前で呼ばれています。赤ちゃんとお母さんが素肌で触れあうと、赤ちゃんの呼吸や体温、血圧や心拍などが早く安定します。赤ちゃんにとって子宮外の生活へ〝スムーズに〟適応する助けになるのです。肌と肌との触れあいをしていると、赤ちゃんは自分でお母さんのおっぱいを探

し、吸いはじめます。**最初におっぱいを吸う行動を見せるピークは出生後40～50分頃といわれているので、そのときに赤ちゃんにおっぱいを吸ってもらうとスムーズに母乳育児を開始することができます。**

その後は、お母さんと赤ちゃんは24時間いつも一緒にいるようにしましょう。「赤ちゃんがおっぱいを欲しがっているサイン」に合わせ、欲しがるときに欲しがるだけ、時間や回数を制限しないで、自由に飲ませます。産後まもなくの授乳回数が多いと、母乳をつくるホルモンがお母さんの体の中でたくさん分泌され、早くたくさん母乳をつくるようになることがわかっています。

また、いったん母乳が出だした後は、「乳房を空《から》にする」（実際には「空」にはなりませんが、なるべく「空」に近くする）とたくさんの母乳がつくられることもわかっています。つまり、母乳は飲ませれば飲ませるほどよく出るようになるのです。

母乳育児がスムーズにいくためには、赤ちゃんが適切におっぱいを吸ってくれているか、有効に母乳を飲みとってくれているかも大切なポイントです。飲ませるときに痛みがなく、赤ちゃんもお母さんも楽に授乳できるような姿勢がとれていれば大丈夫です。乳首の先が痛かったり、飲ませにくかったりした場合には、楽な姿勢を見つけたり、赤ちゃんに適切に吸ってもらったりできるように、院内のスタッフに手伝ってもらいましょう。適切な抱き方、効果的な吸いつかせ方（乳房の含ませ方）は、母乳育児をスムーズに行うためにとても大切です（46～49ページ参照）。

「生まれてすぐからお母さんと赤ちゃんが離れずに」「欲しがるときに欲しがるだけ」「適切な授乳姿勢と効果的な吸い方で」授乳するのが、スムーズな母乳育児のためのポイントといえます。

母乳育児成功のための10カ条

産科医療や新生児ケアにかかわるすべての施設は以下の条項を守らなければなりません。

① 母乳育児についての基本方針を文書にし、関係するすべての保健医療スタッフに周知徹底しましょう。
② この方針を実践するのに必要な技能を、すべての関係する保健医療スタッフにトレーニングしましょう。
③ 妊娠した女性すべてに母乳育児の利点とその方法に関する情報を提供しましょう。
④ 産後30分以内に母乳育児が開始できるよう、母親を援助しましょう。
⑤ 母親に母乳育児のやり方を教え、母と子が離れることが避けられない場合でも母乳分泌を維持できるような方法を教えましょう。
⑥ 医学的に必要でないかぎり、新生児には母乳以外の栄養や水分を与えないようにしましょう。
⑦ お母さんと赤ちゃんが一緒にいられるように、終日、母子同室を実施しましょう。
⑧ 赤ちゃんが欲しがるときに欲しがるだけの授乳を勧めましょう。
⑨ 母乳で育てられている赤ちゃんに人工乳首やおしゃぶりを与えないようにしましょう。
⑩ 母乳育児を支援するグループづくりを後援し、産科施設の退院時に母親に紹介しましょう。

WHO/ユニセフ共同声明（1989）

（NPO法人日本ラクテーション・コンサルタント協会訳）

赤ちゃんがおっぱいを欲しがっている早めのサイン

- 目を閉じているまぶたの下の眼の動きが増える、もしくは目を開ける
- おっぱいを探すように口を開けて首を動かす
- ささやくようなやわらかい声を出す
- 口に触れるものを吸う
- むずかる

＊大声で泣くのは遅すぎるサインです

Q

予定日より1か月早く生まれてきた場合でも、母乳育児はうまくいくの？

赤ちゃんが少し早めに生まれ場合に母乳で育てられるかどうか心配なのですね。

お母さんの最終月経日を0日として数えて、40週0日が出産予定日です。1か月早く生まれたということは、35週か36週で生まれることになります。とても早く生まれた赤ちゃんは体重も少なく、体の機能も未熟ですので、NICU（新生児集中治療室）へ入院となります。35週以降で出生体重が2000g以上ある赤ちゃんは、そのまま産婦人科で経過観察するか、小児科に入院したとしても保育器に入らなくてお母さんと一緒に過ごせることが多いようです。とはいっても、**こういう「少し早く生まれた赤ちゃん」は、たとえ体重が2500g以上あるとしても、37週以降の正期産児と違って、やはり特別な注意が必要です。**

「少し早く生まれた赤ちゃん」は、体の機能が少し未熟です。低血糖（血糖が低くなって、エネルギーを十分に利用できない状態）や低体温を起こしやすかったり、呼吸が安定しなかったり、肝臓の働きが未熟なため黄疸《おうだん》（肌が黄色くなること）が強くなったりしやすいのです。また、おっぱいを吸う力が弱くて、十分に母乳を飲みとれなかったり、吸啜《きゅうてつ》（乳房を吸うこと）・呼吸・嚥下《えんげ》（母乳を飲みこむこと）のバランスがとれなかったりすることも多いです。一生懸命吸っているように見えても、実は母乳が飲みとれていなかったり、授乳しようとしても眠りがちでなかなか起きて吸ってくれなかったりする赤ちゃんもいます。

赤ちゃんが自力で十分に母乳を飲みとれない場合には、お母さんが母乳をしぼって母乳分泌をよくしておく必要があります。出産予定日頃には有効に飲みとることができるようになる赤ちゃんが多いのですが、それまで母乳の分泌を保つことが重要です。しぼった母乳はカップやスプーンなどの道具を用いて赤ちゃんに飲ませることができます。小さく生まれた赤ちゃんに十分な栄養をとってもらうためにも母乳をしぼることは大切です。赤ちゃんによっては自分で十分量を飲みとれることもありますが、必要量の栄養が摂取できていることを、体重増加や便・尿の回数・量などで確かめておきましょう。

体重があまり小さくなくて、体温や呼吸の状態が安定していれば、お母さんと一緒に退院できる赤ちゃんが多いでしょう。産院を退院後も、外来受診したり地域の助産師の家庭訪問などを利用したりして、赤ちゃんの体重や黄疸の程度をみてもらいましょう。退院後、体重が減ったり、黄疸が強くなったりすることもあります。出産予定日頃になれば、おっぱいも上手に飲めるようになり、しっかりしてくる赤ちゃんがほとんどです。**少し早く生まれた赤ちゃんも、十分な注意をはらって見守っていけば、母乳だけで育てることができるでしょう。**

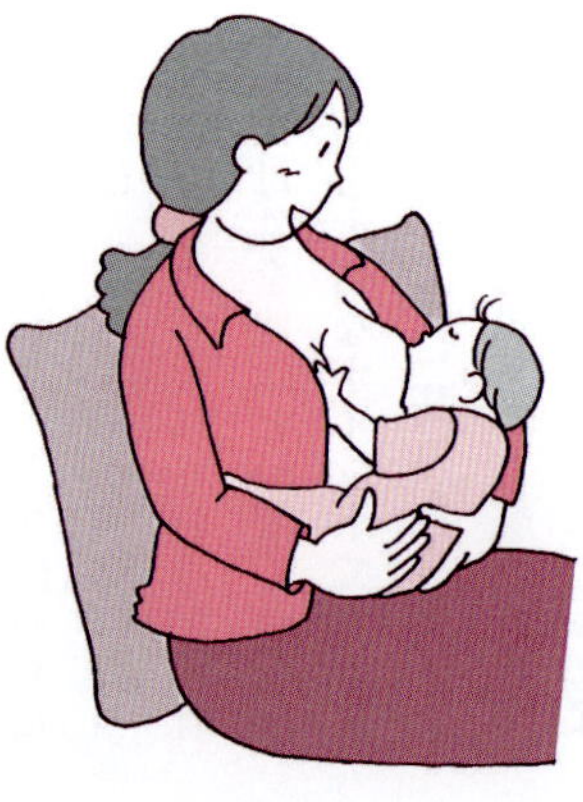

Q 子どもを産んだ後に職場復帰を考えています。母乳育児は続けられるの？

子どもを産んでも職場に戻って働きたいと思っていると同時に、母乳育児を続けたい気持ちもあって、心配しているのですね。

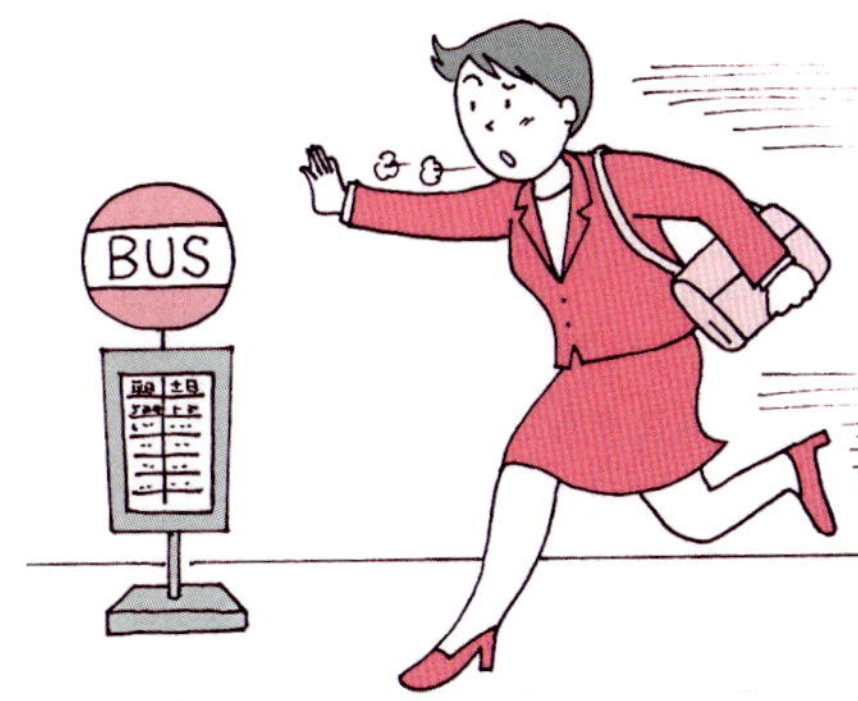

妊娠がわかったときに、早めの職場復帰の約束をして、いざ赤ちゃんが生まれて母乳育児を始めたら、自分がこんなにも赤ちゃんに必要とされていることがわかって、それほど早くに職場復帰をしたくなくなるお母さんもいます。できれば、生まれる前に、産後いつ復帰すると約束したり契約したりするのは避け、**できる限り長く産後休業や育児休業をとるようにすると、それだけ母乳育児が楽に続けられます。**最近では、在宅勤務を認めている企業も増えています。

とはいえ、仕事が生きがいで、どうしても早くに職場復帰をしなければならないこともあるでしょう。また、働く形態が変わったり、保育所の待機児童の問題など社会的な事情もあるでしょう。そのような場合には、以下のことを考えます。

①**夫が育児休業を利用**して、赤ちゃんをあなたの職場に連れていって、**休み時間に授乳する。**

②**職場内の託児所や職場に近い保育所を探し、休み時間に授乳しにいく。**

③休み時間に**母乳をしぼって、**それを**保育園に持っていって飲ませてもらう。**

④それが無理ならば、乳房が張ってつらいときは**母乳をしぼって捨て、夜だけ母乳育児を続ける。**

母乳をしぼる方法は、手でもできますし、搾乳器を購入したりレンタルしたりする女性もいます（137、138ページ参照）。

職場に赤ちゃんを連れてきてもらって授乳したり、母乳をしぼったりする場所をどのように確保するのかなど、具体的なことを職場と相談し、周囲の理解を得ておくと母乳育児が続けやすいでしょう。母乳で育てると赤ちゃんが病気になりにくく、母親もがんになりにくくなるなどの利点があるので（32〜36ページ参照）、母親自身の欠勤が少なくなり、会社の健康保険を病気のために使うことも少なくなるなど、会社にとってのよい点も話しておき、「だからぜひ母乳で育てたいと思っている」と気持ちを伝えておくのもいいでしょう。

赤ちゃんを保育園に預けて早くから復帰する場合は、しぼった母乳を冷蔵したり冷凍したりできる冷蔵庫が職場にあるとなお便利です。

仕事を始める日を月曜日にしないで、木曜日などからにすると、すぐに週末がくるので、体が楽かもしれません。

仕事はほかの人にもできるかもしれませんが、母乳育児はあなたにしかできません。何より、昼間に離れていた分、夜に母乳を与え続けることで絆が深まり、母親であることに自信がもてることでしょう。

コラム

母乳だけで育てたい！

産院選びやお願いのポイント

WHOとユニセフは、赤ちゃんとお母さんにかかわるすべての産科スタッフが守らなければならない「母乳育児成功のための10カ条」を提唱しています。この「10カ条」が全部行われている産院では、母乳だけで育てることが大半のお母さんにとって可能でしょう。「10カ条」をすべて実践し、「母乳代用品のマーケティングに関する国際規準」を守っている産科施設は、WHOとユニセフにより「赤ちゃんにやさしい病院」と認定されています。「赤ちゃんにやさしい病院」と、まだ認定されていなくても「10カ条」と「国際規準」を守っている産院であれば、きっと適切な援助が受けられることでしょう。産院選びをするとき、実際にそこで出産したお母さんのうち、どのくらいの人が母乳だけで育てているのかを聞いてみてもいいですね。

産院に、母乳で育てたいという希望を伝える方法として、バースプランを書き、その中に母乳育児支援についてお願いをする方法があります。

例

私は母乳だけで赤ちゃんを育てたいと思っています。

厚生労働省の「授乳・離乳の支援ガイド」(2007年)では、以下のような支援を勧めているそうです。

＜出産後から退院まで＞特に出産直後については、医療従事者が関わるなかで安全性に配慮した支援を行う。

・出産後はできるだけ早く、一緒にいられるように支援しましょう。
・出産後は母親と赤ちゃんが終日、一緒にいられるように支援しましょう。
・赤ちゃんが欲しがるとき、母親が飲ませたいときには、いつでも母乳を飲ませられるように支援しましょう。

ですから、次のような支援をお願いします。

①生まれたらすぐ赤ちゃんを私の胸の上に乗せて、1時間は肌と肌のふれあいをさせてください。そのとき安全性に配慮をお願いします。
②赤ちゃんが欲しがるときに欲しがるだけおっぱいをあげたいので、その後も昼も夜も赤ちゃんと一緒にいさせてください。
③うまく飲ませることができないときは、お手伝いしてください。
④医学的に必要がない限りは、母乳以外のもの（人工乳、糖水）を赤ちゃんにあげないでください。あげる場合は私に教えてください。できれば人工乳首（哺乳びん）は使わないでください。

上記の支援がそのまま叶えられない場合でも、医師やスタッフとよく話し合います。赤ちゃんが新生児室にいる場合でも、泣いたら連れてきてもらったり、声をかけてもらい授乳しにいったりすることもできます。産院のスタッフと相談して同意した点はカルテに書いてもらいましょう。また母子健康手帳にもはさんでおくと安心です。

納得のいく入院生活ができた場合には、よかった点を書いて、ぜひ産院にお礼の手紙を送りましょう。

第２章

出産前に知っておこう！

─母乳の不思議─

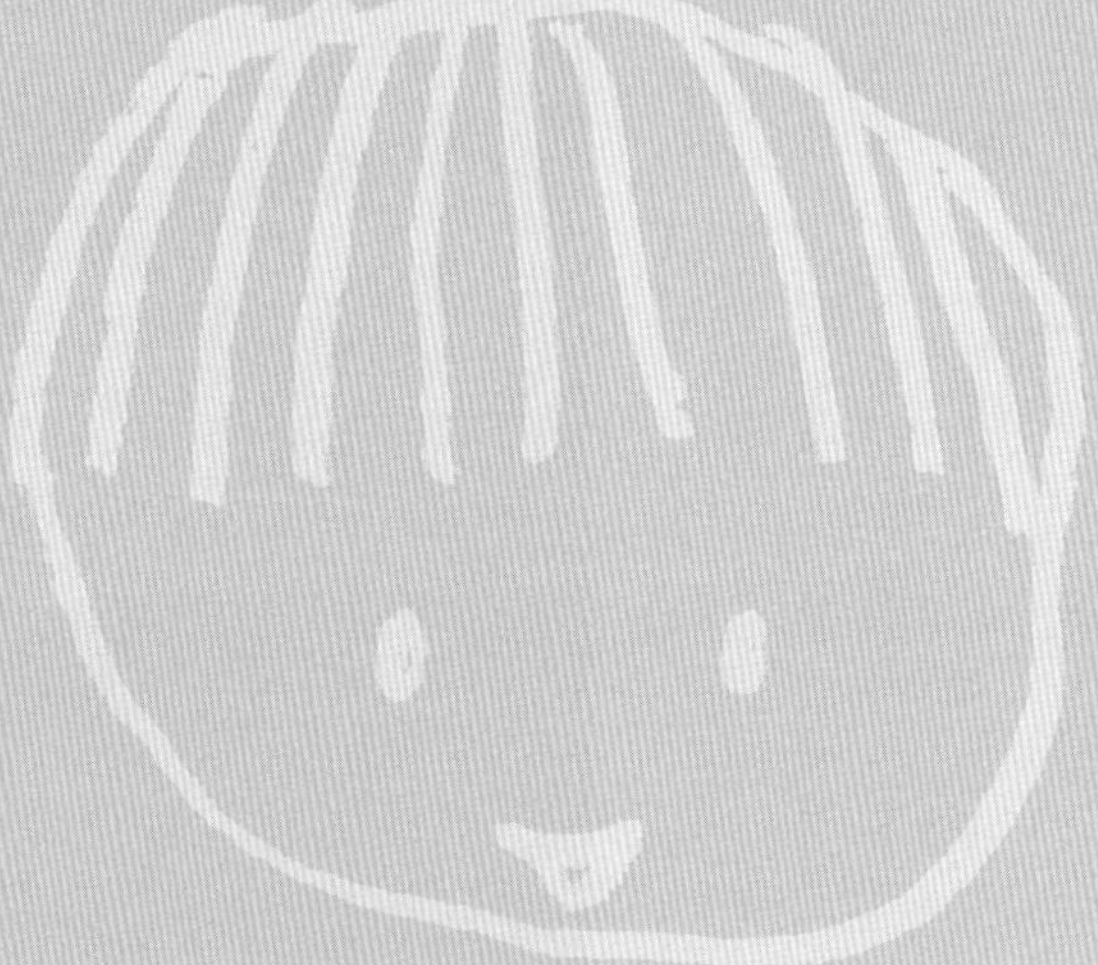

①母乳で育てるメリット

Q 授乳によるお母さんへのメリットってあるの？

出産後、子宮の回復が早くなります

産後すぐに赤ちゃんがおっぱいを吸うことで、おっぱいを出すと同時にオキシトシンという名前のホルモンが出ます。このホルモンは射乳反射（母乳の流れ、63ページ参照）を促すと同時に、お母さんの**子宮を早く回復させる**作用ももっています。これによって、子宮からの出血が減って、血液を失うことによる**貧血を防いでくれます。**

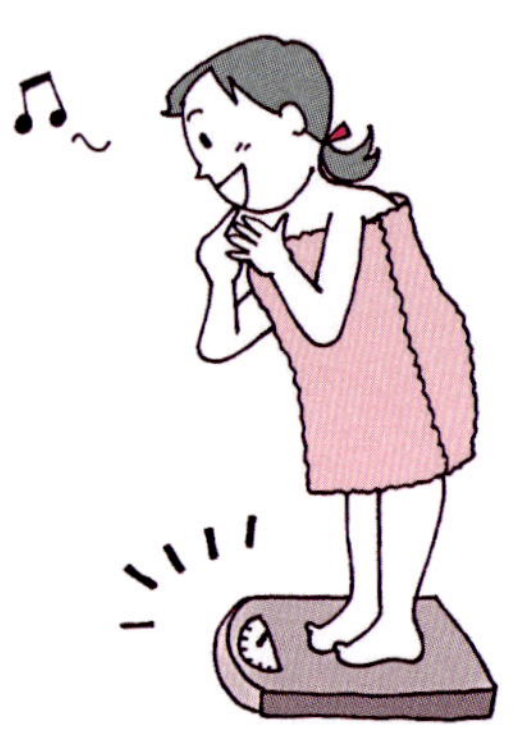

お母さんの体重が早く妊娠前の体重に戻ります

出産後3～6か月くらいになると、授乳中のお母さんのほうが人工乳で育てているお母さんよりも、**もとの体重に戻りやすい**ことが知られています。授乳しているお母さんは、妊娠中に増加した体重をより早く（通常毎月0・5～1kgずつ）減量することができます。産後6か月以上、母乳で赤ちゃんを育てたお母さんたちは産後3か月以内に授乳をやめたお母さんたちよりも、産後6か月の時点で体重が2kgほど多く減っていました。

次の妊娠までの間隔をあけることができます

赤ちゃんが生後6か月未満で、お母さんの月経がまだ再開していない場合には、授乳の間隔が長くあかないようにして、赤ちゃんが欲しがるときに欲しがるだけ24時間に少なくとも6回以上授乳していると、自然に避妊の効果が生まれてきます。また、月経がこないため、子宮からの出血もなく貧血になりにくくなります。

妊娠・出産を通してお母さんの体には、いろいろな負担がかかっています。この負担が完全に取り除かれ、妊娠前の状態に戻るのに3年くらいはかかるといわれています。母乳で育てることで、お母さんの体の回復に必要な期間は妊娠しないように仕組まれているのです。

閉経前の乳がん、卵巣がん、子宮体がんにかかるリスクが低下します

① 閉経前の乳がん

産後3～6か月間授乳した場

合、乳がんになるリスクが15～46%ほど低下すると考えられています。子どもが複数いた場合、合計した授乳期間によってリスクが変わります。12か月間母乳育児を行った場合は29～41%リスクが低下します。2年以上では28～60%、合計6年以上では65%も乳がんにかかるリスクが低下するのです。これまでの多くの研究をまとめた結果、**母乳で育てた女性の乳がん罹患率は減少し、母乳育児の期間が長いほど乳がんにかかる危険性は低下することが報告されています。**

②卵巣がん

少なくとも産後2か月間母乳で赤ちゃんを育てた女性は20～25%卵巣がんにかかるリスクが減り、**1年間授乳すると、卵巣がんにかかるリスクは40%も減るといわれています。**

③子宮体がん

授乳をしている間は、エストロゲンというホルモンが低下しているために、子宮体がんにかかりにくくなるようです。**授乳していた期間が長くなるほど子宮体がんになりにくくなります。**また、少なくとも2週間以上授乳した女性が子宮体がんにかかる危険性は授乳をまったくしなかった女性よりも10%ほど低くなることもわかっています。ただし、授乳をやめてからの年数が長いと、授乳による子宮体がんの抑制効果は低下するようです。過去30年間に授乳をしていた女性が子宮体がんにかかる危険性は42%低下し、30歳以降で初めて授乳した女性では50%も減少したと報告されています。

将来の骨粗鬆《しょう》症を減少させます

長期的に女性の骨の状態を研究した結果、授乳中は一時的に骨密度が低下しても（骨が弱くなっても）、授乳期間が終わったら、**急速に骨が強くなることがわかっています。**さらに、母乳育児は骨《こつ》粗《そ》鬆《しょう》症《しょう》を防ぐという報告もあります。

子育てが楽しく感じられるようになります

授乳によって出てくるプロラクチン（43ページ参照）やオキシトシンというホルモンは**お母さんの気持ちを穏やかにします。**お母さんが赤ちゃんと結びつこうという強い感情を促進します。

授乳を通して赤ちゃんのことをもっと知ることができます。肌と肌を触れあわせて授乳していると、赤ちゃんのしてほしいことや気持ちがよくわかるようになっていくので、多くのお母さんたちが、だんだんとそれにどのように対応したらいいのか判断ができるようになるといわれています。

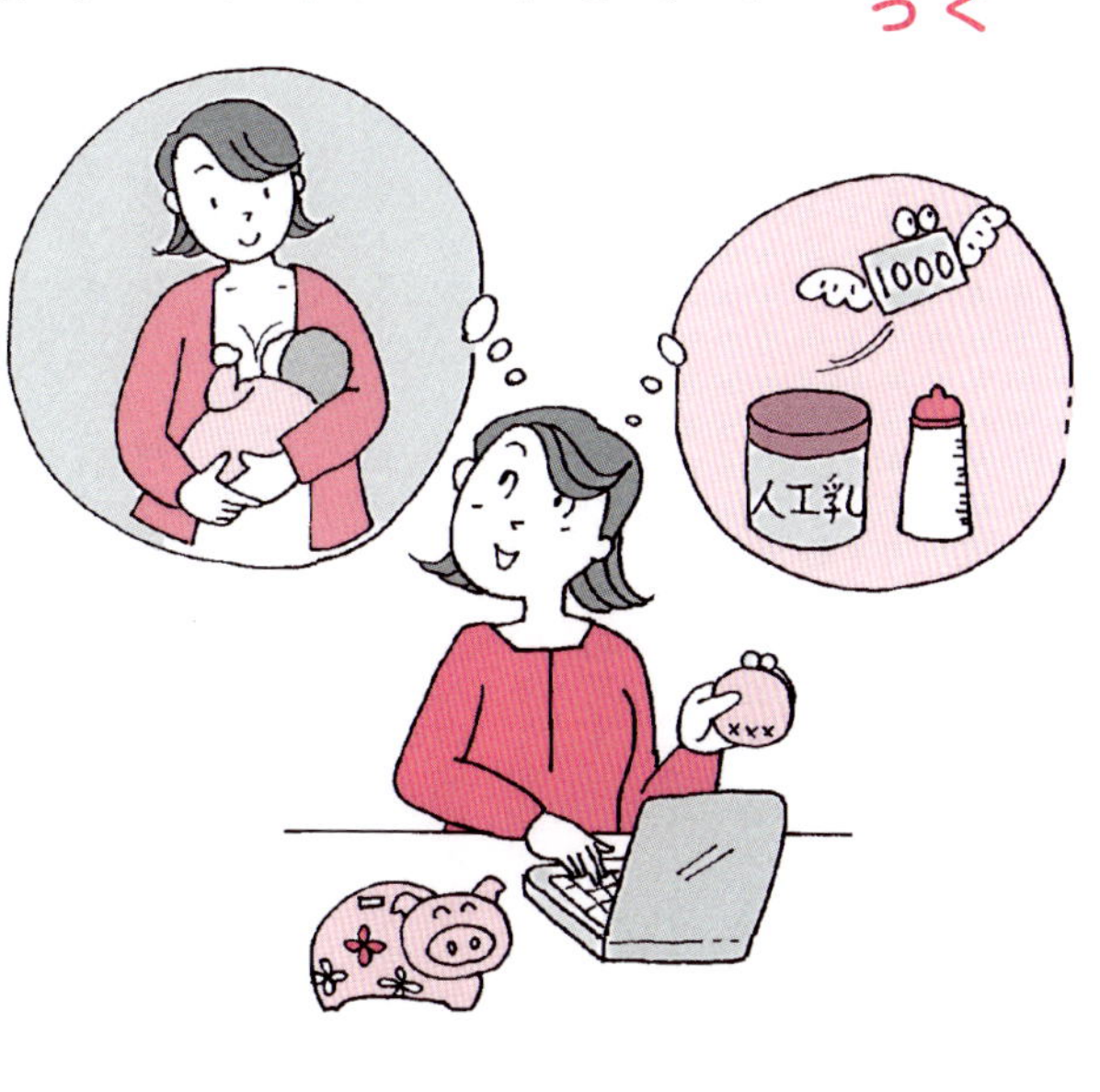

夜間の授乳でも、人工乳に比べ準備や片づけの必要がありません

いつでもどこでも、適温で清潔な母乳を与えられるので、調乳するために赤ちゃんを待たせることがなく、**すぐに授乳できます。**哺乳びん、お湯の入った魔法びん、人工乳を持ち歩く必要もありません。地震や災害が

起きて、清潔な水・電気・ガスが手に入らなくなっても母乳をあげることはできます。

当然、お金もかかりません。人工乳代だけで年間20万円以上かかります。そのほかに、哺乳びんや人工乳首、消毒のための器具を購入する必要もありません。赤ちゃんが病気にかかりにくくなるので、**家計も助かります**。

Q 母乳育児による赤ちゃんのメリットってどんなこと？

感染症を予防し、感染の確率を減少させます

母乳で育てることは赤ちゃんの命を救うことになります。アメリカにおいて、一度も母乳を飲まなかった赤ちゃんは母乳を飲んだことのある赤ちゃんに比べて20％も感染症による死亡率が増加したと報告されています。すべての赤ちゃんが母乳を与えられたら、先進国であるアメリカにおいてでさえ、生後1か月～1年までの乳児の命を年間720人助けることができるのです。**母乳で育てる利点は先進国においてもはっきりみられています。**

5歳までの子どもの感染症による死亡を減少させるために有効な方法を調べたところ、母乳で育てることで5歳までの子どもの死亡を13％も防げるという結果が得られています。ちなみに、清潔な出産をすることで4％、破傷風やはしかのワクチンでは5歳までの子どもの死を1～2％減らすことができるそうです。つまり、母乳で育てることが世界中の5歳未満の子どもの感染症による死亡を防ぐ最も有効な手段なのです。母乳で赤ちゃんを育てるのにお金は必要ありません。最も医療効率がよい〝予防対策〟ともいえます。

なお、母乳で育てられた赤ちゃんは、予防接種による感染予防効果も高くなることもわかっています。

ユニセフによると、すべての赤ちゃんが出生後から母乳だけで育てられたら、毎年150万人の生命が救われるだろうと推測されています。この主な理由は、**母乳には赤ちゃんに必要な栄養だけでなく、抗体、免疫因子、酵素、白血球などの赤ちゃんの免疫機構を強くするための多くの物質が含まれている**からです。

例えば、お母さんがかぜをひくと、そのかぜウイルスをやっつける特異抗体が母乳を通じて赤ちゃんに与えられます。もともと母乳にはいろんな免疫が含まれており、母乳で育てられている赤ちゃんはかぜにかかりに

母乳で育てられない赤ちゃんが感染症によって死亡するリスク

月　齢	死亡のリスク
2か月未満	5.8倍
2～3か月	4.1倍
4～5か月	2.6倍
6～8か月	1.8倍

もっと知りたい人のために

抗体ってなあに？：体の中の免疫機構が認識して反応を起こす因子（これを抗原という）に対して、体の中でつくられ、その抗原と結びつくものを抗体と呼ぶ。母乳に含まれる抗体の多くは分泌型免疫グロブリンA（IgA）。このIgAは、気管や腸を覆っている粘膜であり、いろいろな細菌、ウイルス、そして食物抗原が赤ちゃんの体内に入ってくるのを防いでくれる。つまり、呼吸器や消化管における免疫の最前線として働いている。この分泌型IgAは特に初乳中に多く含まれていて、生まれたばかりの赤ちゃんをねらっている細菌やウイルスから守ってくれる。

特異抗体ってなあに？：特定の抗原に特異的に結合することで、その抗原を生体内から除去する分子のこと（詳しくは117㌻参照）。

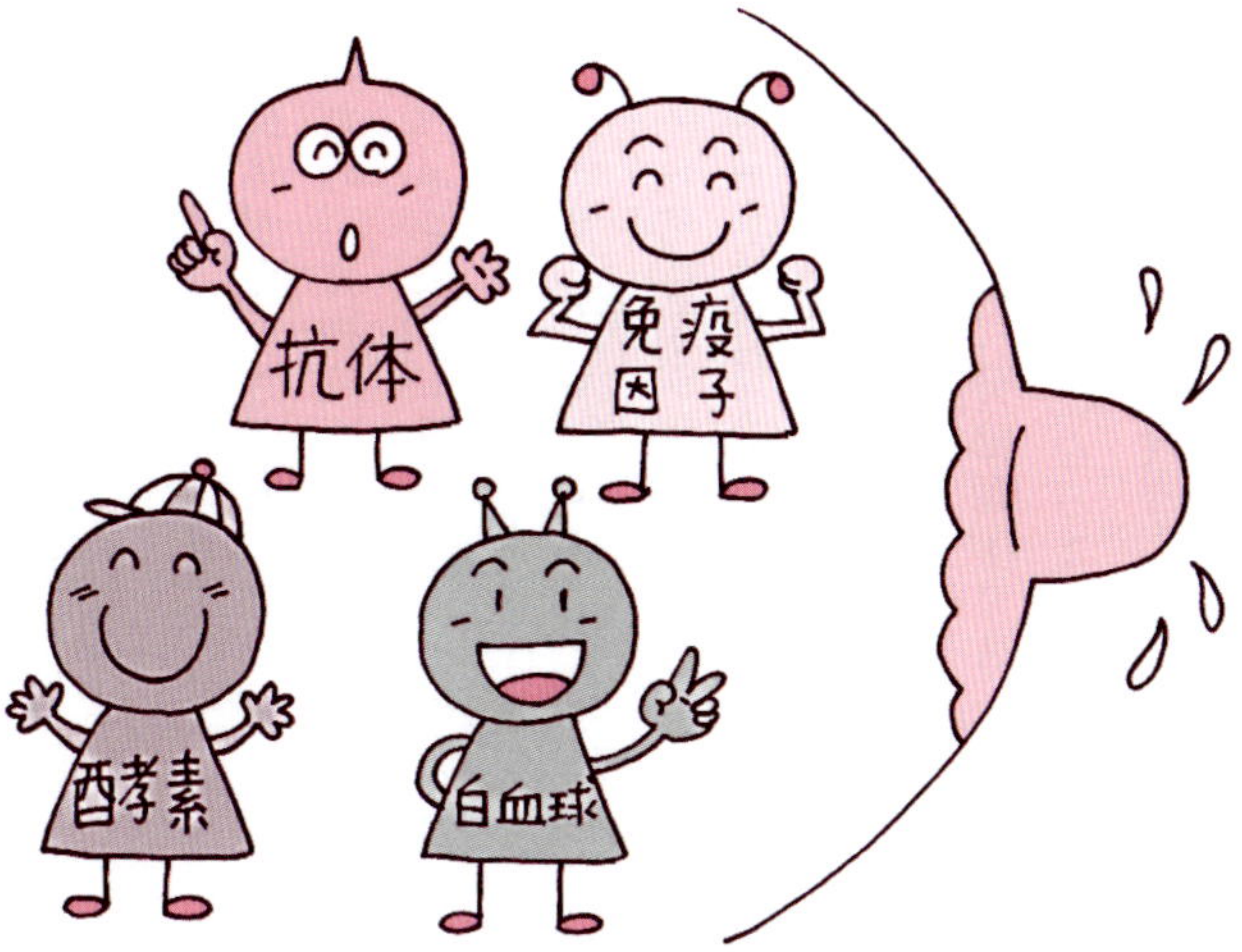

くく、かぜにかかっても治りやすいといわれています。母乳で育てることは、一般的な**かぜ以外にも、下痢、嘔吐、中耳炎、肺炎、気管支炎、膀胱炎などの尿路感染症、髄膜炎（脳にばい菌が入る病気）など多くの感染症にかかるリスクを低下**させてくれます。

①下痢・消化器系感染症の予防

母乳で育てることは、乳幼児の下痢の原因として多いロタウイルス、カンピロバクター、病原性大腸菌（O157など）の感染を減少させる効果があります。母乳で育てられた赤ちゃんはこれらの病原体に抵抗性があります。生後6か月間母乳のみで育てられた赤ちゃんは人工乳で育てられた赤ちゃんと比べて、下痢にかかるリスクが約半分に低下すると報告されています。

②中耳炎の予防

生後4か月以上母乳だけで育てられた赤ちゃんは、人工乳で育てられた赤ちゃんよりも中耳炎にかかるリスクが半分以下になります。また、中耳炎にかかっても早くよくなることもわかっています。生後6か月以内に母乳をやめた赤ちゃんは、より早い時期に中耳炎にかかるという報告もあります。

③気道感染症（気管支炎・肺炎など）の予防

先進国であっても、人工乳だけで育てられた赤ちゃんは、生後4か月以上母乳だけで育てられた赤ちゃんと比べて、重症な気道感染症のために入院するリスクが3倍以上となります。生後6か月間母乳だけで育てられた赤ちゃんは生後4か月間母乳だけで育てられた赤ちゃんよりも、肺炎にかかりにくいことも報告されています。

④尿路感染症の予防

人工乳だけで育てられた赤ちゃんは母乳で育てられた赤ちゃんよりも尿路感染症（膀胱炎や腎盂腎炎《じんうじんえん》など）に5倍かかりやすいといわれています。腎盂腎炎にかかった子どもでは母乳で育てられた期間が短いことが報告されています。母乳の尿路感染症への予防効果は出生後が最も高く、生後7か月までに徐々に減少していきます。また母乳育児の期間が長いほど、授乳をやめた後でも尿路感染症の予防効果があるといわれています。

アレルギーを予防します

母乳のみを赤ちゃんにあげることは、腸管からの抗原（アレルギーの原因となる物質）の吸収を防ぐ、あるいは遅らせる効果があります。また、人工乳（原材料は牛乳）を与えないため、大量の牛乳たんぱく質にさらされることを防ぐことにもなります。

生後初めて消化管に入る食べ物が母乳である場合、母乳にあるムチンという物質が腸の粘膜を覆うことにより、病原体が粘膜に付着したり、アレルギーの原因となる異種たんぱく質が粘膜を通過したりすることから守ってくれます。母乳には、善玉菌のビフィズス菌を腸に増やしてくれるなど腸内環境を安定化させる作用があります。

母乳中にはアレルギーの原因となる食物抗原に結合してくれる抗体がたくさん含まれているため、食物抗原が腸から赤ちゃんの体内に入りにくくなります。赤ちゃんの腸管でつくられる分泌型免疫グロブリンA（IgA、32㌻参照）は生まれて2～3週後まではきわめて微量です。母乳中には分泌型IgAが豊富に含まれ、赤ちゃん自身が十分に分泌型IgAを産生できるようになるまで重要な働きをしてくれます。さらに母乳には、赤ちゃん自身が分泌型IgAをつくるように促すサイトカイン（TGF-β）という物質が含まれます。

n-3系多価不飽和脂肪酸（PUFA）や種々の抗酸化物質といった物質はアレルギー疾患を予防する効果があり、母乳中にはこれらの物質が豊富に含まれることもわかっています。アメリカ小児科学会は、両親や

もっと知りたい人のために

母乳中には以下の物質が含まれています。

不飽和脂肪酸と多価不飽和脂肪酸：分子内に二重結合をもっている脂肪酸を不飽和脂肪酸といいます。不飽和脂肪酸の分子中に、二重結合を1つだけもつものを一価不飽和脂肪酸、2つ以上もつものを多価不飽和脂肪酸とよび、鎖のどの位置に二重結合があるかによって、n-3系、n-6系などに分かれます。二重結合が多いほど、融点が低くなります。

多価不飽和脂肪酸は、系列・種類によって、体内での働きが異なります。乳製品にも含まれる必須脂肪酸「リノール酸」は、n-6系の代表的な多価不飽和脂肪酸で、コレステロールや血圧を下げるといわれ、生活習慣病予防のため積極的に摂取されてきました。これに対して、主にシソやエゴマなどに含まれ、乳製品にも含まれる必須脂肪酸「α-リノレン酸」はn-3系の多価不飽和脂肪酸で、心疾患やアレルギーを予防する効果があるといわれています。α-リノレン酸を含む油は、非常に酸化されやすいのが特徴です。同じくn-3系の不飽和脂肪酸のDHA（ドコサヘキサエン酸）やEPA（エイコサペンタエン酸）は、魚に多く含まれています。DHAは脳や視力の発達に効果があることがわかってきました。

長鎖不飽和脂肪酸：脂肪酸を炭素の鎖の長さで分類した場合、短鎖、中鎖、長鎖脂肪酸に分類されます。

サイトカイン：一般にヒトの細胞は、増えたり、新しい機能をもつなどの変化を起こしますが、これらは周りの細胞によって厳密に制御されていて、うまい具合にヒトの体は維持されています。こうした細胞同士のコミュニケーションをとりもっているのがサイトカインです。サイトカインはいろいろな細胞から分泌され、細胞同士の情報伝達にかかわるたんぱく質です。

n-3系とn-6系多価不飽和脂肪酸：n-3系の「α-リノレン酸」「DHA（ドコサヘキサエン酸）」「EPA（エイコサペンタエン酸）」、n-6系の「リノール酸」「アラキドン酸」は、体内で合成されず（もしくは、合成されにくく）、食物から摂取しなければなりません。ヒトにとっては、これらの多価不飽和脂肪酸が必須脂肪酸です。必須脂肪酸が不足すると、子どもの成長障害や皮膚炎が起こるといわれています。

抗酸化物質：体内の酸素は細胞にとって毒にもなります。例えば“老化”は、酸素によって過酸化物や過酸化脂質ができることで体がさびつき、起こっている現象です。活性酸素と闘い、酸化のダメージから体を守ってくれる物質が抗酸化物質です。この中には、ビタミンA・C・E、フラボノイド、SOD（スーパー・オキサイド・ディスムターゼ）などがあります。赤ちゃんが生まれて、しばらくすると黄色くなります（黄疸）が、この黄疸の原因となるビリルビンという物質は強力な抗酸化物質です。黄疸は、生まれたばかりの赤ちゃんを酸素の毒から守ってくれているのです。

きょうだいにアトピーがある場合には、母乳だけで生後4か月以上育てることにより赤ちゃんがアトピーになりにくくなる、また、アトピーになるとしても時期を遅らせる効果があると述べています。

　アレルギーへの考え方は、専門家の間でも異なる場合がありますが、母乳育児により乳児期の気管支炎・肺炎が減少することで、将来のぜんそくや喘鳴が減るという考え方は専門家の間でおおよそ一致しています。

メタボリック・シンドロームのリスクを減少させます

　生後早期のある時期に受けた刺激により、その後長い期間にわたって、いろいろな内臓の変化が起こります。栄養学的にみれば、生後早期の栄養方法が成長・代謝、そして健康に影響を与えるのです。

　赤ちゃんのときの栄養とその後の肥満の関係を調べた研究では、**母乳は人工乳に比べて、肥満のリスクを低下させる**ことがわかりました。

　また、人工乳の場合は赤ちゃんの空腹に関係なく、説明どおりに書いてある量を飲ませようとすることがしばしば見受けられます。その点でも母乳は、赤ちゃんの空腹のサインや満腹のサインに応じて与えることができるといわれています。お母さんが赤ちゃんの空腹のサインを適切に認識することで、子どもの将来の肥満のリスクを低くすることができるのです。

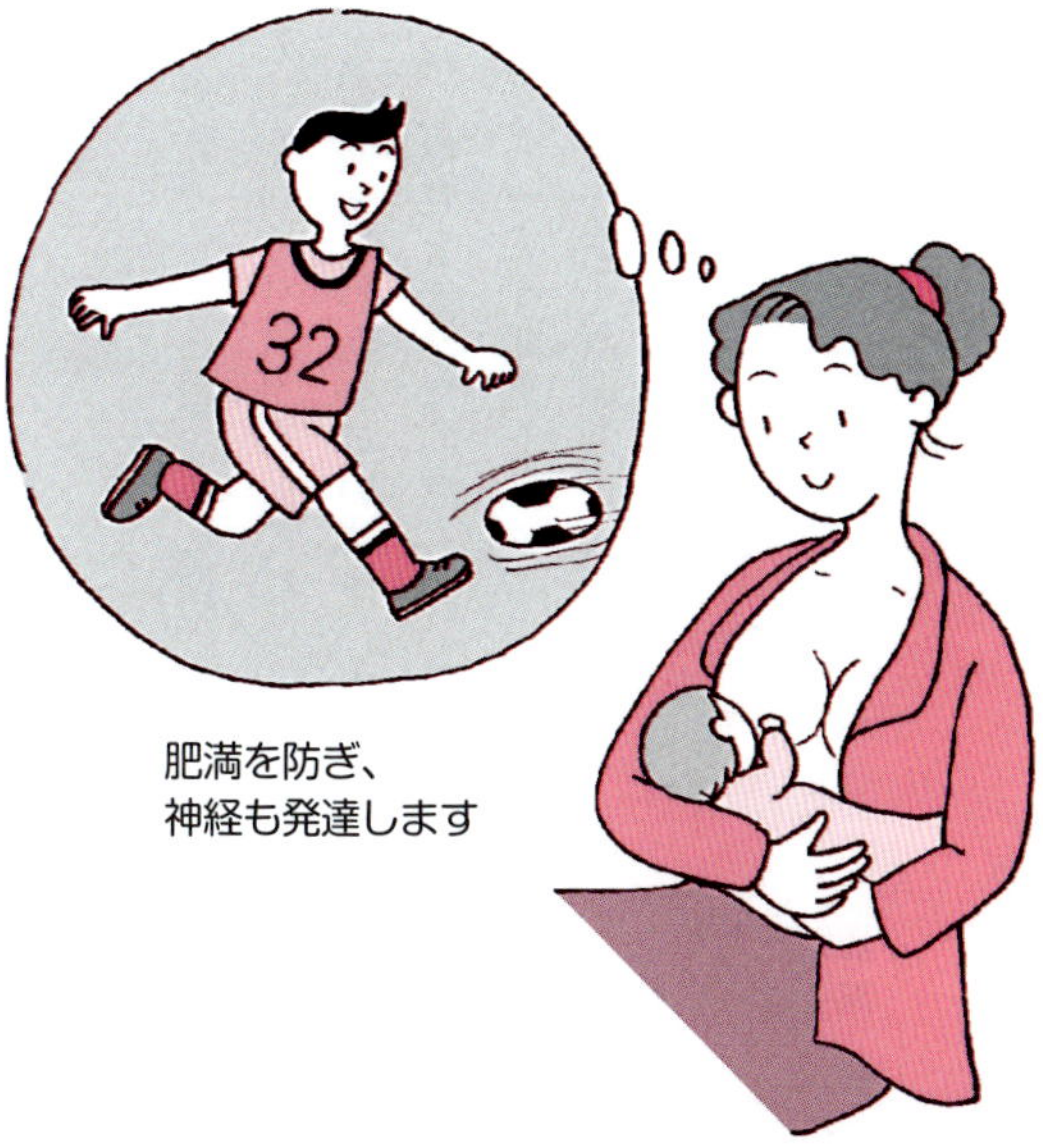

肥満を防ぎ、神経も発達します

コラム

母乳育児が
社会に与えるメリット

①医療機関の受診，薬，検査，入院の費用が減るので，家計が助かるだけではなく，保険会社や政府にとっても財政的な負担が少なくなります。

②ごみを増やしたり，水が汚染したりするのを防ぎます。人工乳を使用することで生じるごみ，例えば，人工乳の空き缶，哺乳びん，そして，それらを洗う洗剤や消毒薬による環境汚染を減らすことができます。

③母乳で育った赤ちゃんはかぜなど感染症にかかりにくくなるので，子どもが病気で保育園に預けられなくなることが減ります。これにより，働いているお母さんやお父さんが仕事を休まなければならないことも少なくなります。

　これらのことから，母乳育児はお母さんと赤ちゃんが，より健康に過ごすことを可能にするばかりでなく、社会にも貢献しているといえるでしょう。

がんのリスクを減少させます

母乳で育てると、ある種のがんにかかるリスクが低くなることが研究でわかっています。また、母乳をまったく飲んでいない赤ちゃんや母乳を飲んでいた期間が短かった赤ちゃんはホジキン病（小児がんの一種）になるリスクが高いことも報告されています。

知能と神経の発達を高めます

脳の成長には、長鎖不飽和脂肪酸が必要です。妊娠後期~出生後6か月は赤ちゃんの脳の成長が最も急速な時期です。特に、出生後の6か月間は脳の成長においてきわめて重要な時期であり、DHA、アラキドン酸などの不飽和脂肪酸の構成物質すべてを含む母乳が大切な役割を果たします。

母乳育ちの赤ちゃんは人工乳で育った赤ちゃんに比べて、中枢神経・末梢神経ともに早く成熟します。また、母乳で育った赤ちゃんのほうが人工乳で育った赤ちゃんよりも**認知能力が高い**こともわかっています。これは、DHAやEPAといった母乳中に含まれる多価不飽和脂肪酸も関係していると推測されます。

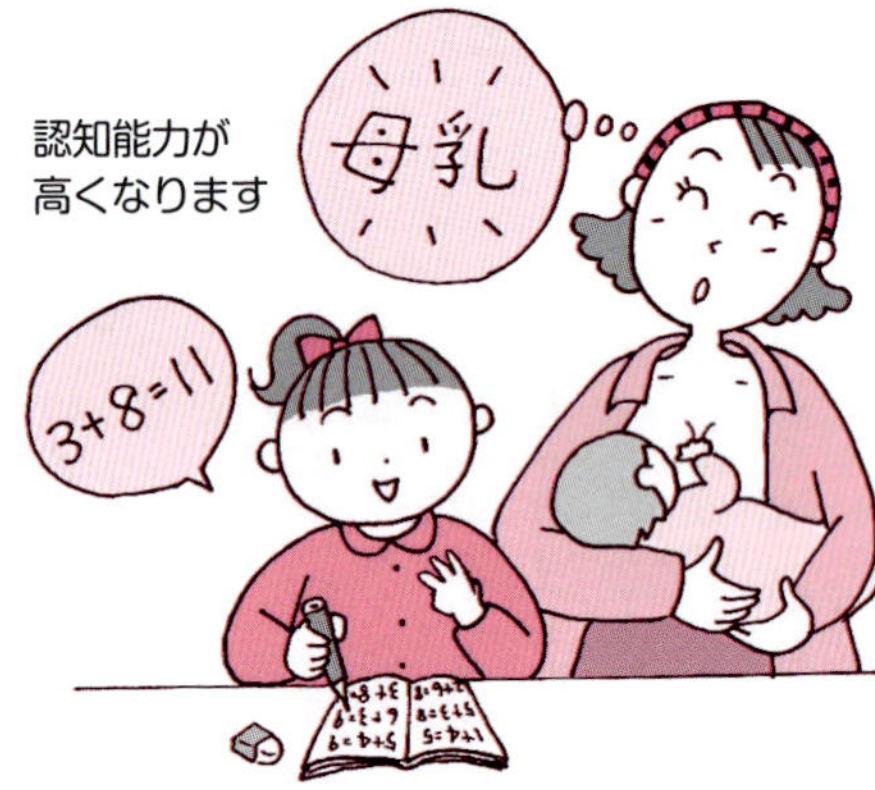

いろいろな風味を経験できます

授乳のはじめと飲みおわりでは母乳の風味が異なります。お母さんが飲んだり食べたりしたものによっても風味が変化します。このため、日によってだけでなく、そのつどの授乳によっても風味が違ってくることになります。母乳で育っている赤ちゃんは、補完食（離乳食）の始まる前から、母乳をとおしていろいろな食べ物の風味を経験できるようになっているのです。

精神的なメリットがあります

赤ちゃんはお母さんの胸に抱かれて、おっぱいを吸うことで自分が愛されて、守られていることを実感することができるのです。赤ちゃんが何かサインを送ったら、お母さんはそれに応えてくれる、ということも学びます。そして、これは**人間としての基本的信頼感をはぐくみ、新しい世界に一歩を踏み出すことを後押ししていきます。**

もっと知りたい人のために

HAMLET：母乳中の主要なたんぱく質であるα（アルファ）ラクトアルブミンが消化され、HAMLETという特別なたんぱく質になります。HAMLETは正常細胞を攻撃することなく、がん細胞を細胞死させます。赤ちゃんのときから母乳で育てることで悪い素質のある細胞を減らし、将来的にがんになりにくくなると推測されています。HAMLETとは、Human alpha-lactoalubumin made lethal to tumor cellsのことで、「腫瘍細胞を殺すヒトのアルファーラクトアルブミン」という言葉の頭文字をとったものです。

Q 母乳と人工乳では何が違うの？

人工乳は、ウシの乳（牛乳）を原材料にしていろいろな物質を抜いたり、足したりしてつくられています。人工乳にはウシのたんぱく質が含まれており、このたんぱく質にアレルギーを起こす場合を牛乳アレルギーといいます。

一方、母乳は１００%お母さんからつくられたものです。**母乳の中には生きた細胞もあり、**お母さんの体から赤ちゃんへと伝わって、赤ちゃんの体内でいろいろな働きをしています。人工乳は成分、風味、においなどに変化はなく、いつも同じですが、母乳は、月日がたつにつれて成分は変わっていきます。また、母乳の風味やにおいはお母さんが食べたものによって変わってくるのです。

出産後、数日間出てくる母乳を初乳といい、色は黄色味を帯びていることが多いです。妊娠中から初乳が出ている女性もめずらしくありません。

初乳の特徴

初乳は原則的に、無菌である子宮内環境（お母さんのお腹の中）から出た赤ちゃんが病原体の存在する子宮外環境（生まれてからの外の環境）において生存するために必要な**免疫物質を多く含んでいます。**代表的なものに**ラクトフェリンや分泌型免疫グロブリンＡ（ＩｇＡ）というたんぱく質があります。**初乳にたんぱく質が多いのは、これらの免疫物質がたくさん含まれているからなのです。

初乳には**オリゴ糖もたくさん含まれています。**実に90種類以上のオリゴ糖が母乳には含まれ、これらの多くは中耳炎、呼吸器感染、胃腸炎などいろいろな感染症から赤ちゃんを守る役割を果たしています。ほとんどのオリゴ糖はお腹の中で壊されることなく腸管を通過していきます。そして腸のいろいろな場所でばい菌が入ってこないように守っているのです。

母乳に含まれるオリゴ糖は腸の中にすみ着いてくる細菌の種類にも影響を与えています。生まれたばかりの赤ちゃんの腸の中に細菌はいませんが、しばらくすると腸の中にはいろいろな細菌がすみ着いてきます。赤ちゃんを守ってくれる菌、攻撃する菌などさまざまです。オリゴ糖は善玉菌のビフィズス菌を増やしてくれます。母乳育ちの赤ちゃんの大腸には生後1か月までにビフィズス菌がすみ着いてくれます。そのため、大腸にすみ着いた細菌の種類は、母乳育ちの赤ちゃんと人工乳育ちの赤ちゃんとでは異なります。また、母乳育ちの赤ちゃんでは、病原性の強い細菌がすみ着きにくくなります。オリゴ糖には、下痢を起こす大腸菌やカンピロバクター（下痢や血便を起こす細菌）、中耳炎を起こす肺炎球菌やインフルエンザ桿菌《かんきん》などの細菌が粘膜にくっつかないようにする作用もあります。

初乳には、病気になる細菌から赤ちゃんを守るものだけでなく、ビタミンAやEに代表される**抗酸化物質がたくさん含まれています。**初乳の特徴である黄色は、このビタミンAに関係しています。なぜ、抗酸化物質が初乳にたくさん含まれているのでしょうか? その答えは、赤ちゃんが酸素の少ない子宮内から酸素のたくさんある大気中に出てきたとき、一瞬にして子宮外の世界に適応するために欠かせないものだからです。

酸素は過剰になると、私たちの体の中で悪さをします。老化現象にも酸素が関与しています（活性酸素とよばれています）。抗酸化物質は体に悪さをする酸素を排除する働きをもちます。赤ちゃんに必要なものを必要なときにあげることができるのは、母乳だけです。「人工乳も母乳に近づいた……」と乳業会社は言っていますが、人工的につくったものにはどうしても限界があるのです。

Q 母乳の成分は、赤ちゃんが飲みはじめの頃と飲みおわりの頃とではどう違うの？

よく母乳は、前菜からデザートまでのフルコースにたとえられます。あっさりした前菜から、最後はカロリーの高いデザートまで、ということです。

左の写真は、お母さんに30秒ごとにしぼってもらった母乳で、順に左の容器から右の容器へと移っていきます。容器に入れた後、しばらく置いておくと、脂肪分が上に浮かんできます。左の容器中の母乳では脂肪分が少なく、右のほうにいくと脂肪分が増えていますね。

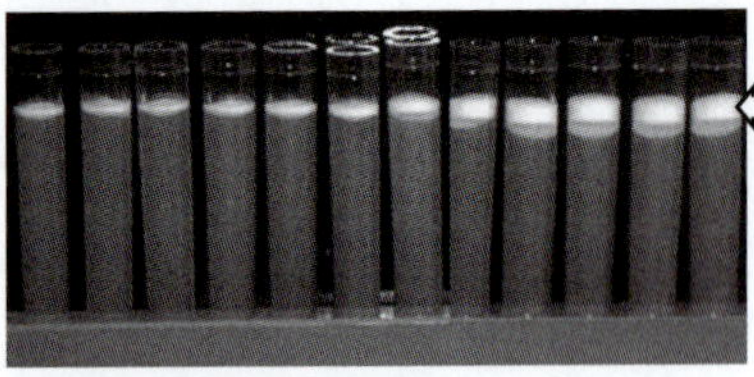

母乳中の脂肪量の変化

矢印の脂肪分（白い部分）が、前乳→後乳で増えていく

授乳のはじめは**〝前乳〟**、授乳の後半に出てくる母乳は**〝後乳〟**といわれます。違いは、写真に示した脂肪の量にあります。

赤ちゃんが飲みはじめるときの〝前乳〟は脂肪分が少なく、〝さらっ〟とした母乳です。飲みおわりの〝後乳〟になると脂肪分が多く、カロリーの高い母乳になります。**母乳の脂肪には、赤ちゃんの目の網膜や脳を構成するのに必要なDHAやEPAという物質が含まれているので、後乳までしっかりと赤ちゃんに飲ませてあげましょう。**

健診などで小児科医から「赤ちゃんの体重の増加が悪いので人工乳を足してください」と言われることがあるかもしれません。もちろん、赤ちゃんの状態にもよりますが、少し増え方が少ない程度なら、しっかりと後乳まで飲みとれるように意識するだけで、多くの場合、体重の増加がみられるようになります。

「母乳のつくられ方」（40ページ参照）の項でも述べていますが、ヒトの体は、乳房内に残っている母乳が減れば減るほど、母乳をたくさんつくろうとします。〝空〟に近づけば脂肪分の多いカロリーの高い母乳があげられるだけでなく、母乳の量も増えてくるわけです。

どうしても赤ちゃんが途中で眠りがちな場合は、赤ちゃんをおっぱいに吸いつかせたまま、おっぱいを圧迫してあげてもよいでしょう（62ページ参照）。少しでも母乳が赤ちゃんの口の中に入っていくと、また赤ちゃんは吸いはじめてくれます。

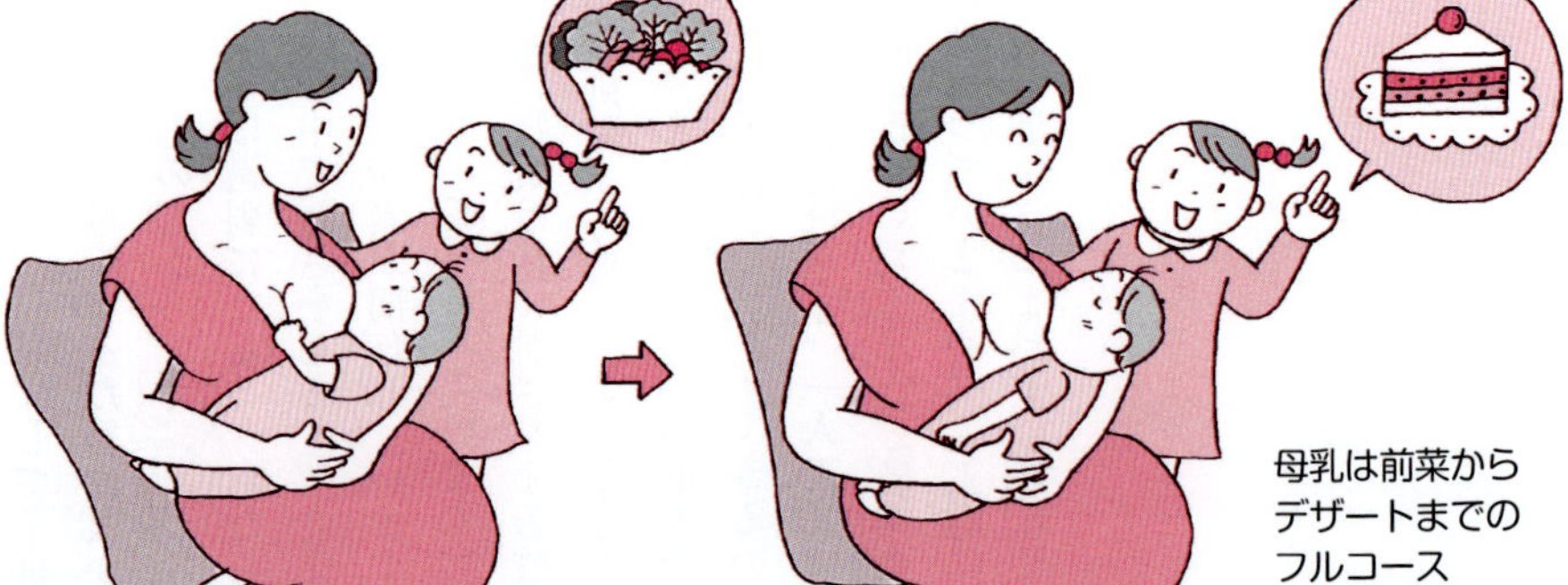

母乳は前菜からデザートまでのフルコース

コラム

妊娠と授乳による脳内変化

1970年代の実験によって、トンネルや車輪などの遊具がある環境で育ったラット（ネズミの一種）は、何もないカゴの中で育ったラットよりも脳が発達していることがわかりました。また、妊娠中のラットの大脳皮質（哺乳類では非常に発達している脳の部分）を調べた結果、何もない環境で育ったラットでも、遊具のあるような豊かな環境で育ったラットと同じように、脳が発達している状態となりました。

その後、多くの動物を対象とした研究結果が発表されていますが、授乳をすることで脳内にいろいろな変化がみられるのです。例えば、動物の脳の中には、自分のしたことにご褒美をもらえると、その行動がさらに強化されるという「報酬と強化」に関連する領域があります。授乳をすることで、この領域が活発になることも研究でわかりました。

ラットでは、母性行動において重要な役割をもつ脳の部分で、神経細胞の量が妊娠後期・授乳期ともに増えることがわかりました。つまり、妊娠をすると将来子どもを育てることを予測して、子育てに適した脳神経系の変化がすでに起こっているということです。

興味深いことに、妊娠と出産を経験したラットは、そうでないラットと比べて、記憶・空間能力にすぐれています。これは、迷路を用いて餌を獲得する実験において、母親ラットは妊娠も出産も経験したことのないラットよりも早く餌を見つけることから証明されています。また、危険な環境に耐えられる時間も母親ラットのほうが長いのです。巣に残した赤ちゃんラットに、短時間で餌を獲得し与えるために必要な能力といえます。

このような能力を得るために脳内ではどのようなことが起こっているのでしょうか？

オキシトシンは授乳すると放出されます。射乳反射（母乳を押し出す反射）や子宮収縮を起こすこのオキシトシンというホルモンは脳の海馬（脳の記憶に関係する領域）に作用して、記憶と学習能力を高めることがわかってきました。また、オキシトシンは海馬の神経同士の結びつきを高めることが知られています。妊娠と出産の経験のないメスのマウスの脳にオキシトシンを注入すると長期の記憶が改善します。これは、おそらく神経の結合を強固にする酵素の活性を高めるためと推測されています。オキシトシンを妨害する物質を脳内に入れると、記憶に関係する仕事の処理能力が低下します。

これらの研究結果は哺乳動物、主にラットを用いたものですが、ヒトではどうでしょうか？

ヒトにおいても、ほかの哺乳動物と同様の変化が、感覚を調節するところで起こっているといわれています。母親は子どものにおいや声を識別できます。これはおそらく感覚能力が強まったためと考えられます。以前、著者の一人（水野克己）が、産後の母親が自分の子どものにおいをどれくらい正しく識別できるかを実験したことがあります。産後４日目の母親に、自分の子どもの肌着・ほかの子どもの肌着・洗濯後の肌着の３種類をビニール袋に入れて、隅を2㎝くらい切って、そこからにおいをかいでもらいました。母親の９割は自分の子どものにおいを正しく言い当てることができたのです。しかし、父親は３割程度でした。母親の嗅覚になんらかの変化が起こっていることが示されます。

また、言語記憶テストでは妊娠中は正常以下の点数だった女性が、出産後大きく改善したという報告もあります。

妊娠し、母乳で育てることは子どもの知能を高めるだけでなく、母親と子どもの絆も深めていくことが、このような研究結果からもわかりますね。

②母乳のつくられ方

Q 母乳はどのようにしてつくられるの？

母乳が自分の体の中でどのようにしてつくられるのか、不思議ですよね。

母乳がつくられる段階は、3つあります。**「母乳がつくられる第一段階」と「母乳がつくられる第二段階」では、母乳はホルモンによってつくられます。**

赤ちゃんがお母さんのお腹にいるときは、無菌の羊水に包まれて育ちます。生まれると赤ちゃんのまわりにはたくさんのウイルスや細菌が存在します。赤ちゃんにとって、まず必要なものは、それらの病原体から守ってくれる免疫なのです。このため、「母乳がつくられる第一段階」のときは、免疫物質の分泌型IgAをたくさん含むだけでなく、病原体を食べてくれる白血球も含まれています。赤ちゃんはその後も母乳をとおして免疫をもらい続けますが、特に生まれてすぐの間にいちばんたくさんの免疫を初乳からもらいます。産後2～3日たつと、赤ちゃんは栄養をつけて成長するために、カロリーが必要になってきます。ちょうどこの頃に「母乳がつくられる第二段階」になり、カロリーの源となる乳糖・脂肪が増えてくるのです。お母さんと赤ちゃんの関係というのは、驚くほどうまくできているのですね。**「母乳がつくられる第三段階」になると、乳房でつくられる母乳の量は、乳房内から赤ちゃんが飲みとってくれる量によって決まってきます。**

母乳がつくられる第一段階

妊娠中、たくさんのホルモンが乳房の中にある乳腺に働きかけ、乳腺は血液から母乳をつくる準備をしています。乳腺の細胞は生まれてくる赤ちゃんのために母乳をつくれるようにいろいろな変化を起こしています。これが、母乳をつくり出す第一段階になります（これを「乳汁生成I期」といいます）。

母乳がつくられる第二段階

出産の時、赤ちゃんに続いて胎盤が出していた黄体ホルモン（プロゲステロン）、卵胞ホルモン（エストロゲン）というホルモンの血液中の量が急激に少なくなります。なかでも黄体ホルモンの量が急激に減ることにより、乳腺は母乳をたくさんつくりはじめます。一般的に、出産が終わって36～96時間くらいすると母乳の量が増えてきます。これは、母乳をつくり出す第二段階になったことを意味します（「乳汁生成Ⅱ期」）。母乳の量を増やしていくために、プロラクチン（43ページ参照）、コルチゾール、インスリンというホルモンが活躍しています。この母乳をつくり出す第二段階はホルモンの変化によって起きて、出産後3〜8日間くらい続きます。

それでは、母乳をつくり出す第二段階（乳汁生成Ⅱ期）になると、どうして母乳が増えるのでしょうか？母乳をつくり出す第一段階では、母乳をつくる細胞（乳腺細胞）同士が離れています。つまり、細胞と細胞の間にすきまがあるのです。乳腺細胞がつくった乳糖（母乳に含まれる糖分）は、乳腺腔内《にゅうせんくうない》（乳腺の細胞からつくられた母乳がたくわえられるところ）に入ってきてもこの細胞のすきまを通って、またお母さんの血液の中に逆戻りしていきます。逆に、ナトリウム、クロール、たんぱく質はこのすきまを通ります。この時期の母乳（初乳）はナトリウム、クロールが多く、これらは塩の成分なので、少ししょっぱい味がします。たんぱく質の多くは、赤ちゃんをウイルスや細菌から守ってくれる分泌型IgA（32ページ、117ページ参照）です。母乳をつくる第二段階になると細胞のすきまはくっついてきます。このため、一度乳腺腔内に入った乳糖は乳腺腔内にとどまります。乳糖は、乳腺腔の中に水分を引き寄せる作用があります。このようにして「乳腺腔の中に乳糖と水分が増える＝母乳の量が増える」ということになります。ナトリウム、クロール、たんぱく質は細胞と細胞のすきまを通って乳腺腔内に入れなくなるので、母乳の中でのナトリウム、クロール、たんぱく質量は減っていきます。

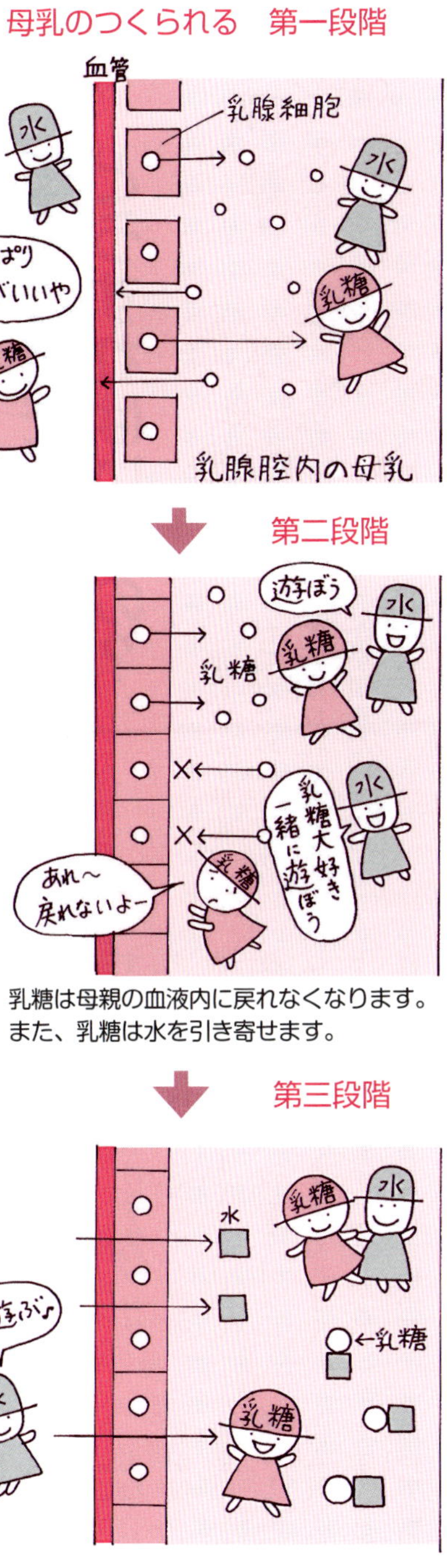
母乳のつくられる　第一段階
血管
乳腺細胞
水
やっぱりこっちがいいや
乳糖
乳腺腔内の母乳
第二段階
遊ぼう
乳糖
乳糖大好き一緒に遊ぼう
あれ〜戻れないよー
第三段階
水
乳糖
私も遊ぶ♪
乳糖は母親の血液内に戻れなくなります。また、乳糖は水を引き寄せます。

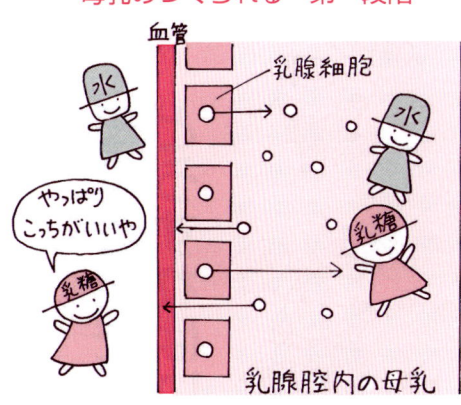

母乳がつくられる第三段階

分娩後約9日を過ぎると、母乳をつくり出す第三段階に移っていきます。この母乳をつくる工程が安定する時期を「乳汁生成Ⅲ期」とよびます。この段階では、乳房でつくられる母乳の量は、乳房内から赤ちゃんが飲みとってくれる量によって決まってきます。左右の乳房から飲みとってもらえる母乳の量に差があれば、右と左の乳房で母乳をつくる量は違ってきます。乳房内の母乳を〝空《から》〟に近づける、つまり、しっかりと赤ちゃんに飲んでもらうことにより、母乳の量は増えていきます。ですから、母乳の出を維持するためにも、頻繁にしかも赤ちゃんが乳房を離すまでしっかり飲ませることが大切なのです。

Q 母乳の量を増やすにはどうすればいいの？

産後すぐから頻繁に授乳していると…

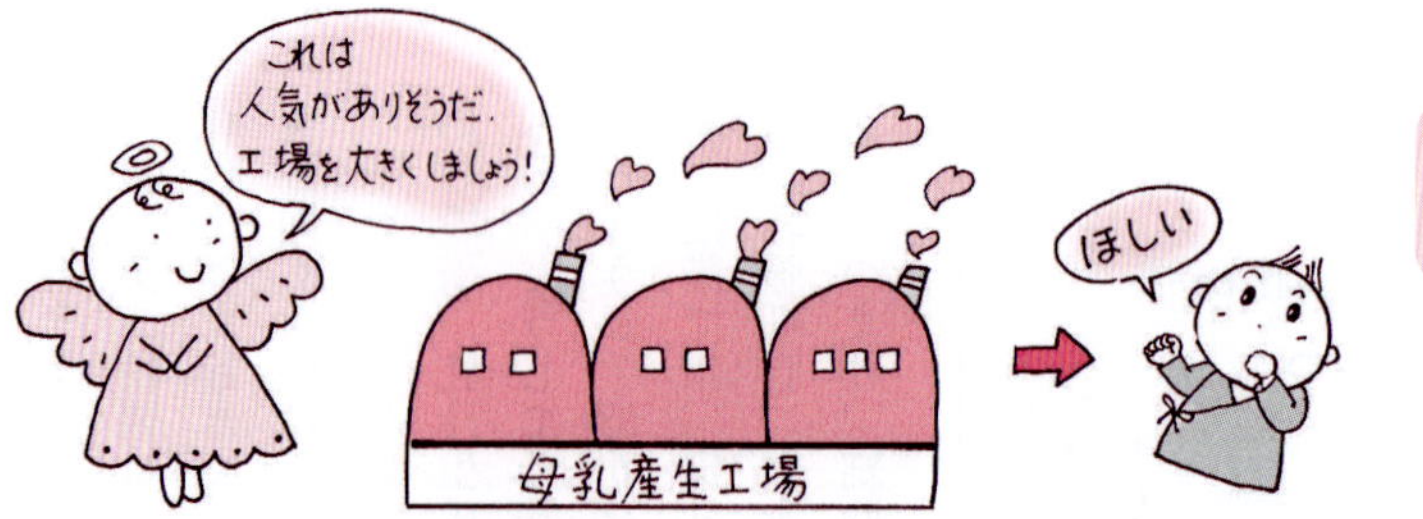

これは人気がありそうだ。工場を大きくしましょう！
ほしい
母乳産生工場

2人目以降の出産だと…すでにプロラクチン受容体ができている
＝
母乳が出やすい

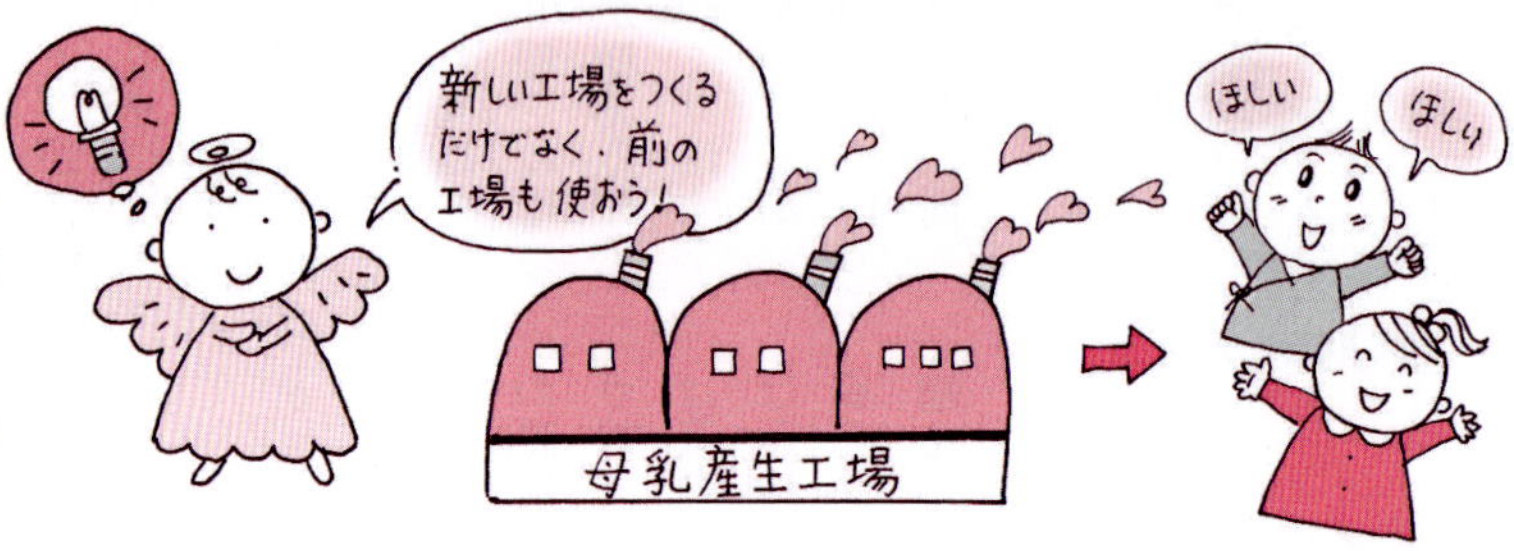

新しい工場をつくるだけでなく、前の工場も使おう！
ほしい
ほしい
母乳産生工場

赤ちゃんを母乳で育てるために、どうすれば母乳が増えるかを知りたいのですね。

母乳は出る人と出ない人がいるかのように言われることが多いので、気になっているかもしれませんね。実際には、ほとんどの人が、十分な量の母乳が出るようにできているのです。

母乳をつくるホルモンとして、大切なホルモンのひとつにプロラクチンがあります。プロラクチンの濃度は出産直後が最高で、その後はゆっくりと低下しますが、乳頭が刺激されるたびに再びプロラクチンの値が上昇します（**左のコラム内の図**）。出産後1週間すると授乳中のお母さんのプロラクチン濃度は、出産のすぐ後の半分にまで減ります。まったく授乳しなければ、出産7日後には妊娠していないときの濃度まで下がってしまいます。ですから、直接赤ちゃんにおっぱいを吸ってもらえない場合（赤ちゃんが小さく生まれた場合など）には、母乳をしぼる必要があります。「**おっぱいはなるべく早くから吸わせれば吸わせるほどよく出るようになる**」といわれますが、これには科学的な裏づけがあるのです。

また「おっぱいを飲ませる回数が減ると出が悪くなる」「母乳をたくわえておくと出なくなる」ともいわれますが、その理由も科学的に解明されてきています。これから、その仕組みについて説明していきます。乳房のサイズは、つくられる母乳の量とは関係がなく、左右の乳房でつくられる母乳の量も異なるのが普通です。

もっと知りたい人のために

プロラクチンについて：プロラクチン受容体はプロラクチンホルモンが作用する受け皿で、乳腺細胞の表面にできます。ここに、プロラクチンホルモンがくっついて、母乳をつくり出すようにという信号を出します。また、プロラクチン受容体の数は産後数日間のうちに増加し、その後は変わらないということがわかっています。

すでに妊娠・出産の経験がある女性は、母乳をつくるホルモン（プロラクチン）の量が少なくても、母乳をよりたくさんつくりはじめるといわれています。その理由は、一度赤ちゃんを産んだ女性のほうが乳腺にあるプロラクチン受容体の数が多いからです。すでに出産を経験して、母乳をつくる準備ができているため、早くから母乳ができるのです。母乳をつくる機能にはプロラクチンの量も大切ですが、乳腺にあるプロラクチン受容体の数もとても重要です。このため、血液中のプロラクチンの濃度が低くても乳腺にあるプロラクチン受容体の数が多ければ、赤ちゃんに必要な量の母乳をつくれるのです。これは、2人目や3人目の赤ちゃんのほうが少し早めに体重の増加が始まることの説明にもなります。

コラム

授乳中の プロラクチンについて

プロラクチンは、６種類のホルモンをつくり出す脳の下垂体前葉という部分から出るホルモンの一種。その働きは、以下の通りです。

①乳腺の発達を促進し、母乳をつくる。

②母性本能に関連しているといわれる。

③それ以外にもさまざまな生理活性を有している。

授乳している間は、このプロラクチンの血中濃度が高くなっています。そして、赤ちゃんがおっぱいを吸うと数時間にわたって脳から分泌されるのです。

プロラクチンの量は同じ１日のうちでも変化していて、夜間（睡眠中）のほうが高くなります。そして、授乳期間を通じてゆっくり低下していきます。とはいえ、授乳している限り（たとえ、数年間授乳していても）、授乳時には一時的な上昇がみられます。赤ちゃんにおっぱいを吸われることにより上昇するのです。授乳する回数が多いほうが血液中のプロラクチン濃度が高くなり、24 時間に８回以上授乳していると、次の授乳までに濃度が低下するのを防ぐことができます。

母乳がしっかりと出るようになった後は、プロラクチン濃度とつくられる母乳の量とは必ずしも関係しません。

２人の赤ちゃんを同時に授乳すると、プロラクチン濃度の上昇は２倍になります。つまり、双子を産んだお母さんは２人分の量の母乳をつくります。

また、乳房の張りの程度とプロラクチン濃度や母乳の量は関係がありません。

たばこを吸うことによりプロラクチンの濃度は低下し、ビールを飲むと上昇します。喫煙はプロラクチン分泌のみでなく射乳反射（63㌻参照）も起こしにくくします。また、ビールを飲むことによるプロラクチンの上昇は、ビールに含まれる多糖類の影響であり、ノンアルコールビールでも同様の効果があります。しかし、アルコール自体は射乳反射を部分的に抑制することも報告されており、どうしても飲むのであれば授乳中のお母さんにはノンアルコールビールが勧められます。

なお、ドンペリドン（商品名：ナウゼリン、吐き気止めの薬）は、プロラクチンの血中濃度を上昇させることもわかっています。

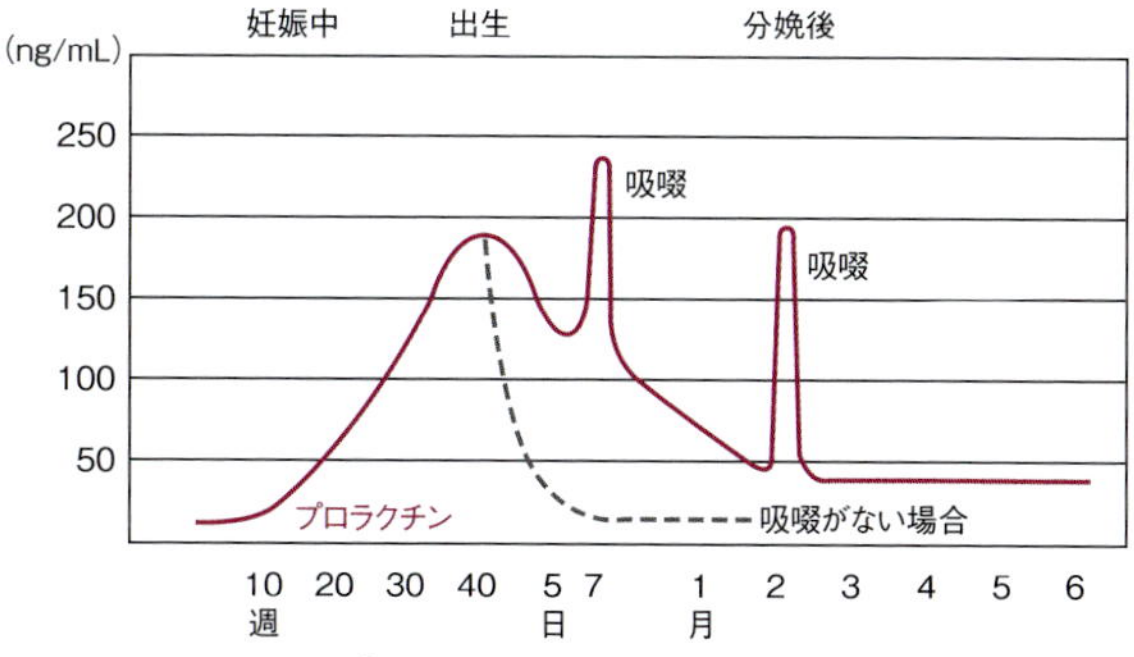

プロラクチン濃度の変化

赤ちゃんに頻繁に授乳しましょう

出産後、**早い時期から頻繁に授乳したほうが母乳の量はより早く増えます。** その理由は、赤ちゃんがおっぱいを吸うことで、母乳をつくるように信号を送る司令塔（乳腺のプロラクチン受容体）がどんどんつくられるからと考えられています。

母乳がつくられる第二期から第三期に移行すると、左右それぞれの乳房でつくられる母乳の量は、前回の授乳でどれくらい乳房から飲みとられたかによって決まってきます。ですから、母乳の量を増やしたい場合には、なるべく〝空《から》〟に近く感じるまで赤ちゃんに飲んでもらうか、授乳後に母乳をしぼるといいでしょう。

母乳の量を保つためのポイント

乳房内にある程度以上の母乳を蓄え続けると、母乳中の「乳汁産生抑制因子」ＦＩＬという母乳の出を調整して減らすように促すたんぱく質の濃度が高くなります。**できるだけ回数を多く、しっかり授乳すること、**または赤ちゃんがしっかり飲めないようなら母乳をしぼっておくことが母乳の分泌を維持するためにも必要です。

Q どうして授乳と授乳との間隔が長くなると母乳の量は減るの？

授乳間隔があくと母乳の量が減ると聞いて不思議に思われているのですね。

間隔があくと母乳が蓄積してきて、量が増えているように感じる人が多いかもしれません。

乳房の中にたくさん母乳が残っているということは、今つくっている量の母乳までは赤ちゃんは必要としていないということです。この母乳の中にＦＩＬ（乳汁産生抑制因子）が入っていて、それを乳腺細胞に知らせます。すると、母乳をつくっている**乳腺細胞は、〝それなら赤ちゃんが必要な量だけをつくりましょう〟と考える**わけです。それで母乳をつくる量が減っていくことになります。でも、赤ちゃんがうまく飲みとってくれて〝空《から》〟に近づけば、乳腺細胞は「これでは赤ちゃんが必要な量に追いつけないから、もっとつくろう」と考えるわけです。うまくできていますね。

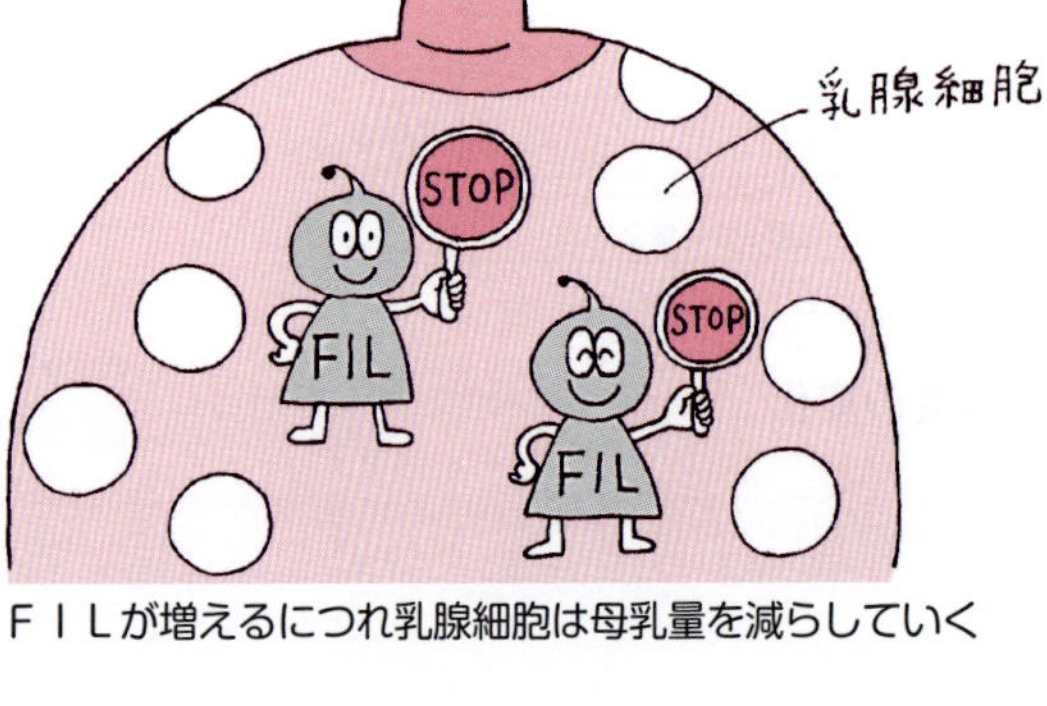

ＦＩＬが増えるにつれ乳腺細胞は母乳量を減らしていく

もっと知りたい人のために

FIL（乳汁産生抑制因子）：
Feedback Inhibitor of Lactation の頭文字をとったもので、母乳の産生量を調節するたんぱく質のことです。ヤギ、ウシ、ヒトなどの母乳中にあります。このたんぱく質を乳腺の中に入れると、乳腺の細胞は母乳をつくるのをやめてしまいます。この FIL は乳腺細胞でつくられて、乳房内にある母乳の中に出ていくのです。FIL が増えてくるにつれて、つくられる母乳の量は減っていきます。つまり、乳腺の中に母乳がいっぱいになると、FIL も増えてきて母乳をつくらなくなるというわけです。頻繁に授乳（もしくは母乳をしぼるか）して乳房の中の母乳を“空”に近づけるようにしていると FIL は少なくなり、母乳産生も増えてくるのです。

第３章

出産後

―いよいよ母乳育児スタート！―

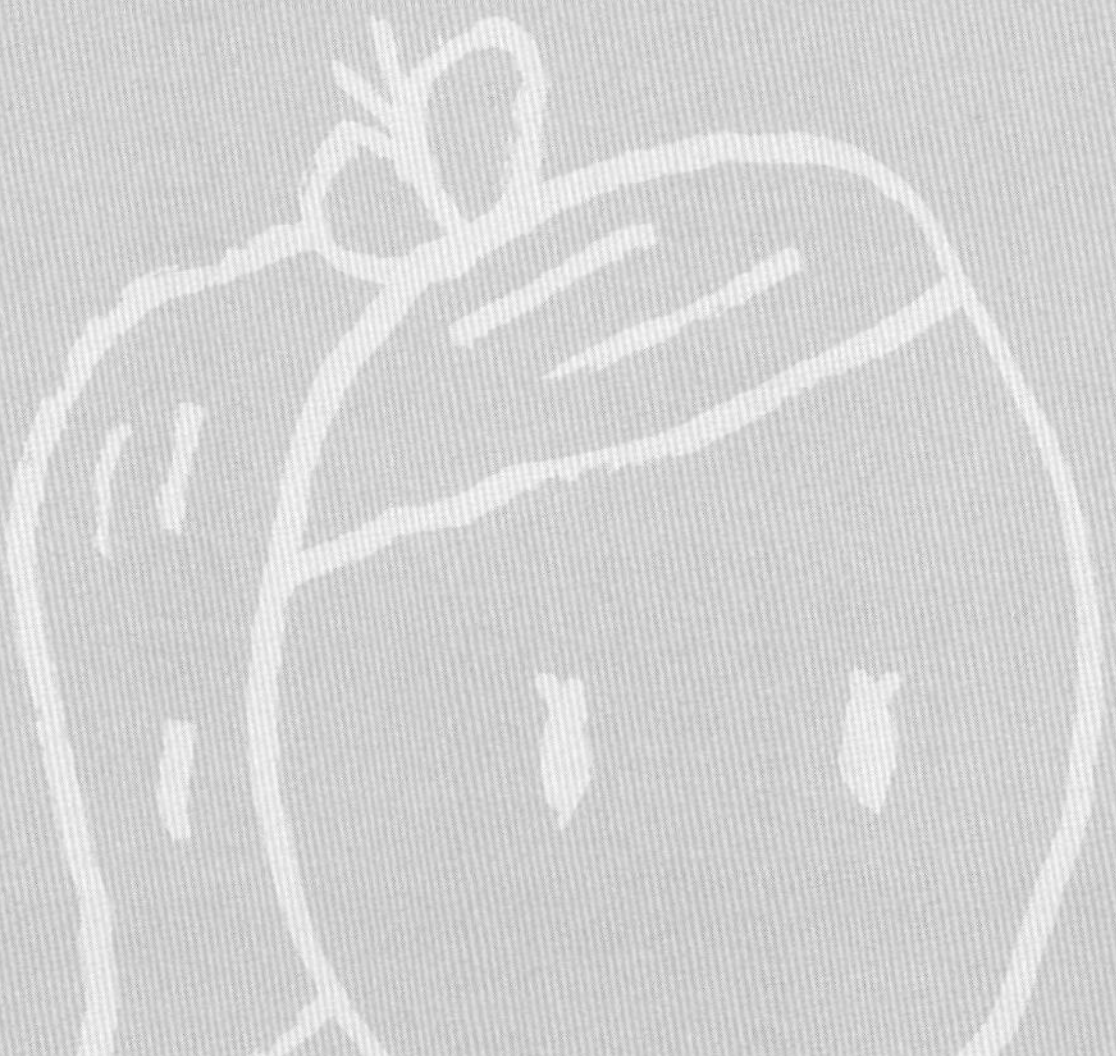

①基本の「抱き方・飲ませ方」

Q

生まれたばかりの赤ちゃんを抱いたことがないので、母乳の飲ませ方がわかりません。

生まれたての赤ちゃんを抱っこするのが初めてなので、どうやって母乳をあげたらいいのか知りたいと思っているのですね。今から勉強しておこうという前向きな気持がすばらしいです。

どの赤ちゃんも「おっぱいに吸いつく本能」をもって生まれてきますし、赤ちゃんと一緒にいて、肌と肌との触れあいをしていれば、自然に赤ちゃんの欲求に応えることができます。それでも、あらかじめ知っておくと役に立つかもしれないポイントがいくつかありますのでお伝えしましょう。はじめはぎごちなく感じるかもしれませんが、赤ちゃんと自分の本能に合わせてやっているうちに、コツがつかめてくるものです。

抱き方の基本ポイント

①お母さんが楽な姿勢で座りましょう

自分が楽に授乳できる姿勢ならどのようなものでもかまいませんが、多くの場合、リクライニングシートを倒したくらいの角度で後ろにもたれるのがいいかもしれません。前屈みになると腰痛や肩こりを起こすことがあります。背中や腰にクッションをあてたり、足台を使ったりして、快適に授乳できるよう工夫してみましょう。

②赤ちゃんとお母さんのお腹がぴったりと向かい合うように赤ちゃんを抱きましょう

赤ちゃんの体をお母さんの胸に乗せるように抱くと、手だけで赤ちゃんの体重を支えなくてすみます。お母さんの手で赤ちゃんのおしりを軽く支えると、赤ちゃんの体が安定するでしょう。

③乳首と赤ちゃんの口の位置に注目しましょう

乳首が赤ちゃんの上あご（口の中の天井方向）を向き、赤ちゃんの下あごがおっぱいにくっつくような角度に抱くと、赤ちゃんが自分で大きく口を開けて吸いついてきます。乳首を赤ちゃんの口の中に押しこむ必要はありません。赤ちゃんが口を開けるタイミングに合わせて、そっ

基本的な抱き方

横抱き

飲ませるほうのおっぱいと同じ側の腕で赤ちゃんを抱いて飲ませる方法です。

①お母さんは背中にクッションを入れたり、ベッドの上部を起こしたりして楽な姿勢で座る。少し後ろにもたれたほうが、赤ちゃんの位置が安定しやすい。

②おくるみなどで赤ちゃんを巻かずに薄着で、お母さんもなるべく胸をはだけて、赤ちゃんとの接触面積が大きくなるように抱く。

③赤ちゃんの首の後ろがお母さんの肘《ひじ》の内側に乗るように抱くと、赤ちゃんの頭がほんの少し後ろに傾く。これは赤ちゃんが下あごからおっぱいに向かうのに都合のいい角度となる。

④お母さんの腕全体で赤ちゃんのおしりから背中を軽く支えると、お母さんの手首に力がかかり過ぎることがない。

⑤お母さんが後ろに軽くもたれて胸を張ると、乳首が上の外側を向く。前屈みになると、乳首が下を向いてしまうので赤ちゃんが吸いつきにくくなる。ボリュームのあるおっぱいの場合は、あいている手で下から支えて、乳首が赤ちゃんの上あご（口の中の天井方向）を向くようにするとよい。

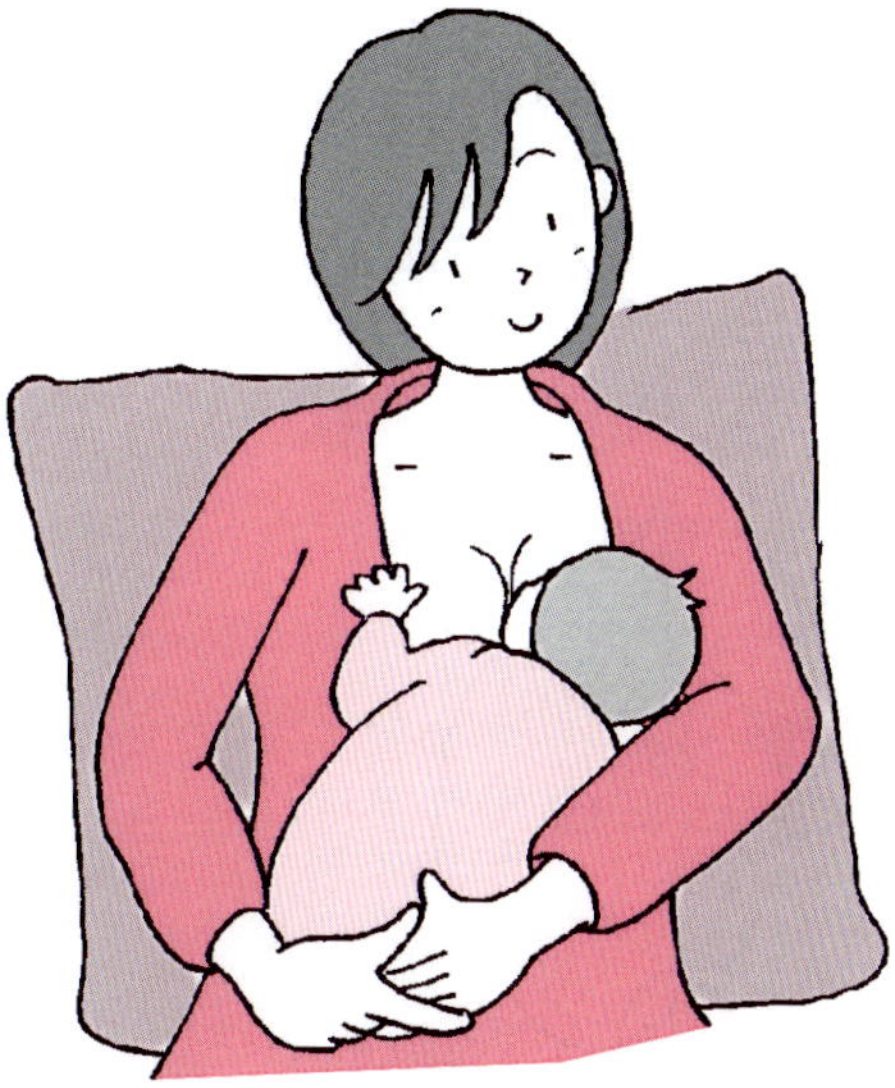

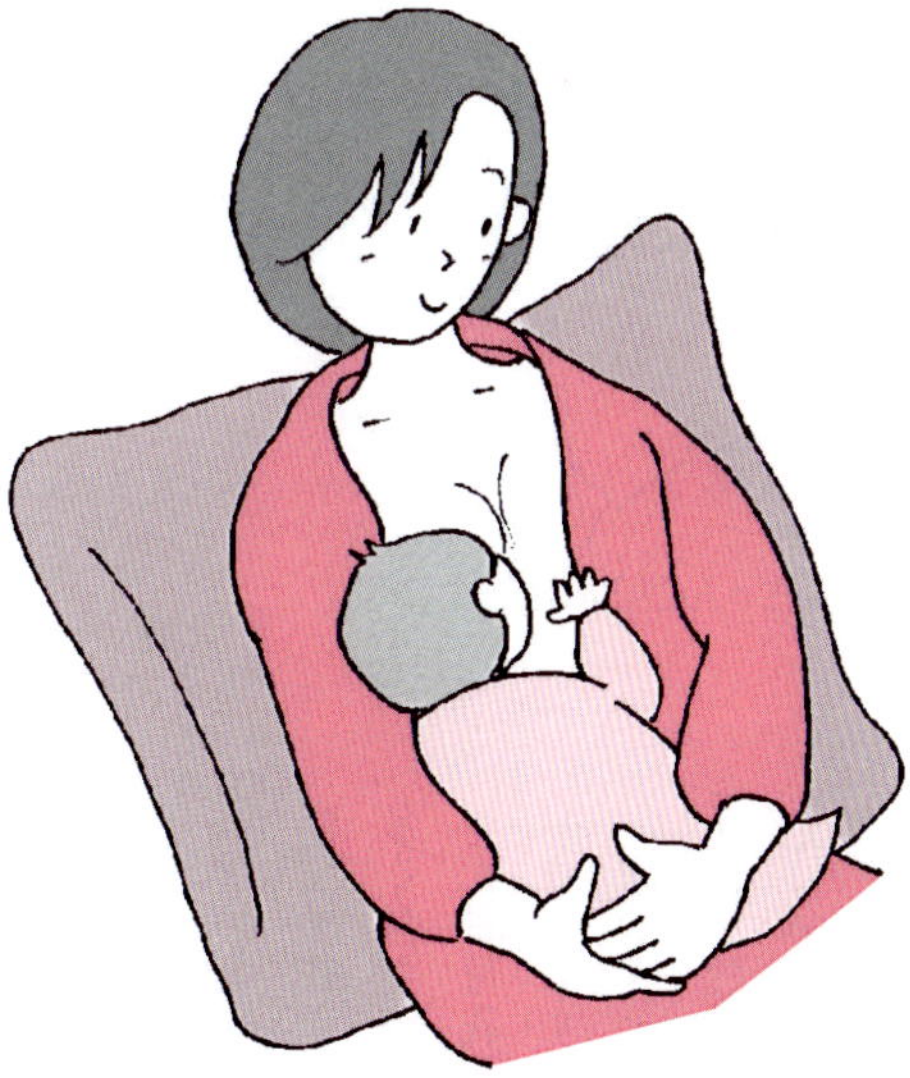

お父さんや家族に、抱っこや飲ませ方がうまくできているかを確認してもらうとよいでしょう。

と自分のほうに引き寄せます。

お母さんが乳房を支えて飲ませる場合、お母さんの手は乳輪（乳首のまわりの色の濃いところ）にかからないほうが赤ちゃんの口の邪魔になりません。

効果的におっぱいを含んでいる赤ちゃんのサイン

①赤ちゃんの**口が大きく開いて**います。

②赤ちゃんの**下あごが乳房に触れて**います。

③赤ちゃんの**下唇が外向きに開いて**います。

④赤ちゃんがおっぱいを吸っていて、少し休憩、そしてまた吸うといった感じで、**ゆっくりとした飲み方をして**います。

⑤お母さんに、赤ちゃんが**母乳を飲んでいる音が聞こえます**（これは、生まれてから数日は飲む量が少ないため聞こえない場合もありますので、最初の数日間は音が聞こえなくても心配いりません）。

⑥授乳中に**痛みを感じません**。

⑦授乳後に乳首の形がつぶれていません。

おっぱいの含ませ方

お母さんからの目線

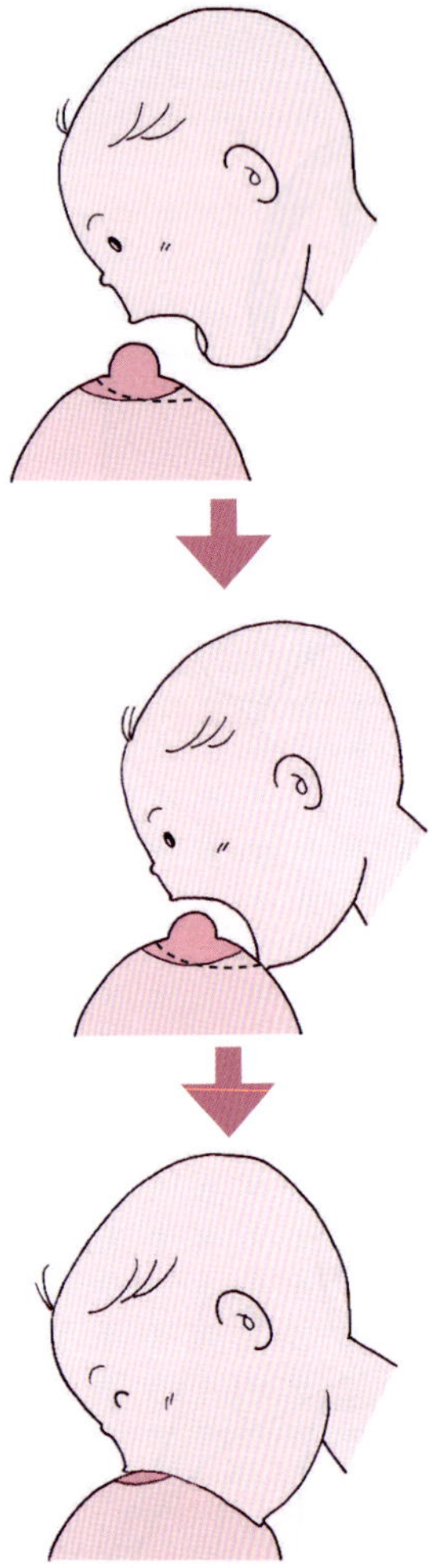

点線は赤ちゃんが口に含むところ

おっぱいの支え方

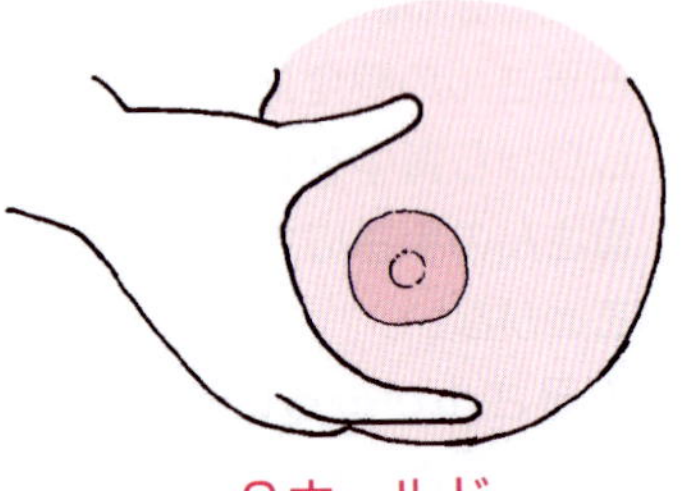

Cホールド

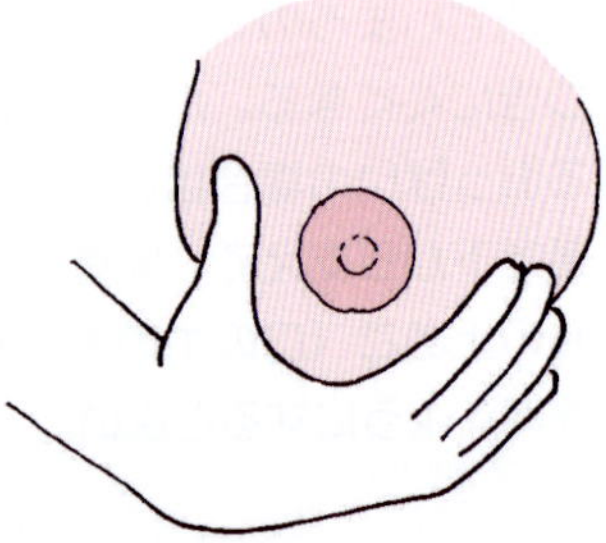

Uホールド

授乳の終え方、終わらせ方

赤ちゃんが自分から乳房を離すまで**授乳**し、その後から反対側の乳房も授乳しましょう。片方の乳房が〝空《から》〟に近くなったと感じるまで授乳をすることで、カロリーが高く、赤ちゃんに必要な脂肪や脂溶性のビタミンを多く含む**後乳**（授乳の後半に出てくる母乳）まで飲み干すことができます（38ページ参照）。

生まれてすぐの赤ちゃんは、1回の授乳に片方の乳房の母乳だけで満足することがあります。そのときは次の授乳のときに反対の乳房から授乳します。長時間寝ている場合に、起こし

その他の基本的な抱き方

脇抱き

飲ませるおっぱいと同じ側の腕で脇から赤ちゃんを支え、反対の手でおっぱいを支えて飲ませる方法です。小さく生まれた赤ちゃんや、おっぱいを深く口に含めない赤ちゃんに試してみるといいでしょう。また、おっぱいにしこりができて、いろんな方向から飲んでほしいときなどにも役に立ちます。

①お母さんが楽な姿勢で後ろにもたれて座る。飲ませるほうのおっぱいと同じ側の腕をクッションで支える。
②赤ちゃんをお母さんの脇にかかえるように抱く。お母さんの腕全体で赤ちゃんを支え、手のひらで赤ちゃんの首の後ろを支える。
③赤ちゃんが口を開けるタイミングに合わせて、おっぱいを赤ちゃんに含ませる。

交差横抱き

飲ませるおっぱいと反対の腕で赤ちゃんの体を支える方法です。小さめの赤ちゃんやおっぱいになかなか吸いついてくれない赤ちゃんに試してみるといいでしょう。

①お母さんが楽な姿勢で座り、腕全体で赤ちゃんの背中を支え、手のひらで首と頭の後ろを軽く支える。このときに、頭を上からつかんだり押しつけたりすると赤ちゃんがいやがるので気をつける。
②あいているほうの手で、おっぱいを支え乳首が赤ちゃんの上あご（口の中の天井方向）を向くようにする。乳輪に指がかからないようにする。
③赤ちゃんが自分で口を開けるタイミングに合わせて、腕全体を使って赤ちゃんをお母さんに引き寄せて吸いつかせる。

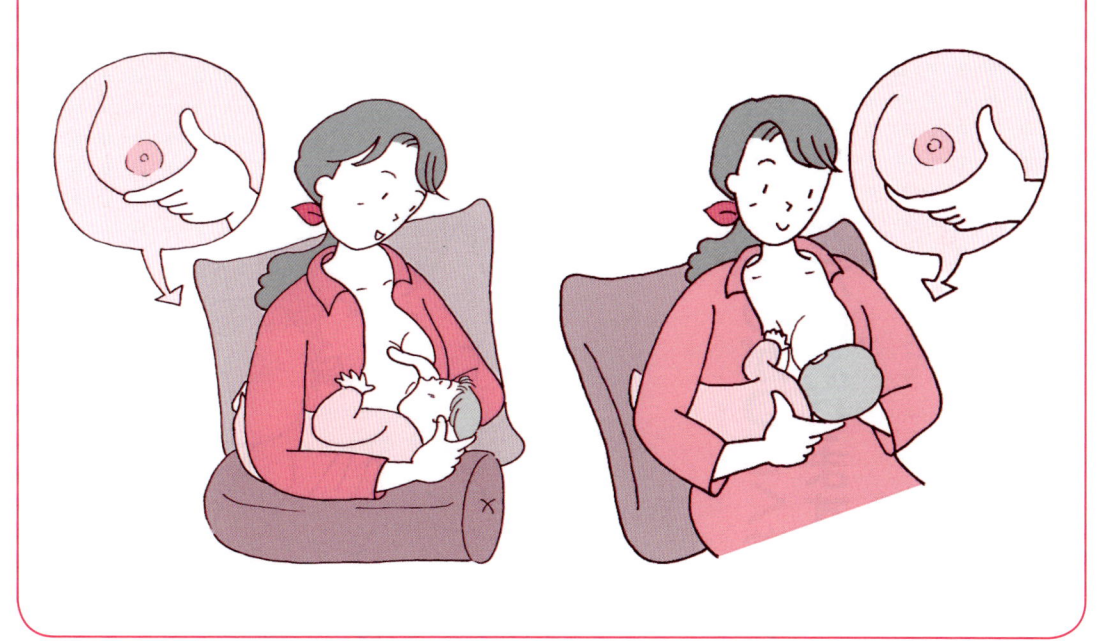

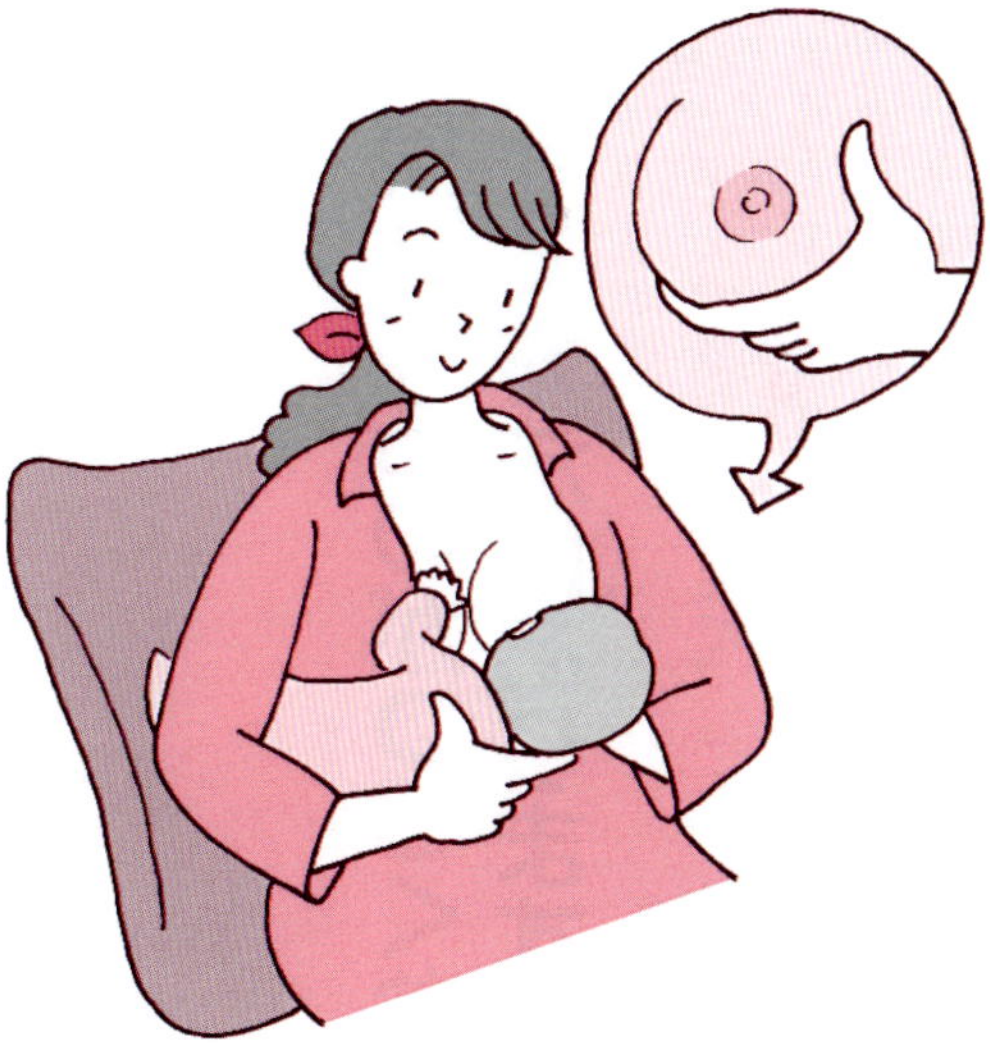

お母さんから授乳を終える場合

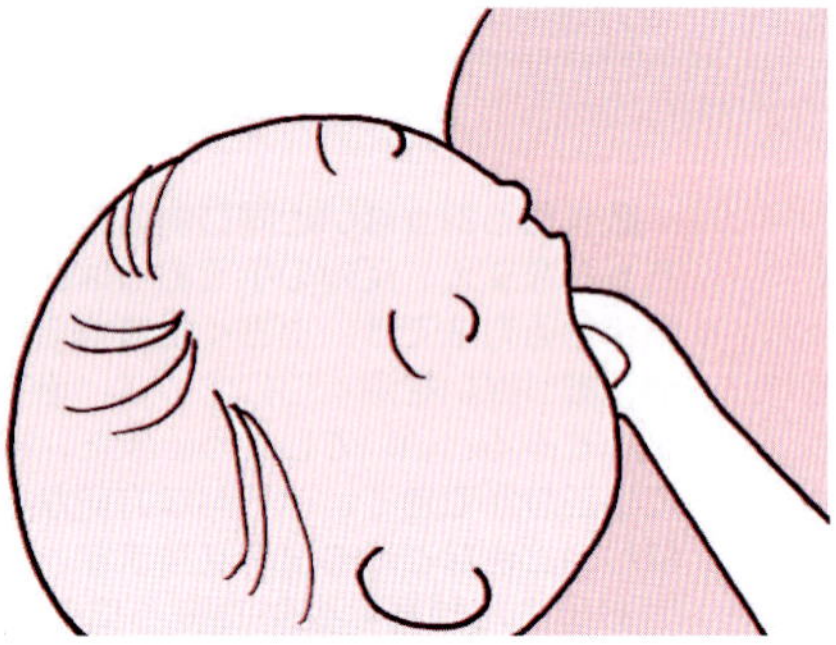

赤ちゃんの口の端からやさしく指を入れる

て飲ませるときには、おくるみを外す、服を脱がせる、おむつを替える、背中・足・腕のマッサージなどをします。赤ちゃんが不快になるようなことは避けましょう。乳房の張りが強くて痛い場合などは母乳をしぼってもよいでしょう。

　母乳を飲みおわっても、「吸う」ことが大好きで長くおっぱいを吸っていたい赤ちゃんもいます。母乳をしっかり飲んだので、お母さんからもう授乳を終わりにしようと考えたときには、赤ちゃんの**口の端からやさしく指を入れて、赤ちゃんが乳房をしっかり吸わなくなってから離します**。このとき、無理に引き離すと、乳首が痛くなったり、乳首に傷をつくったりする原因になるのでやさしく外しましょう。

　授乳が終わったら、たて抱きにして排気（げっぷ）を行います。しっかり吸着ができていると、空気をあまり飲みこまないので、げっぷがうまく出ないこともあります。気になるようなら、赤ちゃんの顔を横に向けて寝かせてもよいでしょう。

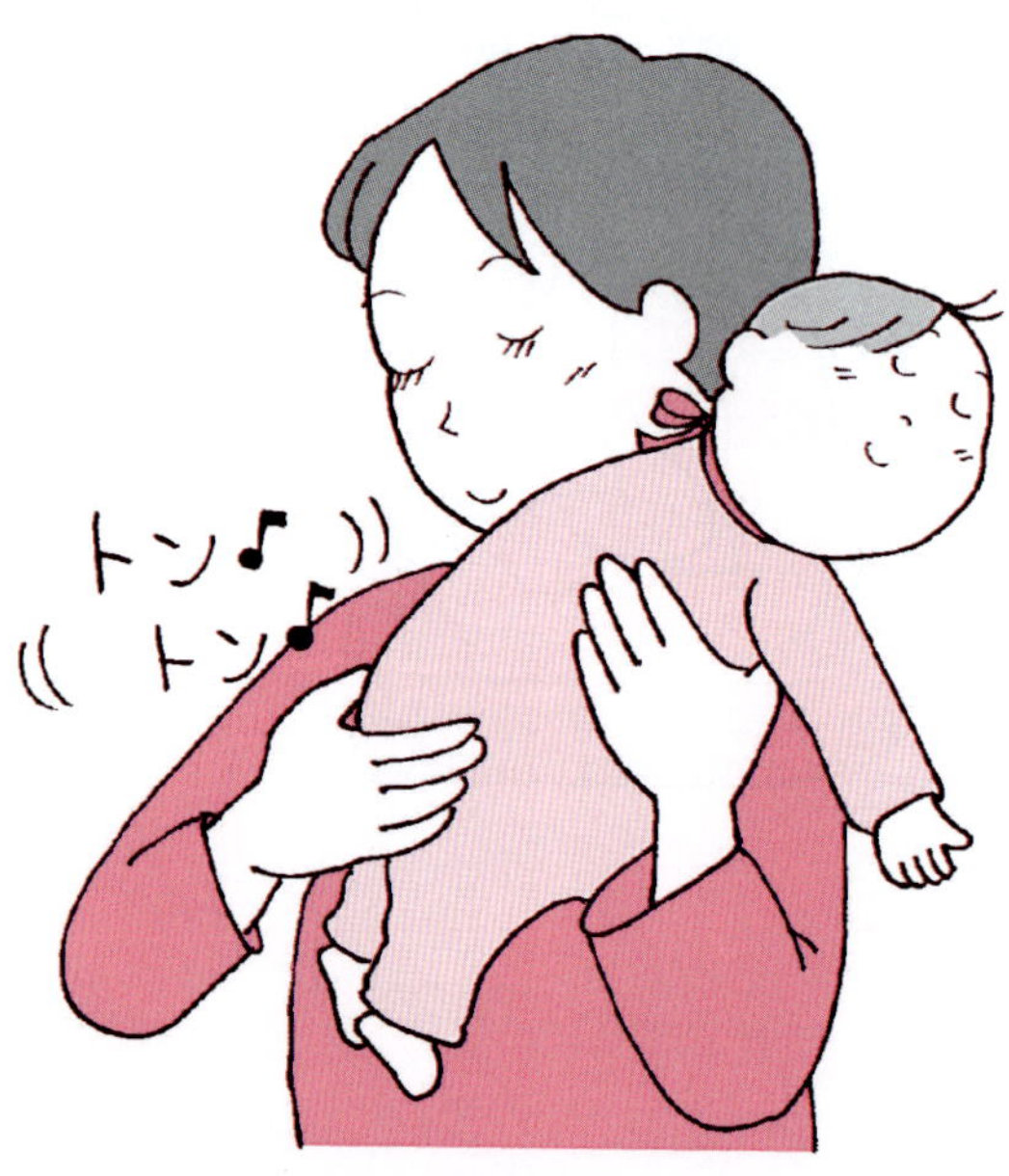

Q 夜でも座って授乳するのがつらくなってきました。何か楽に授乳する方法はありますか？

　夜も、いつも座ったまま授乳するのはつらいですね。

　体を横たえたままでの授乳はいかがでしょうか。これは、赤ちゃんにお母さんが添い寝をしたままで授乳する方法で、**添え乳**といいます。**お母さんと赤ちゃんの体が向かい合うように**、腕で赤ちゃんを支えたり、赤ちゃんの背中に枕などを置いたりしてもよいでしょう。母親の足の間に枕やクッションを入れても楽になります。帝王切開術後すぐの授乳や、夜間でも、横になったまま授乳できます。

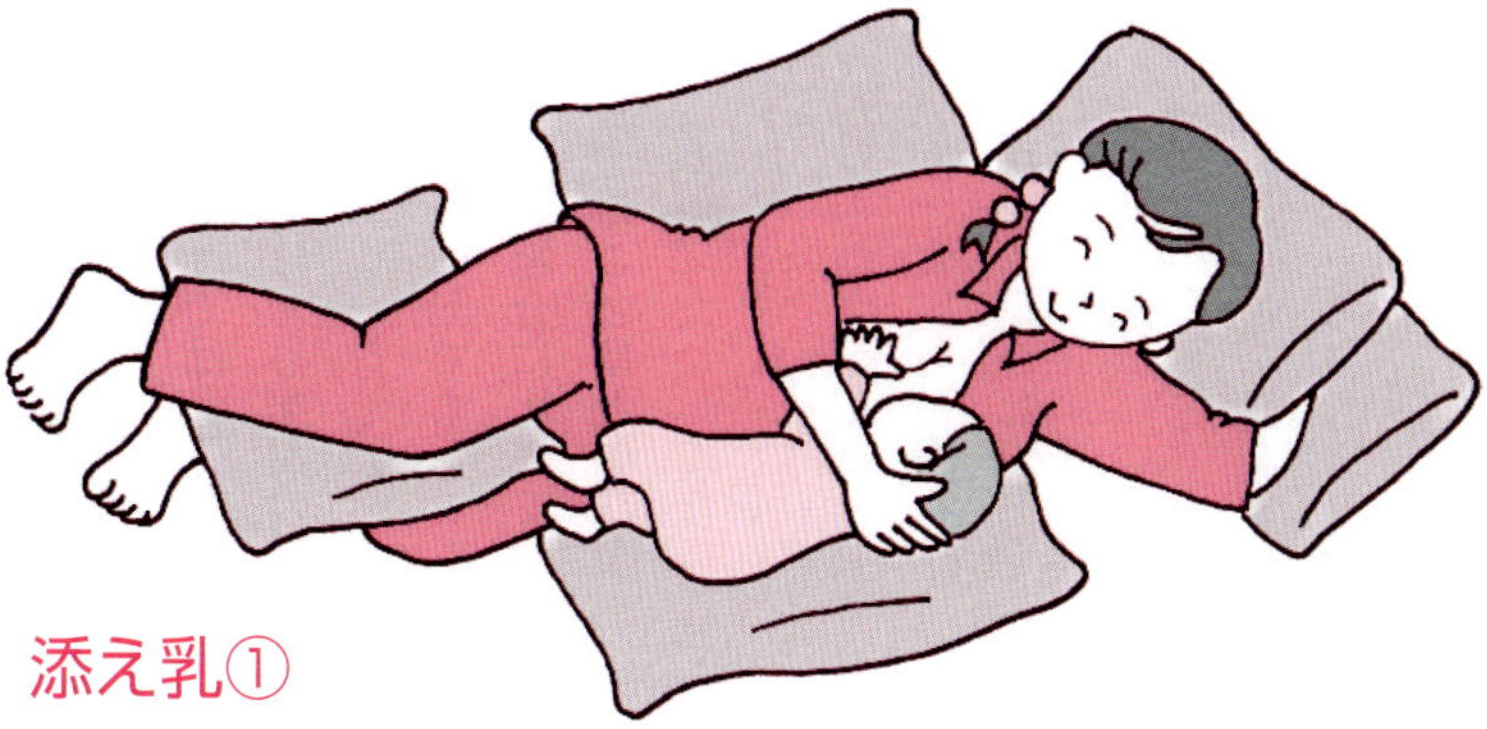

添え乳①

・なるべくお母さんが赤ちゃんの体を支えなくてもすむように、枕やクッションで赤ちゃんを支えると楽。
・その際、お母さんの乳首と赤ちゃんの口の位置が同じになるようにする。
・お母さんのほうに赤ちゃんの体全体が向くようにすると、横になったままでも深く吸いつくことができる。
・足の間にもクッションや枕をはさむと楽になることがある。

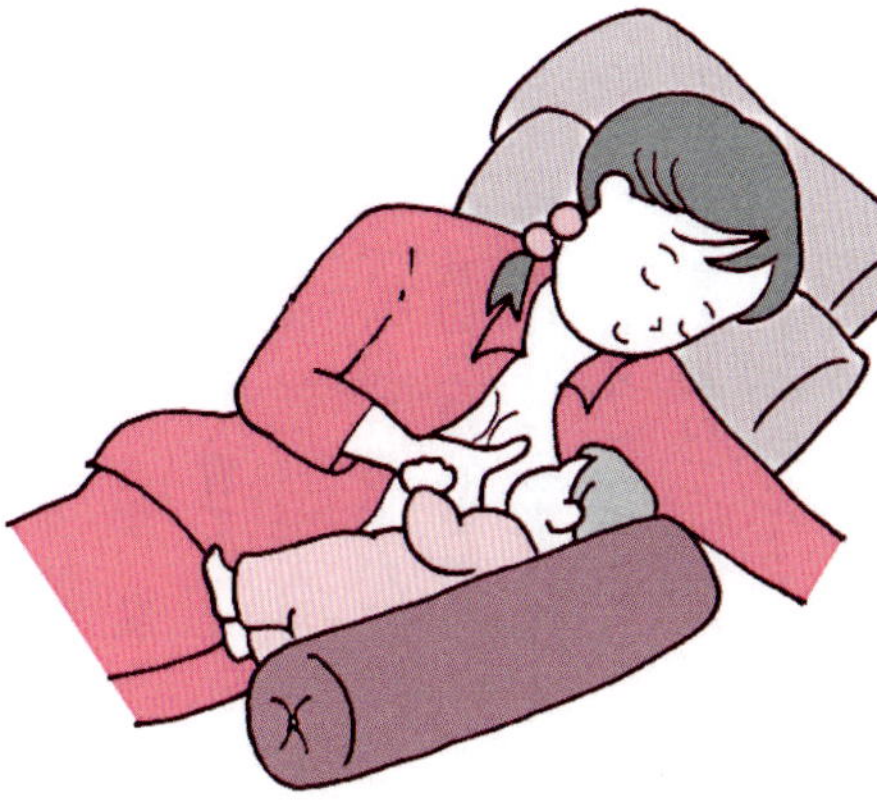

添え乳②

・手でおっぱいを支えたり，赤ちゃんの背中をタオルなどで支えてもよい。

コラム

工夫を加えた授乳法

赤ちゃんの頭をお母さんの手だけで支えようとすると負担になってしまいます。授乳に慣れるまでは、枕・クッション・バスタオルなどを使ってお母さんの腕や背中、赤ちゃんの体重を支えてもいいですね。お母さんは前かがみにならずに、赤ちゃんをお母さんのほうに引き寄せると背中や腰の痛みも予防してくれます。

お母さんの洋服が乳房に触れて、授乳しづらいときにはゴムひもやヘアクリップで洋服を支えるとよいでしょう。慣れるまでは、前あきの洋服や、授乳しやすいようなブラジャーが扱いやすいかもしれません。

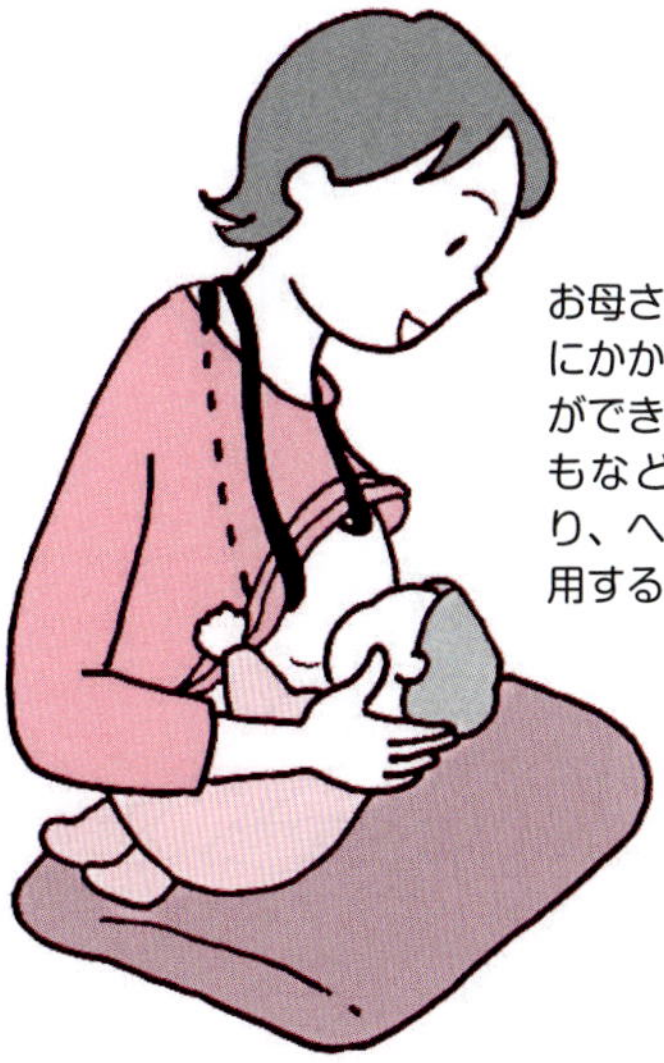

お母さんの衣服が赤ちゃんにかかってしまい深い吸着ができない場合は、ゴムひもなどで服を持ち上げたり、ヘアクリップなどを使用するとよいでしょう。

Q

双子を妊娠しています。母乳だけで育てたいのですが無理ですか？

自分の母乳だけでは双子を育てられないのではと心配なのですね。**双子であっても母乳だけで育てることは可能**です。

確かに1人の場合に比べて2人同時に育てることはたいへんでしょう。ただ、**たいへんなのは「育児」そのものであって、「母乳育児」だからたいへんなのではない**のです。家族など周囲の人からの支援をお願いしておきましょう。

2人に授乳していると、「需要と供給のバランス」が働き、双子の赤ちゃんたちにも十分な母乳を与えることができます。はじめから哺乳びんで人工乳を与えて、母乳を飲ませる回数が少ないと母乳をいらないと体が判断してしまい、母乳をつくる量が減ってしまいます。また、生まれてすぐに哺乳びんを使うことで、赤ちゃんが乳房からの飲み方と哺乳びんでの飲み方を混同してしまい、直接授乳が難しくなることもあります。

双子の赤ちゃんに1人ずつ授乳するほか、**慣れたら2人同時に授乳することもできます**。双子の赤ちゃんを母乳で育てるためには、**夫や家族の協力が大切**です。「双子でも母乳育児ができること」「適切な授乳姿勢のとり方」「授乳以外の家事・育児の手伝いの大切さ」などを、妊娠中から準備を兼ねて一緒に聞いてもらうとよいでしょう。妊娠中から、双子をもった母親の会などの支援グループを調べておくのも大切なことでしょう。産後の家庭支援サービスのようなサポート体制をとっている自治体もありますから、家庭に合った方法を探しておくと安

双子の授乳

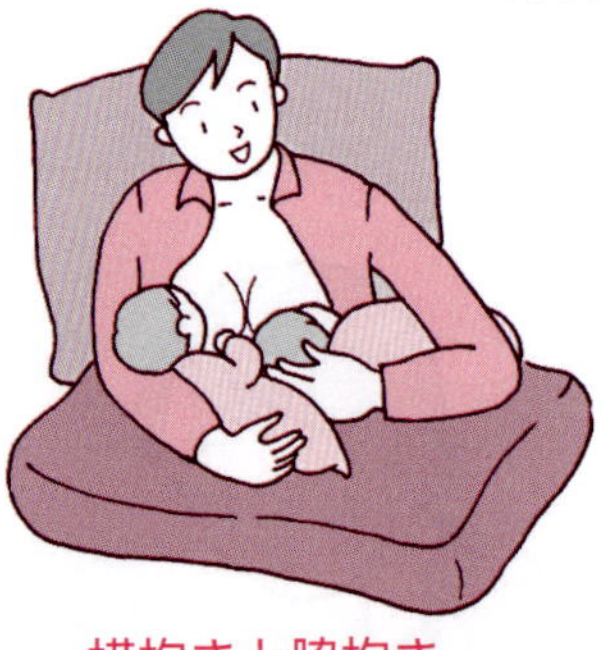
横抱きと脇抱き

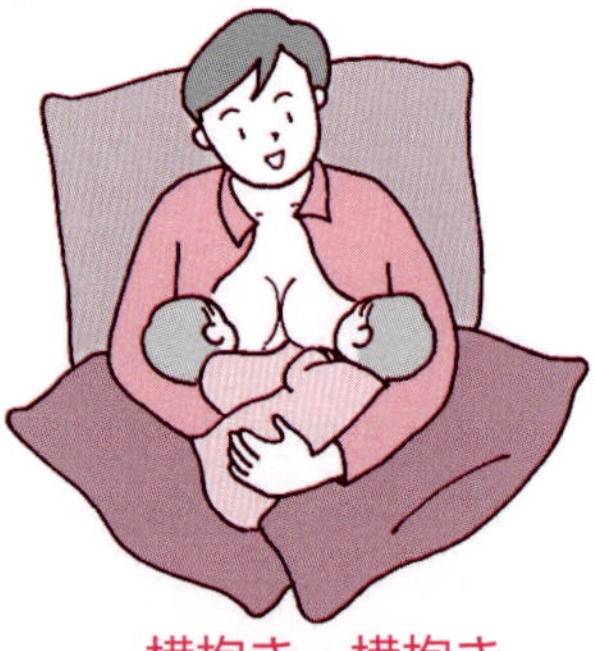
横抱き・横抱き

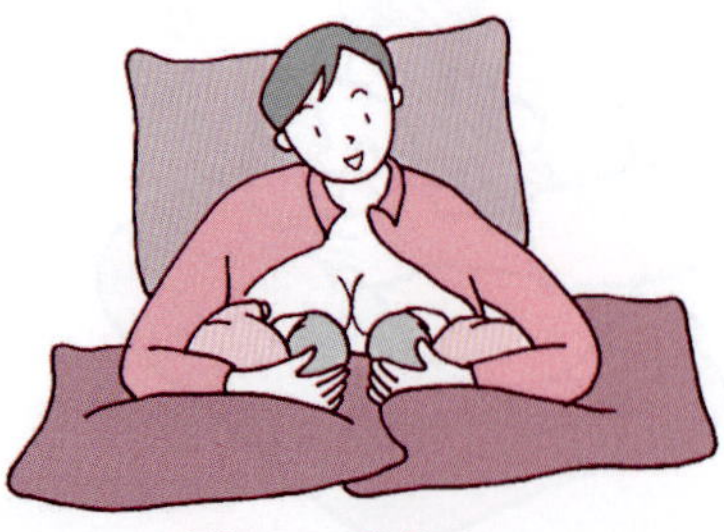
脇抱き・脇抱き

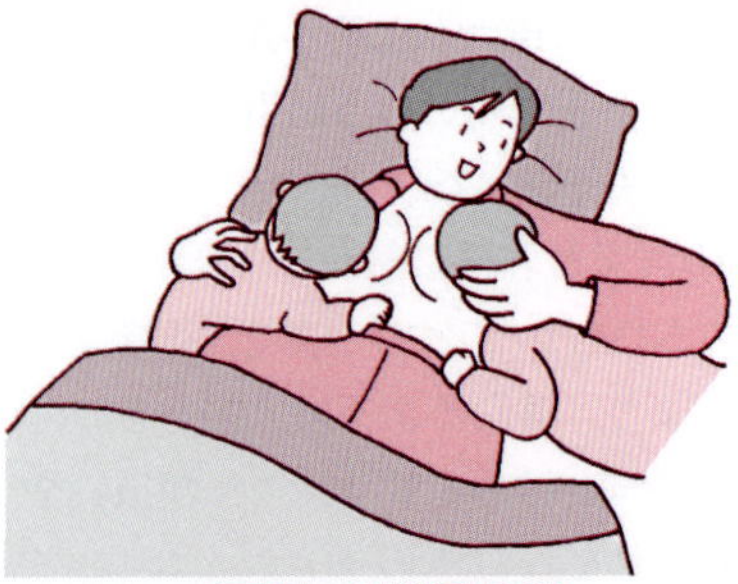
両サイド添え乳

心ですね。
双子の場合、早く生まれたり、小さく生まれたりする可能性も高くなります。
どちらか、もしくは両方の赤ちゃんが入院の必要があり、お母さんと離れてしまう場合には、母乳をしぼりましょう。すぐに、直接母乳をあげることができず、残念な気持ちになるでしょうが、しぼっておくことで母乳の量を増やしておくと（137ページ、138ページ参照）、直接授乳できるようになったときにあげやすくなります。もちろん、しぼった母乳も赤ちゃんにとって大切な栄養や免疫がたくさん含まれているので、量の多少にかかわらず、入院中の赤ちゃんにあげてもらいましょう。

コラム

授乳中でも乳がん検診を受けられるの？

授乳中でも、乳がん検診を受けることは可能です。以前は、乳腺の発達している授乳中は検査できないといわれていたこともありましたが、乳腺外科などの乳腺専門の機関ではきちんと検査をしてくれます。もちろん、検査をしていても授乳は続けられます。授乳中はしこりができやすく心配してしまうものですが、授乳の前後で変化のないしこり（しこりの中が母乳だと授乳後に小さくなります）や血乳が何日も続く場合は早めに受診するほうがいいでしょう。心配なままだと、安心して母乳をあげることもできなくなりがちです。ひとりで悩まず専門家に相談してくださいね。定期的に自己診断しておくと早く変化に気づくことができるでしょう。

【正常な血乳とは】

母乳に血が混じることを血乳といいます。妊娠中や、生後１週間くらいの間に数日間血が混じることがあります。母乳をつくるための新しくできた血管が刺激されて、血乳が出るといわれています。母乳のつくられる量が増えると、血乳はなくなってきます。授乳中に痛みを伴うようなときは、乳首に傷があって、どこかから出血しているのかもしれません。血乳は異常でないことが多いのですが、母乳量が増えたにもかかわらず血乳が何日も続くようだったり､片方のみから血乳がある場合には、乳がんの検査を受けることをおすすめします。

また血乳は、赤ちゃんが飲んでも健康を害することはありません。ただし、赤ちゃんの便が黒っぽくなることがあり、赤ちゃん自身の出血と間違われる可能性があるので、小児科医に伝えておくとよいでしょう。

②健康な赤ちゃんの成長・発達パターン

Q 健診で、体重の増え方が少ないから人工乳を足すように言われたけど、必要なの?

母乳だけで育てたいと思っているのに、人工乳を足すようにいわれて不安なのですね。

体重があまり増えていない場合、しばしば人工乳を足すようにいわれます。また医療者によって、「体重の増加が少ない」と考える目安に差があることもあり、戸惑うお母さんもいることでしょう。1か月健診で、「生まれたときの体重より1kg増えないといけない」と言われるお母さんも少なくありません。本当にそうなのでしょうか?

赤ちゃんはみんな、生まれたときの体重(出生体重)から、ある程度減ってから体重が増えていきます。これを「生理的体重減少」といいます。本来は、**最も減ったときの体重から、その後どのくらい増えているかをみていくことが大切**なのです。

一般的な母乳育ちの赤ちゃんの体重増加

例えば、3kgで生まれた赤ちゃんが、200～300gくらい減ることは決して異常ではないのです。そうすると、その赤ちゃんの体重増加のスタートは2700～2800gとなりますね。

生まれてすぐの体重減少をもう少し詳しくみてみましょう。一般に体重の減り方が最も大きいのは生まれた日の翌日と翌々日(これを日齢1～2とよびます)にかけてです。**生まれてすぐから赤ちゃんの欲しがるサインに合わせて母乳を飲ませていると、生まれて4日目(=日齢3)には体重減少の程度は減ってくるか、体重が増えてきます。生まれて5日目(=日齢4)を過ぎても体重が減るようでしたら、母乳の量が少ないか、赤ちゃんが適切に母乳を飲みとれていない可能性があります。**

この時期に母乳が足りている目安として、**おしっことうんちの回数**があげられ、赤ちゃんが母乳をしっかり飲んでいることがわかるサインにもなります(60ページ参照)。

健診において、「母子健康手帳についている発育曲線から外れているから母乳だけでは足りていない」と判断されることがあります。しかし、現在用いられている乳児の発育曲線のほとんどは、人工乳で育っている赤

生後早期のおしっことうんちの回数

	おしっこ	うんち
生後24時間	1回	1回の胎便（注）
2日目（日齢1）	2～3回	1回の胎便
3日目（日齢2）	4～6回	うんちの色が変化(黒から緑になる)
4日目（日齢3）	4～6回、薄い黄色のおしっこ	移行便（だんだん黄色くなる）
5日目（日齢4）	6～8回、無色のおしっこ	3～4回、黄色のうんち
6日目（日齢5）	6～8回、無色のおしっこ	4回以上

注：胎便とは、生まれてすぐに出るタール状のねばりのある暗緑色のうんち

ちゃんや混合栄養（母乳と人工乳の両方で育てること）で育っている赤ちゃんを含めたデータに基づいて作成されています。本来、母乳だけで育つ赤ちゃんがどのように体重が増えるのかを適切に評価するためには、母乳だけで育っている赤ちゃんの標準的な発育パターンを知る必要があります。

母乳育ちの赤ちゃんの標準的な発育パターンを確認しよう

アメリカ小児科学会によると、出生体重に戻るまでの期間は生後2週間以内といわれています。

母乳だけで育つ平均的な赤ちゃんは、**生後5～6か月までに体重が2倍になる**といわれています。1歳時には2・5倍になり、身長は出生時の1・5倍に、そして頭囲は出生時の1・3倍になります。

生後すぐから適切な支援を受けて効果的に母乳を飲めている場合、母乳で育っている赤ちゃんは、人工乳で育っている赤ちゃんと比べて、生後2～3か月までの体重増加は同じか、大きいという研究もあります。その後、生後3～12か月になると、体重の増え方は人工栄養で育っている赤ちゃんのほうが大きくなることが多いといわれています。しかし、身長や頭囲（頭の大きさ）の増加は変わりません。2～3歳までには母乳で育った赤ちゃんの体重は人工栄養で育った赤ちゃんと差がなくなります。

ゆっくりと体重が増える赤ちゃんと発育が悪い赤ちゃん

体重の増え方がゆっくりである場合でも、病気ではなく、健康に育つ赤ちゃんもいます。**遺伝も関係してきます。**例えば、きょうだいやお父さん、お母さんが小さいときに体重の増え方がゆっくりだったかどうかは大

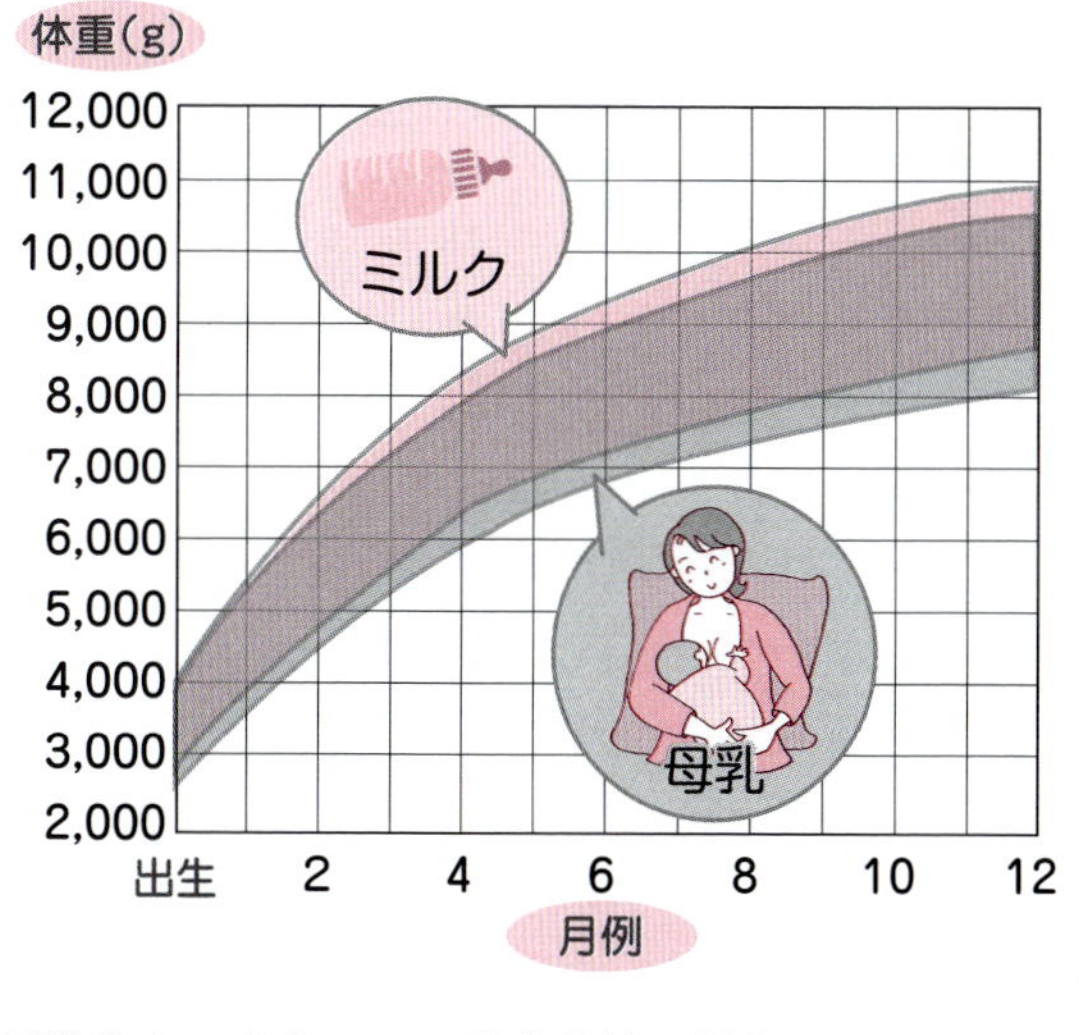

母乳育ちの赤ちゃんの発育曲線の特徴

『小児保健研究』（Vol.60）「厚生省（現・厚生労働省）発育基準と比較した母乳栄養児の乳児期曲線」より

母乳外来の一コマ❶

混合栄養から母乳へ

生後1か月半の加奈子ちゃんの場合

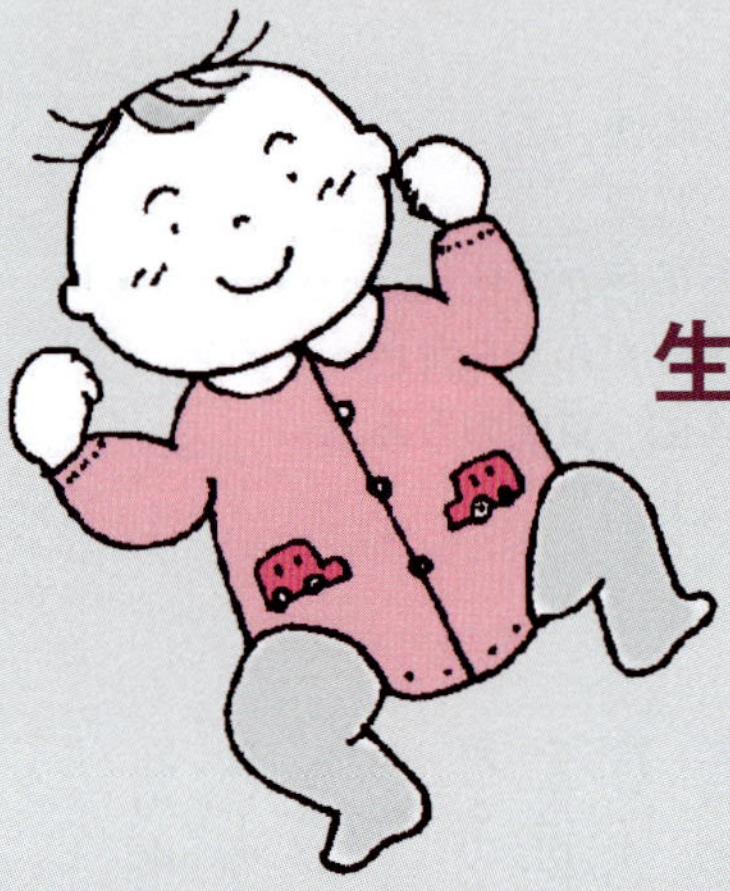

加奈子ちゃんは、生まれたときは3300gで、1か月健診（日齢30）では3500gでした。そこで、お母さんは「200gしか増えていませんね。生まれてから1か月の間に1kgは増えていないといけませんよ」と言われ、人工乳を足すように指導されました。その日から人工乳を1回60mlで1日5回、だいたい午後から寝る前に足すようにしています。産院退院時の体重は日齢5（生まれて6日目）で、3100gでした。25日間で400g増えていることになります。つまり1日16gの体重増加でした。母乳外来に受診した日は日齢45で体重は4100g。おしっこは1日に8～9回で、色はうすく、うんちは1日に2～3回くらいで、かぼちゃ色でたくさん出ています。この15日間で600g増えており、1日40g増えていることになります。赤ちゃんは元気で、手足をよく動かしていて、医師が診察したところ発達も十分でした。

赤ちゃんの飲みとるおっぱいの量とお母さんがつくる母乳の量を増やす方法

まず、赤ちゃんの服を脱がせずに体重測定を行い、その後、外来にある授乳室で実際に授乳をします。授乳後の体重測定を行い、これで、どれだけ飲めているかを確認します。いつもどおりに授乳し、支援者に抱き方と含ませ方を確認してもらいます（抱き方と含ませ方、46～49ページ参照）。このとき、赤ちゃんの体は天井を向いており、首をお母さんの胸のほうにねじって飲んでいました。支援者に、まずしっかりと赤ちゃんの胸とお腹をお母さんの体に密着するようにして、首のねじれがないように提案されました。口の開け方も小さかったので、乳房への吸いつかせ方についても教えてもらって、再度授乳したところ、お母さんも「今までとは吸われる感覚が違う」と実感しました。

授乳回数は1か月健診まで1日に7～8回で、3時間あけて授乳していたので、授乳回数を増やすために、赤ちゃんの空腹のサインを教わりました。それによってお母さんは時計に頼らず、赤ちゃんの様子を見て授乳できるようになります。また、赤ちゃんがぐずったら、なだめるためにいつでもおっぱいを吸わせるよう提案されました。夜間は3～4時間しても欲しがるそぶりがなければ、おむつを替えるなどで軽く赤ちゃんを刺激して、授乳するように提案されました。母乳の量を増やすためには、頻繁に乳房に刺激を与え、しっかりと乳房から母乳を飲みとってもらうことが大切だからです。

授乳しているときに、お母さんは以下のことを提案されました。

①母乳の流れをよくするために、授乳の間に乳房を親指とそのほかの指とで（C字の形で）しっかりはさんで、圧迫してみます（62ページ参照）。

②授乳の後に1日2～3回母乳をしぼって、しぼった母乳を小さなコップやスプーン、スポイトを使って赤ちゃんにあげます。吸う力が弱い赤ちゃんや、おっぱいをあまり求めない赤ちゃんでは、しばらくの間、このような方法でしぼった母乳を補足するといいでしょう。

③授乳や赤ちゃんの世話と、母親の休息や食事などの時間のバランスをどうとるか、家族と一緒に話し合うようにします。授乳に加えて、母乳をしぼる場合には、家族からの援助があると、お母さんは精神的にも身体的にも楽になります。

いったん人工乳を与えはじめたら、どのように減らしていくかを考える必要があります

補足量の減らし方には、さまざまな方法があります。

加奈子ちゃんの場合は体重がかなり増えているということで、24時間

切な情報になります。

時折、生後3～4か月頃から体重が母子健康手帳の成長曲線で一番下の線に沿うようになり、4か月健診で〝体重増加不良〟と指摘されることがあります。このような場合、明らかな原因がないことも多く、結果的にゆっくりと体重が増える赤ちゃんであったということもしばしば見受けられます。お母さんが赤ちゃんへの授乳時や生活の変化に気づき、専門家（小児科医、保健師など）に伝えることもケアの手助けになります。**下の表**を参考にしながら、気になるサインがあった場合には、小児科を受診するようにしましょう。

しかし、身長と頭囲の伸びが止まってくるようなら注意が必要です。小児科医へ相談するとともに、授乳回数を増やしてみる、授乳後に1日2～3回母乳をしぼって、その母乳をスポイトやスプーンで与えてみるのもよいでしょう。

そのほかの対応として、生後4か月を過ぎているならば、早めに補完食（離乳食）（75ページ参照）を開始することもあります。人工乳を与える場合でも、母乳の授乳回数は減らさずに補完食を増やしながら、少しずつ人工乳を減らしていくと、3回食になるときには母乳と補完食だけになるでしょう。

また、それまで母乳のみで体重が増えていたのに、急に増えなくなった場合には、赤ちゃん

ゆっくりと体重が増える赤ちゃんと発育が悪い赤ちゃんの比較

ゆっくりと体重が増える赤ちゃん	発育が悪い赤ちゃん
・起きているときに活気がある	・反応が乏しく、よく泣いている
・手足をよく動かす	・じっとしている
・皮膚にハリがある	・皮膚にハリがない
・少なくとも1日に6回おしっこをする	・おむつがあまり濡れない
・薄くさらさらしたおしっこをする	・濃い色のおしっこが出る
・うんちは頻回で細かい粒がある	・うんちの回数や量が少ない
・1日に8回かそれ以上授乳できている	・1日8回以下の授乳である
・1回の授乳時間は15～20分である	・1回の授乳時間が短い
・射乳反射（63ページ参照）が良好に起こる	・射乳反射がうまく起こらない
・体重増加がゆっくりでも着実にある	・体重は安定して増加せず、減ることもある

の補足全量から60 mlを減らすよう提案されました。お母さんは、人工乳60 mlを1日5回補足しているので、これを4回にする、または1回40 mlとして回数は6回とすることや、20 mlを2回と40 mlを5回にする、という方法などが考えられます。

この減らした補足量で、1週間続けてみることにし、1週間後の母乳外来の予約をしました。もしも体重増加が少なく、補足が必要なときには、体重が増加するまで補足量を減らさないようにするけれども、赤ちゃんが満足していて、おしっこやうんちもたくさん出ていて、1週間後に125 g以上の体重増加がみられるようならば、再び同じ量を減らしていくことにしました。

その結果、母乳の量が増えてきて人工乳が減らせるようになり、体重を経過観察してもらいながら、ゆっくりと補足量を減らしていきました。補足が必要なくなった後も2～3週間後にもう一度、母乳外来を予約し、赤ちゃんが母乳を十分に飲めていることを確認してもらいました。

の成長・発達に関係していることもあります。例えば、生後3～4か月になると、赤ちゃんが周囲に気が散って、集中して飲めないことがあります。静かな薄暗い部屋で授乳する、眠りかけたときや寝起きに授乳するなどして、しっかり飲んでもらうようにしましょう。

体重が増えない場合には、異常や病気ではなく、たんにゆっくりと体重が増える健康な赤ちゃんなのか、本来ならもっと体重が増えるはずなのに病気やなんらかの異常のために体重が増えていないのかどうかを見極めることが大切になります。**前ページの表**を参考にして、心配だったら小児科医に診てもらいましょう。

Q 生後3か月です。授乳後1時間もしないうちにおっぱいを欲しそうにすることがあります。母乳が足りていないの？

赤ちゃんが、授乳後すぐにおっぱいを欲しがるので、母乳が足りていないのではないかと不安に感じているのですね。

実際に母乳が足りないということは少ないのですが、多くのお母さんが次のような状態から、母乳不足なのではないかと心配されるようです。

①赤ちゃんが母乳を飲んだ後も寝ない
②よく泣く
③1～2時間しか経っていないのにおっぱいを欲しがる
④試しに人工乳をあげたら飲んだ
⑤乳房の張りを感じなくなった

これらは、どれも「母乳不足」のサインではありません。実際に赤ちゃんは、お腹がいっぱいになったらすぐに眠るわけではなく、時には、甘えたい、うんち・おしっこが出た、などで泣いて訴えることもあるでしょう。

また、**母乳は消化がよいので、人工乳と比べると早くお腹がすいて、おっぱいを欲しがることもあります。**赤ちゃんには吸いたい欲求があるので、哺乳びんの人工乳首を使って飲ませるとお腹がいっぱいでも吸い続け、結果的に必要以上に多くの量を飲んでしまうことが多いのです。さらに、赤ちゃんの胃は伸びやすく、お腹がいっぱいでも与えられた人工乳を飲めてしまうのです。

産後しばらくすると、母乳がよく出ていても乳房の張りを感じなくなることは、多くのお母さんが経験しています。

Q 生後3か月です。いろいろな味に慣れさせるために果汁や野菜スープを飲ませなくていいの？

「いろいろな味に慣れさせるために果汁や野菜スープを飲ませましょう」と書かれている育児雑誌などを読むと、飲ませなければいけないと迷ってしまいますよね。

この時期の赤ちゃんに本当に必要な栄養は何かを考えてみましょう。

母乳は赤ちゃんにとって最良の栄養源です。栄養バランスがいいだけでなく、赤ちゃんを感染症から守る抗体（免疫グロブリン）や白血球などの生きた細胞も含んでいます。さらに母乳

コラム

赤ちゃんの「急成長期」

　赤ちゃんは生まれてから２～３週間頃、６週間頃、そして３か月頃に、突然おっぱいを頻繁に欲しがる「急成長期」が訪れることがあります。授乳回数が急に多くなるので、母乳が足りていないのかと勘違いするかもしれませんね。こういう時期には、赤ちゃんが欲しがるだけおっぱいをあげてみましょう。授乳回数が増えることで、母乳のつくられる量が増え、赤ちゃんも母乳を多く飲むことができます。この傾向はだいたい数日で落ち着きます。

のすぐれているところは、赤ちゃんの成長にしたがって成分が微妙に変化していくところです。最近の人工乳は母乳に成分が近づいていると宣伝されていますが、人工乳には赤ちゃんを助けてくれる細胞は含まれていませんし、お母さんの免疫を赤ちゃんに伝えることもできません。

　生後半年くらいまでは、補完食（離乳食）を始める必要はなく、母乳だけで十分に赤ちゃんの栄養を補うことができます。

　また、**補完食を始める前に、果汁を与える必要はありません。腸管の粘膜がしっかりしてくる生後6か月までは、母乳だけを与えるのが赤ちゃんの胃腸にとっても理想的なのです。**生後6か月より前は、アレルギーの原因となる物質（アレルゲン）が腸の表面を通って体の中に入っていきやすいのです。ですから、この時期より前に母乳以外のものを与えるとアレルギー疾患にかかりやすくなるのです。

　以前は、生後3か月頃から母乳以外のにおいや味に慣れてもらうために果汁を与えるようにいわれました。でも、**母乳の風味はお母さんが食べたものによって変化するため、赤ちゃんは自然にいろいろな風味に慣れているのです。このような理由から、味に慣れさせるために果汁を与える必要はないのです。**

　また、果汁には赤ちゃんが吸収しにくい糖分も含まれており、下痢を起こす可能性があります。カロリーも母乳より少ないので、果汁を飲む量が増えると母乳を飲む量が減ってしまい、体重の増え方が悪くなるかもしれません。

もっと知りたい人のために

WHO／ユニセフでは、「母親と子どもが最適な健康と栄養を得るための世界規模の目標として、すべての女性が生後６か月まで完全に母乳だけで乳児を育てることができるように、また、すべての乳児が６か月までは完全に母乳だけを飲むことができるように推進しましょう。その後は、子どもたちに適切で十分な食べ物を補いながら、２歳かそれ以上まで母乳育児を続けられるようにしましょう」と述べています。

補完食：最近では、母乳をやめていくための食事を意味する「離乳食」ではなく、母乳を与え続けながら栄養を補完する食事を意味する「補完食」という表現を用いることが、一般的になりつつあります（75ページ参照）。

Q　母乳が足りているかを自分で確認する方法はありますか？

　母乳が足りているかどうか、自分で確認できる方法がわかると安心ですね。

　赤ちゃんに**元気があって肌の色つやがよく、母乳を飲みこむ音が聞こえていれば**、母乳をよ

母乳が足りている5つのサイン
（生後6週までの目安）

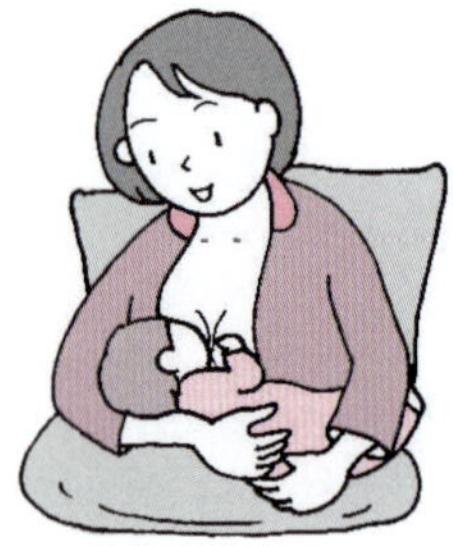

1 少なくとも1日に8回は飲んでいる

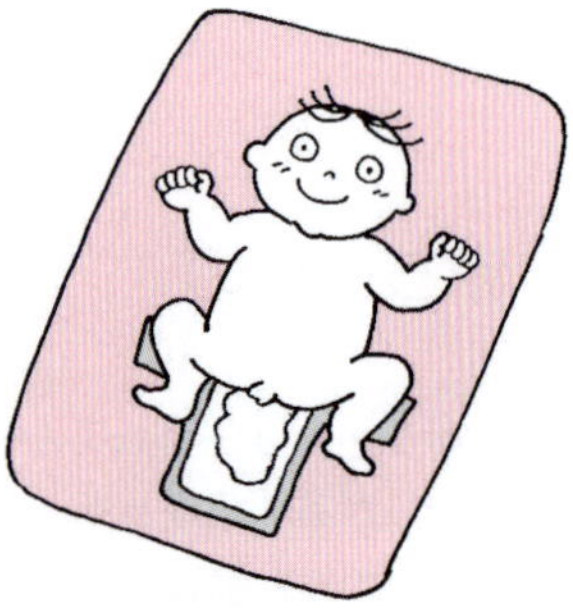

2 色の薄いおしっこが1日に6〜8回出る

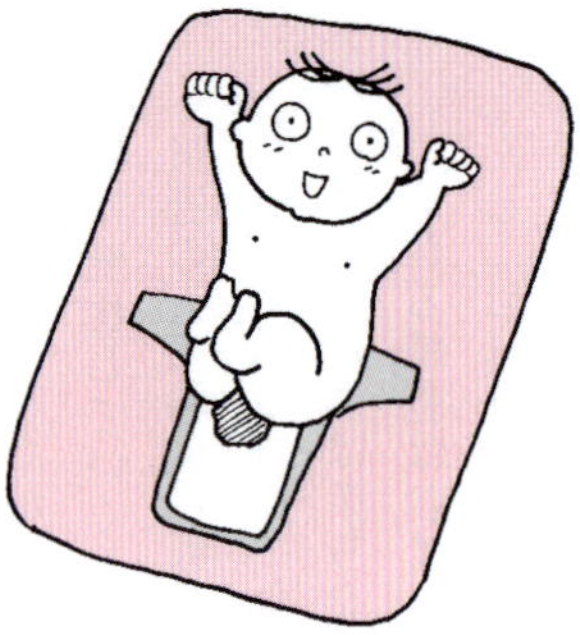

3 1日に3〜8回はうんちをする

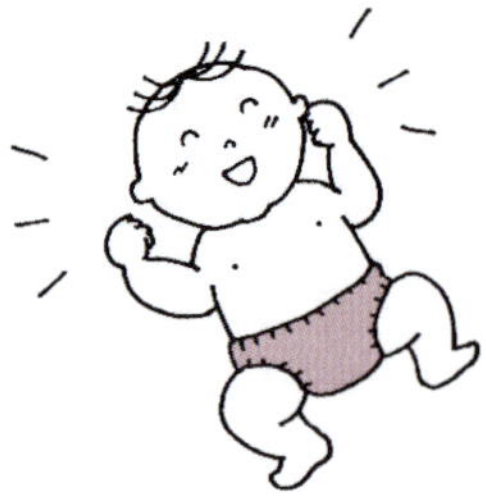

4 元気があって、肌に張りがあり、皮膚の色もよい

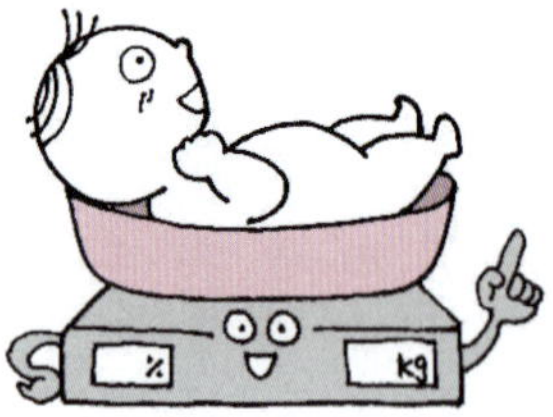

5 体重増加の目安は1週間平均140〜210g

く飲んでいると考えてよいでしょう。

授乳は1日に8回以上が目安です。数か月経つと回数が減る赤ちゃんもいます。1日に**色の薄いおしっこが6〜8回**出て、**生後6週目くらいまでは、1日に3回以上うんちが出ること**（**月齢が進むと減る**赤ちゃんもいます）も目安になります。体重は**平均で1週間140〜210g**増えますが、これには個人差があります。授乳リズムができてくると乳房の張りはあまり感じなくなる傾向にあります。

また、1回の授乳にたっぷり時間をかける赤ちゃんもいれば、あっという間に飲みほしてしまう赤ちゃんもいます。**1回の授乳時間や、授乳回数に関してルールはありません。欲しがるときに欲しがるだけあげましょう。**

母乳を飲みこむ音が聞こえず（赤ちゃんののどを見て、ゆっくりゴクゴクと飲みこむのが観察されず）、いつも満足していない、逆に眠りがちであまり飲まないといった場合には、きちんと乳房に深く吸いついていなかったり、上手に飲めていなかったりする可能性があります。抱き方や含ませ方のコツ（46〜49ページ参照）を確認したり、専門家に授乳の様子をみてもらったりしましょう。

Q 赤ちゃんに母乳をあげるタイミングがわかりません。

赤ちゃんに母乳をあげるタイミングがわからず困っているのですね。

よく「泣いたら飲ませる」と本に書いてあったり病院で言われたりすることがあるのです

コラム

赤ちゃんに 果汁をあげないほうがいい理由

数年前までは保健センターなどで健診を受けると、「生まれて２～３か月になったら果汁を与えましょう」と言われていましたが、今では「果汁はあげなくてもいいのです」と言われることが多いと思います。うえに兄姉がいるお母さんにときどき、「果汁はあげなくてもよくなったのですか」と不安そうに質問されることがあります。

この理由をわかりやすく説明しているものに、アメリカ小児科学会の「子どもに果汁を与えるリスクと適切な摂取方法についての勧告」（2001 年）があり、以下のことをあげています。

①果汁は生後６か月未満の赤ちゃんには栄養的な利益はまったくないこと
②生後６か月以降の赤ちゃんにも果汁を与えるのではなく、果物そのものを食べさせるほうが好ましいこと
③果汁飲料は栄養学的に果汁と同等なものではないこと
④果汁を子どもの脱水や下痢ときの水分補給に使うべきではないこと
⑤果汁はとりすぎると、本来飲むべき母乳の量が減ってしまうので、栄養障害を起こす可能性があること
⑥果汁をとりすぎると下痢をしたりお腹が張ったりすること
⑦むし歯の原因になること

が、泣いている赤ちゃんは上手におっぱいに吸いつけないことが多いようです。赤ちゃんがおっぱいを欲しがっているときに出す**「早めのサイン」**（25ページ参照）**に合わせ授乳ができれば、上手におっぱいを含みやすくなります。**

また、お腹がすきすぎて大泣きしてしまうと、お母さんのおっぱいに吸いついて母乳が多く出るまで、ゆっくり待つことができないことがあります。赤ちゃんもお母さんもゆっくり授乳が楽しめるように、〝**赤ちゃんがおっぱいを欲しがっている早めのサイン**〟に気がついて授乳ができるといいですね。泣くのは「遅めのサイン」なのです。

赤ちゃんがおっぱいを欲しがる早めのサイン

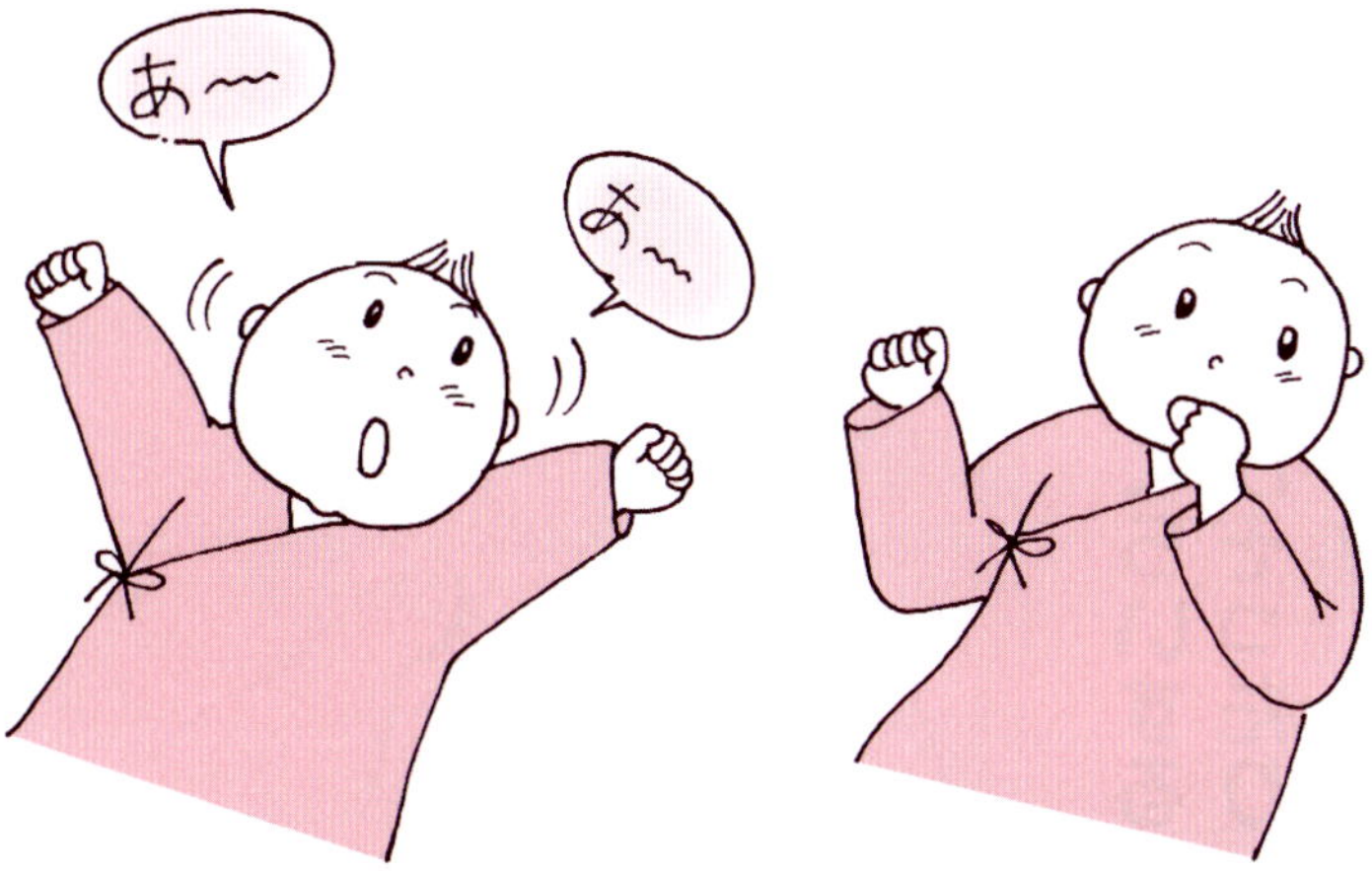

口を動かす　　手などを吸う

Q 赤ちゃんがよく眠ります。起こしてでも授乳をしたほうがいいの？

赤ちゃんがよく寝ていてあまり母乳を飲まないので、起こして飲ませたほうがいいのかどうか心配されているのですね。

眠りがちの赤ちゃんの中には、「おっぱいを欲しがっているサイン」をはっきりと示さない赤ちゃんがいます。母乳育児が軌道に乗るまでは、**24時間に8回以上授乳できるように**赤ちゃんを起こしてみるとよいでしょう。その際、赤ちゃんの足の裏などを強く刺激しすぎたりして泣かせてしまうと、不快なことと授乳が重なることで、赤ちゃんがおっぱいに集中できなくなるため、「静かに起きている」ときに授乳するようにします。

赤ちゃんが起きてきたら、お母さんの指やおっぱいで赤ちゃんの口を軽く刺激してみましょう。赤ちゃんが口をモグモグさせたら授乳のチャンスです。

また、授乳の途中で眠ってしまう場合には、乳房を軽く圧迫し（乳房圧迫法）、母乳が出やすくしてあげてもよいでしょう。

眠りがちな赤ちゃんの起こし方

① 赤ちゃんに声をかける
② 赤ちゃんの体を起こした姿勢にする
③ 暖かければ服を脱がせておむつだけにする
④ 掛け物を外す
⑤ おむつを替える
⑥ お母さんまたはお父さんの肌と赤ちゃんの肌が触れあうようにする
⑦ 背中、腕、足をマッサージする

Q 授乳して1分くらいすると、むせたり、のけぞったりします。これは異常なの？

赤ちゃんが授乳中にむせたり、のけぞったりするので、どこか悪いところがあるのではないかと心配されているのですね。授乳を始めてから1分くらい経ってから起こるとのことですので、母乳が勢いよく出始めたことに関係していると思われます。これは「射乳反射」によるものでしょう。

射乳反射とは、多くの母親が授乳開始後1～2分前後で感じる、一度に多くの母乳が流れる反射のことをいいます。授乳中

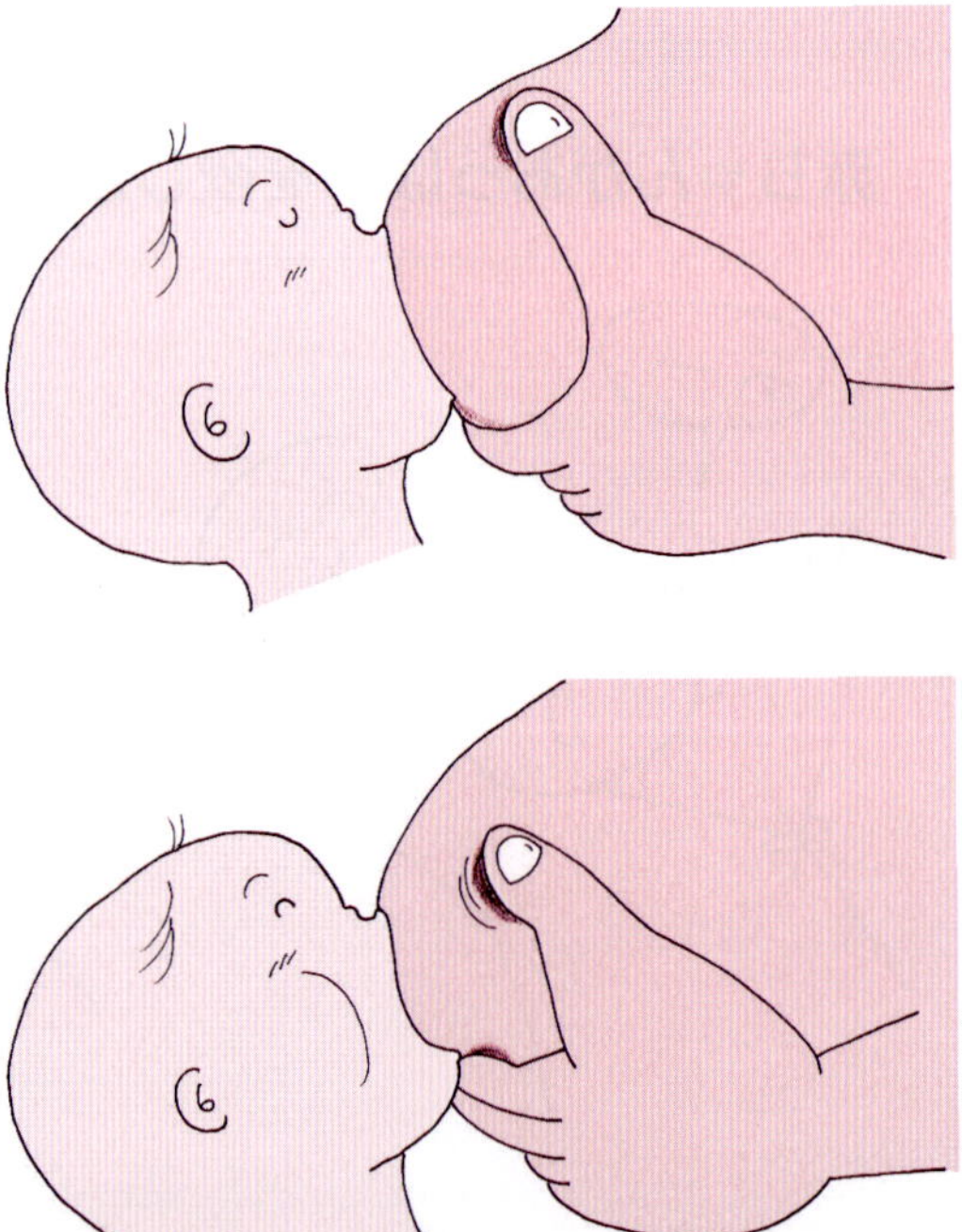

乳房圧迫法

お母さんの体の上に赤ちゃんを
乗せて授乳する方法

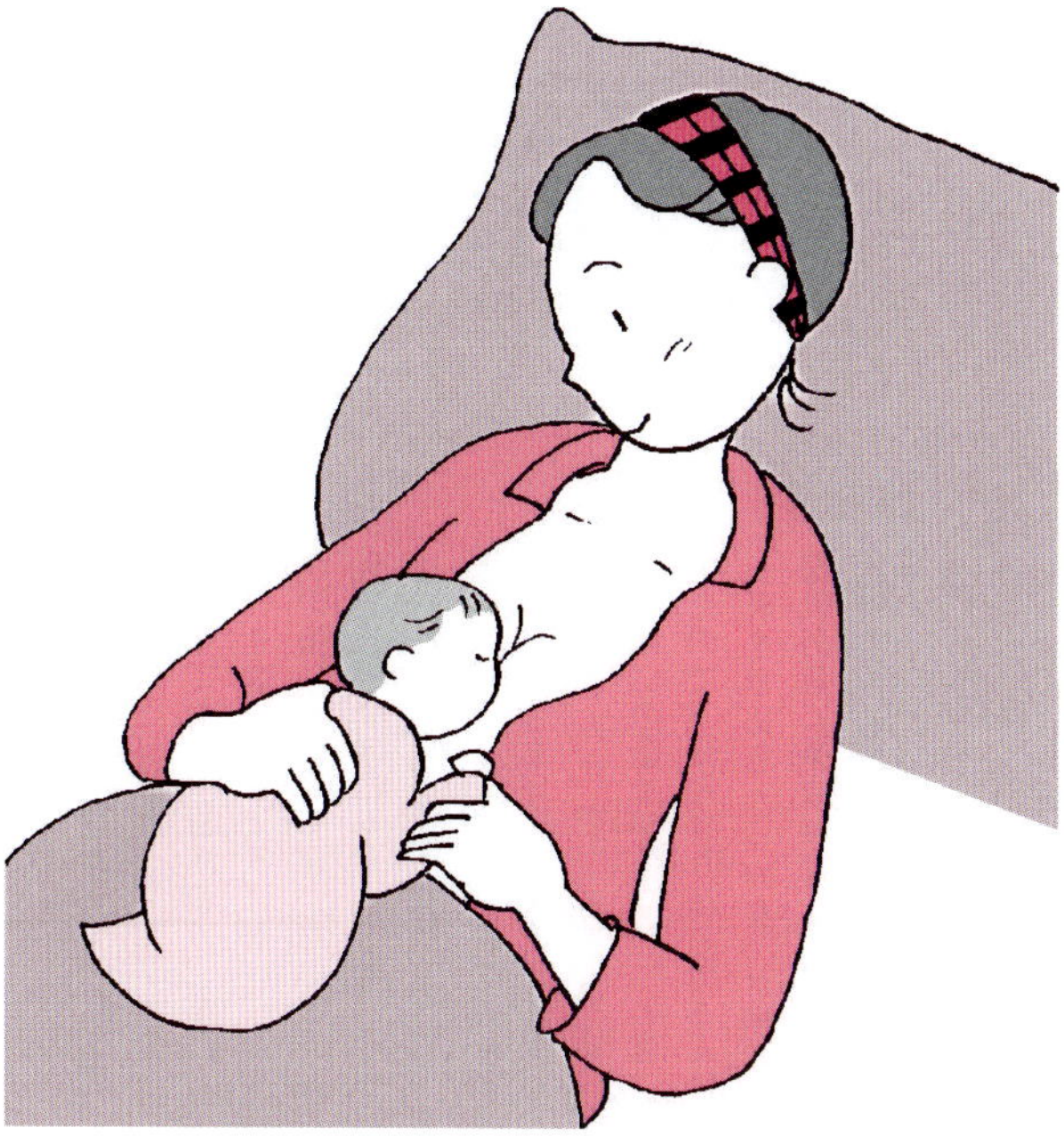

とは反対側の乳房から母乳が出てくることも「射乳反射」のサインです。

このとき、急にたくさんの母乳が出てくるので、赤ちゃんは母乳を飲みこむのが間に合わずにむせたり、口の脇からこぼしたりします。また、自分で頭をのけぞらせることで、母乳の出る量を調整したりすることもあるようです。

次第に赤ちゃんもお母さんの母乳の出るパターンに慣れてきますが、あまりむせてしまうようなら、授乳前に軽く母乳をしぼって、一度、射乳反射が起きてからおっぱいを吸ってもらうといいかもしれません。また、授乳の姿勢を工夫して、**お母さんが後ろにもたれるような姿勢で座って、赤ちゃんがお母さんの乳首よりも高い位置から（お母さんの体の上に赤ちゃんを乗せて）飲むようにする方法もあります**。むせてしまったら、赤ちゃんをたてに抱いてやさしく背中をトントンとなでてあげるとよいでしょう。

射乳反射　オキシトシンというホルモンが分泌されることにより、乳腺にある筋肉が収縮して、乳腺の中に蓄積されている母乳が飛び出すことをいいます。授乳を始めて少しすると、赤ちゃんがゴクンゴクンとあごをゆっくりと動かして飲んだり、時にはむせたりすることがありますが、多くはこの射乳反射により大量の母乳が一度に赤ちゃんの口の中に入っていくためです。この射乳反射が起きたとき、お母さんの中には〝ツン〟とするような感じをもつ人がいます。あまり感じない人もいます。なかには不快な気持ちというような表現を用いる人もいますが、どれもふつうの感覚です。

Q

生後4か月で、母乳だけで育てていますが、最近、赤ちゃんの体重が増えなくなりましたが、何が原因なの？

母乳だけで育てていて順調だったのに、急に体重が増えなくなって心配なのですね。

最近の赤ちゃんの授乳の様子はどうでしょう。**周りに気をとられておっぱいに集中できなくなっている**のかもしれません。

赤ちゃんが成長してくると、たとえお腹がすいていても授乳中に授乳以外のことに興味が向いてしまうことがよくあります。途中で授乳を中断するので「お腹がいっぱい」と勘違いされてしまい、十分におっぱいを飲むことができない場合もあります。この時期は、赤ちゃんが

母乳外来の一コマ❷

混合栄養から母乳へ

生後4か月半の仁くんの場合

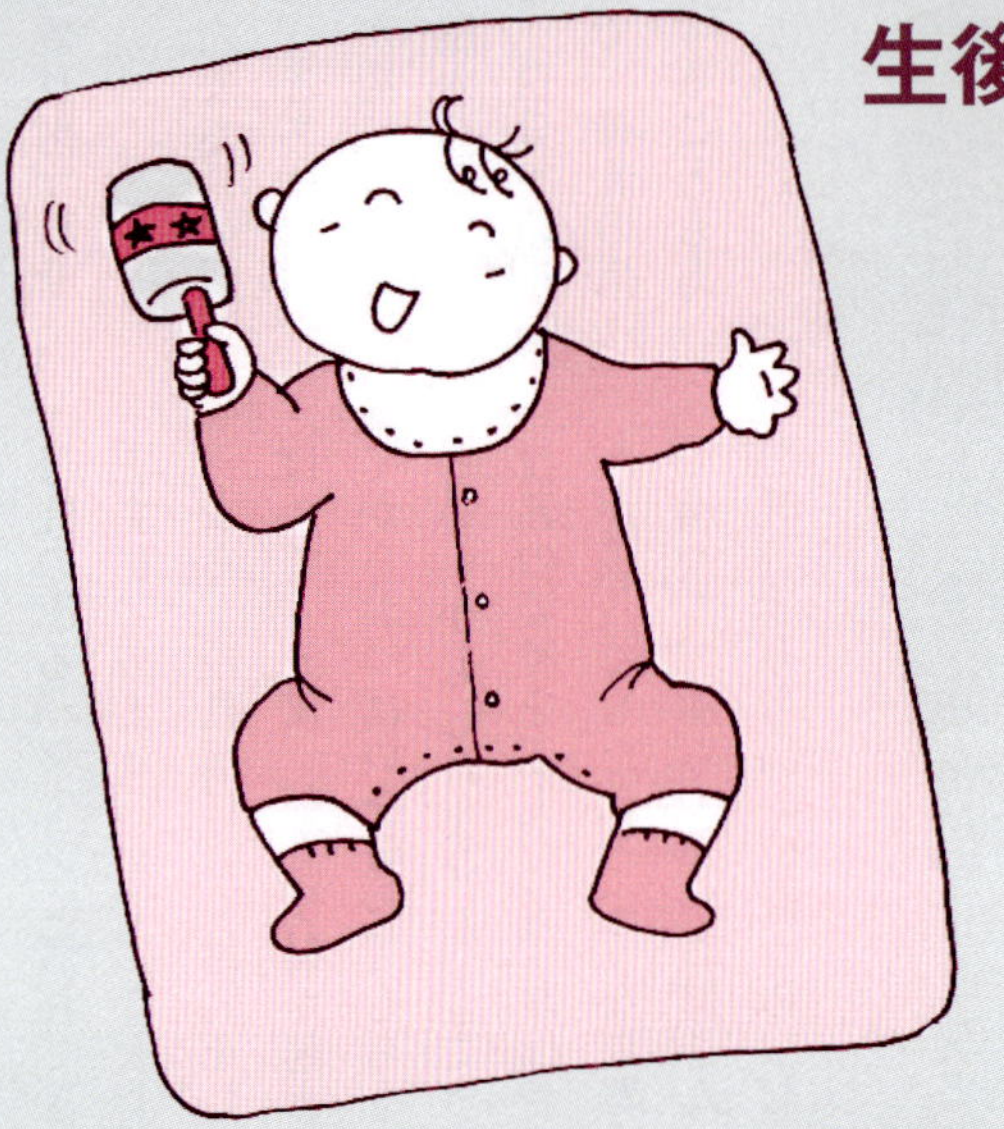

仁くんは生後2か月までは母乳だけでしたが、3か月に入った頃から、授乳しても1~2時間で、またおっぱいを欲しがるようになり、おっぱいの張りも少なくなったので、人工乳を足すようになりました。いまは1日に100mlを2回、夕方と寝る前に足しています。おっぱいは1日に8回はあげています。訪問した保健師さんが「おっぱいの張りとおっぱいの量は関係ない」と言っていたので、がんばればお母さんは人工乳をやめられるかなって思って、母乳外来に来ました。

医師が診ると、赤ちゃんは元気でよく通る声をたくさん出しています。おもちゃにも手を伸ばして好奇心も旺盛です。体重は現在6900g。4か月健診で6700gですから、2週間で200g増えています。体重の増え方はよさそうです。ただ、おっぱいをあげているときに3歳のお姉ちゃんがのぞきにくると、気が散ってすぐにおっぱいを離してしまいます。

生後3か月を過ぎてくると、まわりのことに興味がわいてくるので、授乳中に音がしたり、きょうだいがのぞきにくると、おっぱいを飲むのをやめてしまう赤ちゃんがたくさんいます。授乳中にはテレビを消して、静かな部屋で授乳することを提案されました。「授乳に使える部屋（寝室など）があれば、部屋ドアの外側におっぱいマークをぶらさげておいて、このマークがあるときには部屋に入らないよう、お姉ちゃんにお願いするのもいいかもしれません。赤ちゃんが寝起きのときや寝かかっているときには集中しておっぱいを飲んでくれる、とおっしゃるお母さんも多いですよ」と医師に言われました。医師は、体重もよく増えているので、集中して飲めるようになれば、人工乳はいらなくなると考えました。まず、1回80mlに減らしてみるように提案されました（生後1か月半での回答パターン（56ページ参照）と同様に、1日に40mlを減らすように工夫する）。補完食（離乳食）が始まれば、人工乳のかわりに食事をとってもらうようにすればいいそうです。

（実際には、個人差がありますので、必ず専門家に相談しながら、人工乳を減らしていきましょう）

【著者からのコメント】混合栄養から母乳だけに戻すには、周囲の理解も根気も必要かもしれません。なかには「人工乳が中心ですが、おっぱいも1~2回あげている」という状態が気に入っているお母さんもいるでしょう。たとえあまり出ていないような気がしても、1日1回でもおっぱいを吸わせることで、赤ちゃんは免疫をもらい続けることができ、1日でも長く母乳育児を続けることは赤ちゃんの健康にとって非常に大切な意味があります。それぞれのお母さんが納得のいく母乳育児ができるように応援したいと思います。

集中しておっぱいを飲めるように、**静かな環境で授乳**ができるといいですね。

きょうだいがいる場合にも「おっぱいの間は静かにね」などとお願いし、授乳以外の時間にきょうだいとたくさんスキンシップをとるようにして、1日の中で数回は静かなおっぱいタイムがとれるように工夫してはいかがでしょうか。

なお、体重の増加がだんだんゆるやかになるのは、ふつうのことです。

Q 生後7か月です。急におっぱいをいやがるようになりました。卒乳なの？

それまで、おっぱいが大好きで飲んでいた赤ちゃんが、急におっぱいを飲まなくなるのを見ると、まるで自分が拒絶されているように感じて悲しくなりますね。

これが「卒乳」というものなのかしら、と自分を納得させようと思ったり、また飲んでくれるようになる方法はないのかしら、と思いをめぐらしたりするかもしれません。

赤ちゃんが1歳前で、おっぱいを飲まないのに補完食（離乳食）もあまり食べない、赤ちゃんの機嫌も悪いという場合、それは「卒乳」ではなく、「哺乳拒否」（ナーシングストライキ）と呼ばれる一時的なものであることが多いのです。それは、赤ちゃんなりの方法による「お母さん、何かがおかしいよ、助けて」というSOSの表れであるのです。

赤ちゃんが病気である可能性があれば、医師に診てもらいましょう。例えば、耳やのどが痛かったり鼻が詰まったりして母乳が飲めないことはありませんか。鼻づまりが原因だったら、たてに抱いて授乳するといいかもしれません。特に病気でなければ、何かほかのストレスがあったのかもしれません。

最近、環境が変わったことがなかったかを振り返ってみるといいかもしれません。赤ちゃんによっては、急に人に預けられるという経験や引っ越しや旅行など、いつもの生活と違う経験がきっかけになることもあります。赤ちゃんに乳首を噛まれて「痛い！」と大声で叫んだことで、赤ちゃんがびっくりして、それからおっぱいを飲むことを拒否するということもよくあります。

赤ちゃんはあなたを拒否しているのでも、あなたのおっぱいが嫌いになったのでもありません。むしろ、**何らかのニーズ（基本的欲求）が満たされなくて、**

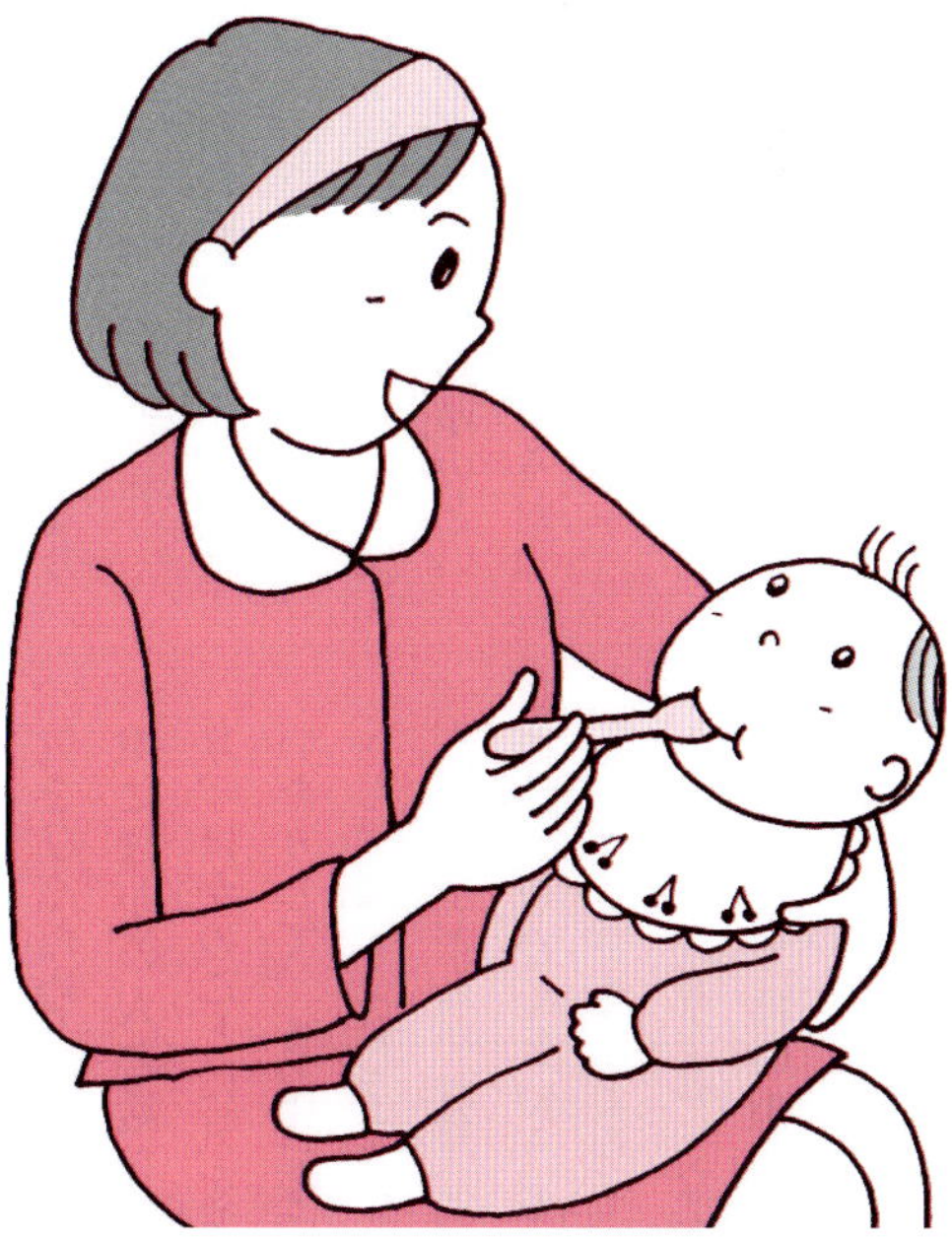

おっぱいをいやがったら，哺乳びんではなく、スプーンやコップでしぼった母乳を飲ませてみましょう

あなたの助けを求めているのです。ゆったりと赤ちゃんと過ごす時間をもってみましょう。

横抱きで授乳姿勢をとるといやがる場合は、無理に乳房を含ませようとするのはやめ、赤ちゃんを胸にたて抱きにして、肌と肌との触れあいを多くするのもいいでしょう。一緒にお風呂に入ってゆっくり子守唄を歌ってあげるのもいいですね。決して無理強いをしてはいけません。抱かれるのは心地よいことなのだと安心させてあげましょう。

赤ちゃんにはまだまだ母乳が必要です。母乳をしぼって、コップやスプーンで飲ませましょう。母乳をしぼることは、あなたの母乳の分泌を維持し、乳房が張りすぎて乳腺炎などを起こさないように予防する意味もあります。しぼった母乳やそのほかの水分を赤ちゃんにあげるときは、**哺乳びん（人工乳首）を使わないようにすることが再び赤ちゃんが乳房から飲むようになるためのコツです。**

2、3日して気持ちが落ち着いたら、あるときから急に飲みだすようになる赤ちゃんもいます。特に、眠りかけや寝ぼけているときに飲むようになることが多いようです。

Q 生後9か月です。今でも夜に2、3回おっぱいを欲しがります。

生後9か月の赤ちゃんが夜におっぱいを欲しがるので、それがふつうのことなのかと心配になってしまうのですね。

母乳育ちの赤ちゃんは、夜でも数回授乳するのはよくあることです。**ぐずってもおっぱいを飲むことで落ち着いて寝るようだったら、赤ちゃんのふつうの睡眠パターンです。**

ただし、そうはいっても、「夜に寝てくれたら楽なのに……」と思うもの。なので、できるだけ、夜の授乳が楽になるように工夫してみてはどうでしょうか。例えば、赤ちゃんとお母さんの寝る場所を近づけて、赤ちゃんが大泣きする前に授乳ができるようにします。**添え乳ができれば**（51㌻参照）**、お母さんも完全に目が覚める前に授乳ができる**かもしれません。夜の授乳に備えて、お母さんが赤ちゃんと一緒に昼寝をしてもいいでしょう。

Q 生後10か月です。母乳をあげたいのですが、噛まれて痛いのです。

赤ちゃんに乳首を噛まれたら痛くて授乳をするのが怖くなりますね。

この時期の赤ちゃんが「噛む」理由には、さまざまな説があります。1つの説は、歯が生えかけて、歯ぐきがむずがゆいというもの。これが理由のようだったら、**授乳前に歯ぐきを指でマッサージしてあげたり、（できれば冷やした）歯固《はがた》め（赤ちゃんが安全に噛めるもの）を与えたり、離乳食を少し固めの歯ごたえのあるものにしたり、**という方法があります。

もう1つの説は、お母さんの気をひくためというもの。授乳中にほかの人と話をしていたり、ほかのことに気をとられていたりして、まだ言葉で「お母さん、ぼく（私）を見て」と言えない子どもが行動でお母さんの注意をひくというものです。心当たりがあるようでしたら、子どもに注意を払いながら授乳をしてみてはいかがでしょうか。

いずれにしても、赤ちゃんはまだ、自分が噛むとお母さんが痛い、ということはわかりませ

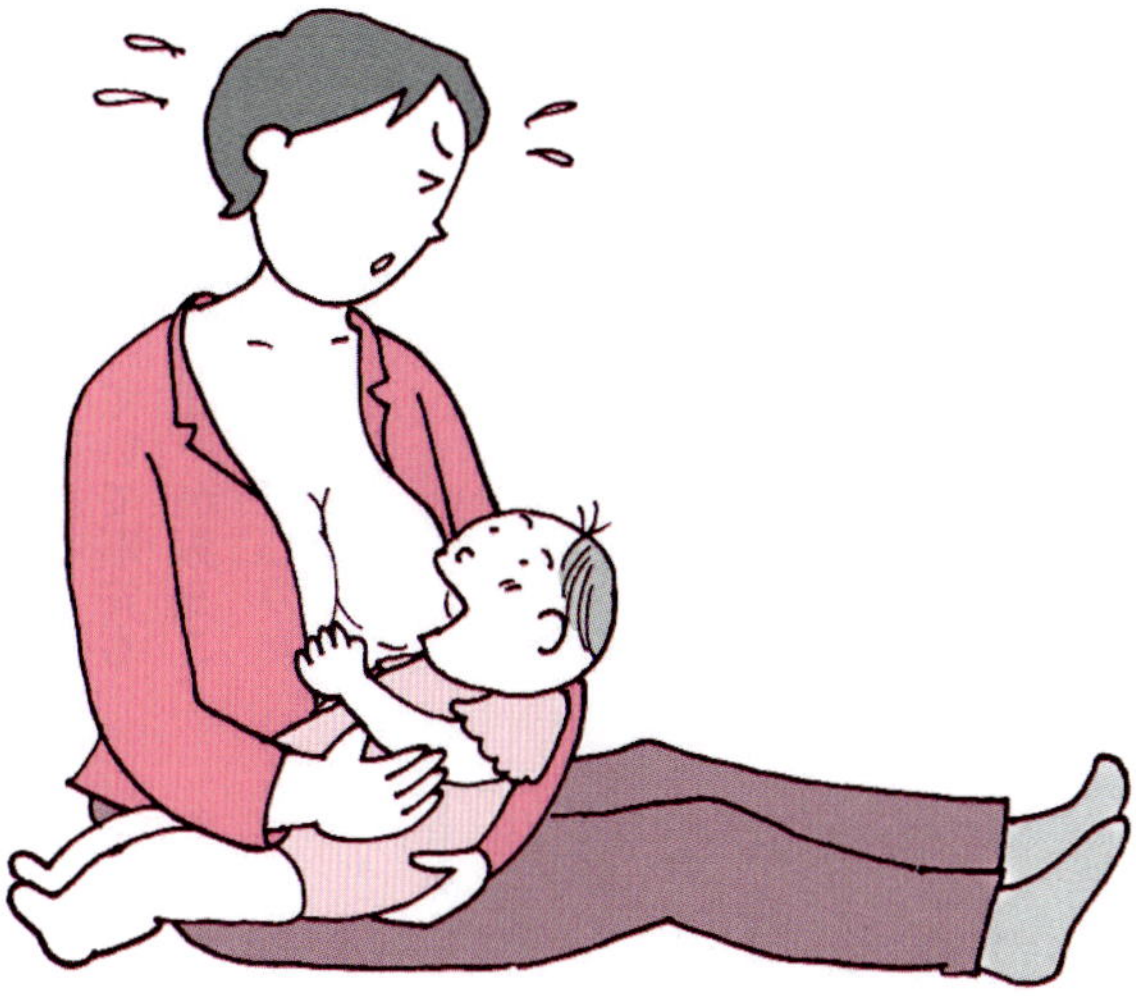

ん。お母さんを傷つけようとしているわけではないのです。お母さんの反応によっては、それがお母さんにとっていやなことではなく、遊びの一種、うれしいことのように誤解してしまう可能性もあります。笑いながら「だめ、だめ」と言ってがまんして授乳を続けるよりも、**きっぱりと悲しい顔をして「痛いからだめ」と言って、指を赤ちゃんの口に入れて外して、授乳を終わらせます。**噛んだらおっぱいをもらえないのだ、ということを覚えてもらうためです。

今まで赤ちゃんの欲求にいつも応えてきたお母さんにとって、これが赤ちゃんに初めて「NO」という〝しつけ〟の始まりになることも多いのです。しつけは「何をしてはいけないか」ということと同時に、**「何をしたらいいのか」（望ましい行動）を教えることが大切**なので、「噛むならこれを噛みなさい」と言って、**歯固めやガーゼタオルを渡すのもいいでしょう。**

乳房に深く吸いついて飲んでいるときは、同時に乳首を噛むことは難しいので、噛むという行為をするときは、そろそろお腹がいっぱいで、いったん舌をひっこめてから「がぶっ」ときます（そのときに、お母さんの顔を見て「にやっ」と笑うことも多いですね）。**そろそろ授乳が終わりだなということがわかったら、指を入れてすぐに外せるように準備する**といいでしょう。

また、吸い口のついているコップやストローを使うようになって、歯で吸い口やストローを押さえながら飲むことを覚えてしまった赤ちゃんもいます。その場合は、ふつうのコップで水分を与えるようにして、ストローを使うのはもう少し大きくなってからにしてはどうでしょうか。眠りながら、無意識に「がくん」と噛んでしまう場合は、眠ってしまう直前に乳房を外す必要があるかもしれません。

母乳育児のサポートグループのラ・レーチェ・リーグ（146ページ参照）のあるリーダーの体験によると、**赤ちゃんの呼吸に注目しながら、息を吐いたときに、乳輪のあたりに人差し指をあてて、一気に乳房を押すと外れることが多い**ようです。

Q 1歳になり、まわりが母乳をやめるように言うのですが、卒乳の時期なの？

周りの人に母乳をやめるように言われて戸惑われているのですね。

日本では以前、1歳前後で母乳をやめるような指導が一般的だったので、その頃のアドバイスを聞いたことがある人は、1歳になったらやめるべきだと思いこんでいるのかもしれません。**母乳は子どもが1歳を過ぎても栄養はありますし、飲ませる限り免疫が赤ちゃんに行くので、1歳でやめなければならない理由はありません。**何よりも赤ちゃんにとって心の栄養ですので、これから外の世界でいろいろな体験が待っていて不安も大きい時期におっぱいがあることは、赤ちゃんにとって**心の安全基地のような役割**になります。

母乳育児をいつまで続けるかは、母と子のおっぱいカップルで決める個人的なことです。あなたが続けたければ、赤ちゃんが欲しがらなくなるまでおっぱいを与え続けることが赤ちゃんのためにもいちばんです。

もしも、何らかの理由でやめたいという場合でも、急にやめると乳房が張りすぎたり乳腺炎になったりするリスクがありますし、赤ちゃんにとっても大好きなおっぱいが急に飲めなくなることはショックです。お母さんにも赤ちゃんにも無理のないように徐々に回数を減らしていきます。授乳回数を減らした分、スキンシップをとっていっぱい遊んであげましょう。

赤ちゃんが欲しがるだけ飲ませると、どのくらいで「卒乳」するのかは、文化やその赤ちゃんのニーズによっても変わってきます。離乳食をパクパク食べて、授乳の回数が自然に減っていき、1歳で「卒乳」する場合もありますし、3歳を過ぎてもおっぱいを必要とする子どももいます。特にアレルギーのある子は、体が必要としているのか、長く飲む傾向にありますし、お母さんが職場復帰して昼間は離れているという子も、夜に長くおっぱいを続けることで安心感を得ているようです。

1歳を過ぎても母乳育児を続けているお母さんがまわりにいないと、自分だけなのではと不安になるかもしれません。でも、意外に多くのお母さんが長く母乳を飲ませるようになってきています。聖マリアンナ医科大学横浜市西部病院周産期センターの調査によると、1歳以上になっても母乳育児を続けているお母さんは調査したお母さんの5割に達していて、その中の2割がさらに2歳以上でも授乳を続けていることがわかっています。ラ・レーチェ・リーグ（146ページ参照）などの**母乳育児の支援グループの集いに参加してみる**と、1歳を過ぎても母乳を飲ませているお母さんにたくさん出会うことができます。

Q うんちが数日出ません。体調が悪いの？

うんちが数日出なくて、ぐずっている赤ちゃんを見ると、何とかしてあげたいという気持ちになりますよね。

成長具合や体質などに個人差があるように、うんちの回数にも個人差があります。母乳で育っている赤ちゃんは、生後1か月までは授乳のたびにうんちをすることが多いです。この時期、おしっこはたくさん出るのに1日3回未満しかうんちが出ないという場合、赤ちゃんが後乳（授乳の後半に出てくる脂肪分の多い母乳、38ページ参照）をしっかり飲めていない可能性があります。授乳時間を制限せずに欲しがるときに欲しがるだけ母乳をあげるようにしましょう。

生後1か月を過ぎてくると、それまでと変わらず頻繁にうんちをする赤ちゃんもいれば、3～4日に1回、なかには1週間～10日に1回というペースの赤ちゃんもでてきます。個人差を考えると、〝何日排便がないと便秘〟という判断はむずかしく、**回数が少なくても1回の量が多ければいいのです。**赤ちゃんが機嫌よく過ごしているか、うんちのたびに痛がらないかといったことを観察してみましょう。**排便のときに痛がる、うんちが固くて肛門が切れるな**

どの困難を伴わなければ、数日間出なくても便秘とはいいません。おっぱいをよく飲んで、元気に体重も順調に増えているようなら、心配ありません。母乳には、赤ちゃんにとって無駄なものがないので、人工乳で育った赤ちゃんよりは、便の量は少なくなるかもしれません。

母乳だけ飲んでいる時期と補完食（離乳食）が始まってからの時期でも固さは違います。

どうしても気になるようだったら、以下にあげる「うんちが出るのを助ける方法」を試してみましょう。

①お腹のマッサージ（ゆっくりさする）
②足の運動
③腹ばいで遊ぶ
④肛門の刺激

補完食が始まるころには、うんちを出す機能もよくなることが多いです。また、食べたものには母乳と違って〝カス〟として出ていくものも増えてきます。そのため、うんちの量が増

うんちが出るのを助ける方法

①**お腹のマッサージ（ゆっくりさする）**：赤ちゃんのお腹に手を置き、おへそから時計回りにやさしく「の」の字を描くようにマッサージしてあげましょう。

②**足の運動**：両足を持ち、交互にゆっくりと前後させます。

③**腹ばいで遊ぶ**：腹ばいになることは、お腹にもよい刺激を与えてくれます。上半身を自分で起こせる赤ちゃんがいやがらないなら、ときどき腹ばいにさせてください。お母さんが赤ちゃんから離れるときは仰向けに戻してくださいね。

④**肛門の刺激**：綿棒で肛門を刺激するときは、ベビーオイルを塗ってから綿棒を2cmほど肛門に入れます。くるくる動かし、刺激を与えます。

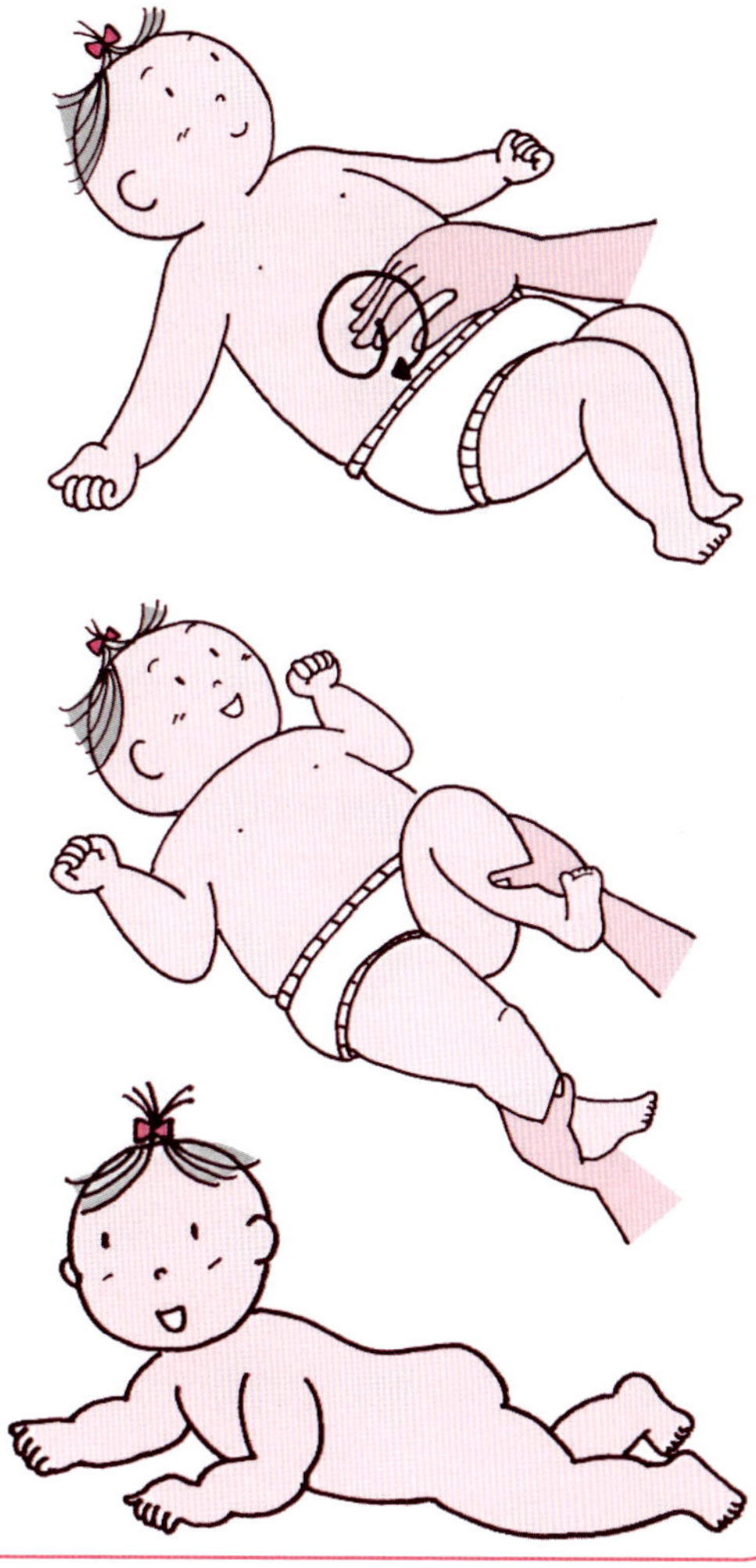

えて、出やすくなっていきます。うんちが固いときには、うんちがやわらかくなるように、飲むもの・食べるものの工夫をしてください。うんちがスムーズに出るような食事を以下にあげます。

- 繊維の多いもの（サツマイモ、豆類など）
- 腸内発酵を起こすもの（サツマイモ、乳製品など）
- 水分の多いもの（やわらかい寒天、ゼリー類など、赤ちゃんがのどに詰まらせないようなやわらかいもの）

食べる量が増えてきたと思っても、母乳もしっかり飲ませてあげましょう。赤ちゃんの一番の栄養源はお母さんの母乳です。お腹の機能を働かせるためには、体を動かすことも大切です。自由に身動きができるように、身軽な服装をさせて、お母さんと一緒に遊ぶといいですね。また、外へ出かけて空気と光をいっぱい浴びて、散歩を楽しむのもいいですね。

コラム

お風呂上りに麦茶や湯冷ましは必要ありません

育児書などに“お風呂上りには赤ちゃんものどが渇くので麦茶をあげましょう”と書かれていたり、“赤ちゃん用の麦茶”として販売されている商品もあったりすると、麦茶をあげる必要があるのでは、と心配されるお母さんもいるかもしれません。実際は、麦茶は母乳と比べて栄養もなく、赤ちゃんを感染から守ってくれる免疫もまったくないので、飲ませる必要はないのです。医学的に、生後６か月までの元気な赤ちゃんは母乳以外のものは必要ありません。麦茶や湯冷ましでお腹がいっぱいになってしまったら、その分、母乳を飲む量が減ってしまい、栄養が足りなくなるかもしれません。

熱帯地域のジャマイカで生後４か月の赤ちゃんを、母乳だけを与えた赤ちゃんと母乳以外の水分を与えた赤ちゃんとに２つのグループに分けて、血液や尿の検査を行った研究があります。その結果、母乳だけでも脱水になることはなく、母乳以外の水分は必要ないことがわかりました。湯冷ましや麦茶を飲ませているお母さん、生後６か月までの赤ちゃんには、赤ちゃん用のイオン水などもまったく不要です。お風呂上がりにだけでなく、お風呂の中でも何か飲みたがっているような気がしたら、母乳を飲ませるのが一番です。安心して、水分補給としても母乳を与えてくださいね。

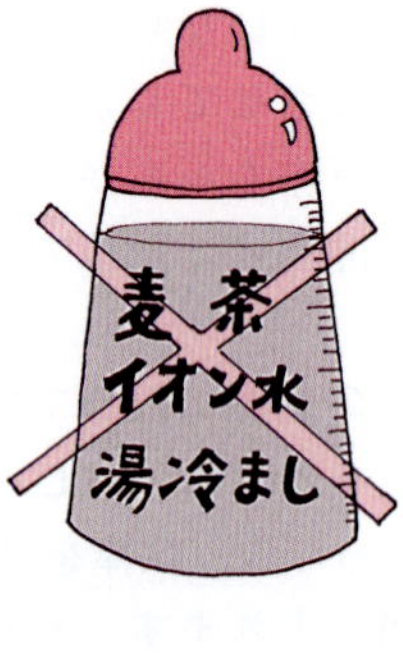

③赤ちゃんの泣く・眠る

（ふつうの赤ちゃんの生活パターン）

Q 赤ちゃんに睡眠リズムってあるの？

ヒトの生体時間は1日25時間なのに対し、地球時間は24時間。このずれを私たちは毎日調整しています。

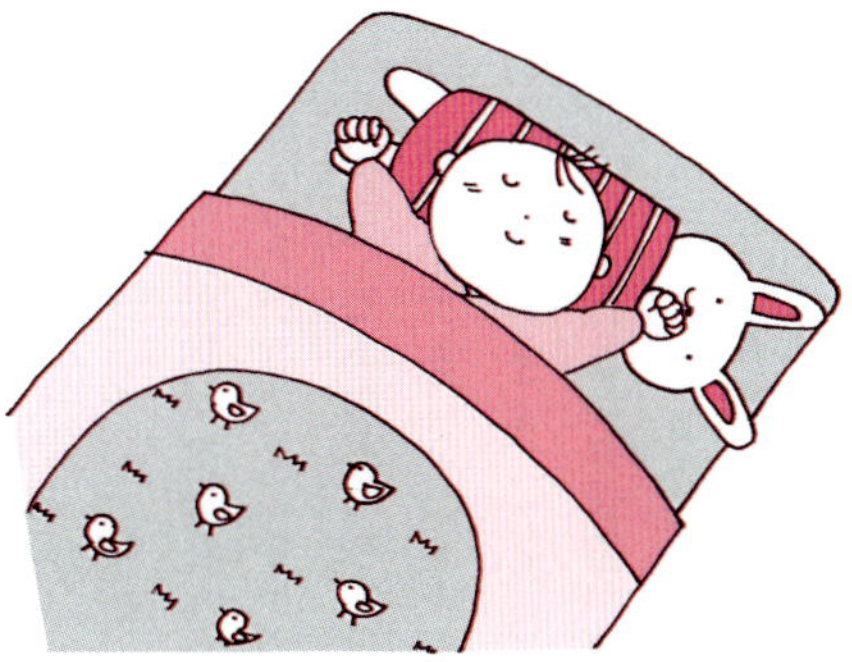

生後まもない赤ちゃんは、まだ生体時計が働いていないので、昼と夜の区別ありませんが、**生後2か月頃になると生体時計が動きはじめます。**

生後3～4か月頃になると自然のリズム（光と闇）や周囲の人の刺激に影響されるようになり、地球時間とのずれを調整できるようになるのです。そして、生後2～4か月頃までの間に急速に昼間の睡眠時間は減り、夜に集中して長時間の睡眠をとるようになっていきます。睡眠リズムをつくるためにも朝早くから陽を浴びましょう。太陽の光は睡眠リズムをつくるのに非常に重要です。昼は明るいところに、夜は暗いところにいることで、次第に1日が地球のリズムに合っていきます。

メラトニンは、このリズムをつくるのに関係しているホルモンです。メラトニンは母乳を通じて赤ちゃんの体内に移るので、お母さんの体内時計は母乳をとおして赤ちゃんに伝えられるのです。お母さんが早寝・早起きだと赤ちゃんの1日のリズムも整いやすくなるようです。

Q 赤ちゃんがよく泣きますが、大丈夫でしょうか？

赤ちゃんがよく泣くと、どこか悪いところがあるのではないかと心配になることがありますよね。

ほとんどの赤ちゃんは生まれて1～2か月間は抱っこしていないと泣きます。筆者らは健診などで「この時期の赤ちゃんをベッドに置くと泣くのはふつうのことですよ」と話しています。

ほかの哺乳動物は生まれたらすぐに立ち上がることができます。しかし、ヒトの赤ちゃんは立ち上がって歩きはじめるまでに約1年かかります。これは、人間が二足歩行となり骨盤が狭くなったことと脳の発達に伴って頭が大きくなったため、本来お腹の中にいるべき期間よりも早く生まれるようになったからだと考えられています。赤ちゃんは、本当はもう少しお母さんのお腹の中にいたい、と思っていることでしょう。生まれてから1年間は、赤ちゃんとお母さんとを深く結びつける期間でもあるのです。

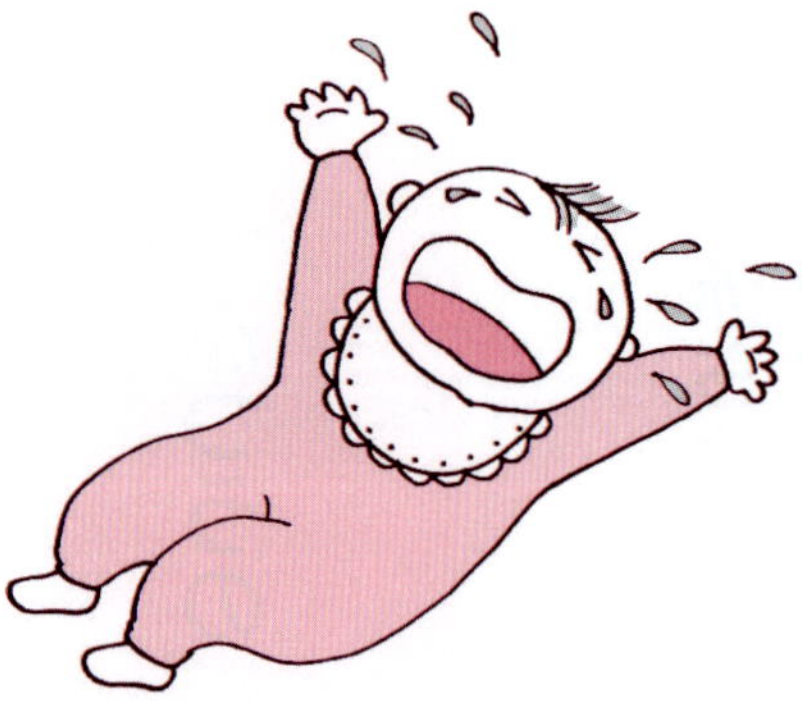

赤ちゃんが泣くのには何か理由があります。例えば、お腹がすいた、寂しい、暑い、寒い、痛い、気持ちわるい、びっくりしたなどです。お母さんは、そんな赤ちゃんの欲求に応えてあげたい、抱っこしてあげたいと思います。赤ちゃんがむずかる理由はさまざまですが、たいていはおっぱいをあげるか、抱っこしてあやしてあげると落ち着きます。

お母さんに温かく包まれることで、赤ちゃんは安心して「基本的な信頼感」、つまり「生きる力」を養っていきます。もちろん、泣いていないときでも抱っこは大好きです。

コラム

赤ちゃんの鼻づまり

赤ちゃんの鼻は、特に冬場の乾燥した季節になるとつまりやすくなります。一般的な鼻づまりの薬は“抗ヒスタミン薬”という種類に属します。この薬は眠気を伴うことが多く、呼吸にも影響する可能性があるため、生後6か月までの赤ちゃんには使用しないのが一般的です。

一番効果があるのは、お母さんが抱っこをして泣く前におっぱいをあげること。大人でも泣くと鼻がぐずぐずしてきますね。そして部屋を乾燥させないこと。乾いてきたなと思ったら加湿器を使いましょう。液状の鼻であれば、市販の鼻吸い器で軽く吸ってあげてもよいでしょう。

科学的根拠はありませんが、お母さんの母乳を赤ちゃんの鼻に数滴たらしてあげるのが一番きく、というお母さんはたくさんいます。

コラム

赤ちゃんが泣いて困るときの対処法

母乳育児をサポートするお母さんたちの団体「ラ・レーチェ・リーグ」（146ﾍﾟｰｼﾞ参照）は以下のように記載しています。

赤ちゃんが母乳育児をされていようと、人工乳で育てられていようと、生後まもなくの数か月は、夕方や夜に決まってよく泣く時間が多々あるものです。おっぱいをいくらあげても効果がないときには、赤ちゃんをなだめるために以下のことをしてみましょう。

・げっぷをさせる
・おむつを替える
・赤ちゃんを完全に裸にして、洋服のどこかが邪魔になっていないか、あるいは糸が指にからまっていないか、見てみる
・赤ちゃんとともに自分も一緒に裸になって、2人でお風呂に入る。赤ちゃんの首とお尻を支え、お湯の中で前後に揺らしてみたり、バスタブの中に横になって、赤ちゃんのお腹を下にして自分の胸に乗せてみたりする
・赤ちゃんをマッサージする
・赤ちゃんをスリングに入れて、部屋の中を歩き回ったり、外へ散歩に出たりする
・薄い毛布でくるむ
・赤ちゃんに刺激が強すぎる環境である場合は、静かな部屋に連れていく
・ゆり椅子に乗せて、揺らす
・コリック抱きで抱いてみる（赤ちゃんのお腹を下にして、お母さんの前腕にまたがらせ、手で胸を支える）
・椅子に座ったお母さんの膝に赤ちゃんを乗せて、お母さんがゆっくりと踵を上げ下げしながら、赤ちゃんの背中をやさしく撫でる
・赤ちゃんのお腹を下にしてベッドに寝かせ、背中をやさしくトントンとたたく。

（ラ・レーチェ・リーグ・インターナショナル「The Breastfeeding Answer Book」より瀬尾智子訳）

いつも抱っこしていると、赤ちゃんのちょっとした変化に気づきやすくなります。顔色がよくない、呼吸が苦しそうなど赤ちゃんがSOSを出してくれることもありますが、“いつもと違って、何かがおかしい”という本能的なものをお母さんは感じとることがあります。このような場合は小児科を受診しましょう。

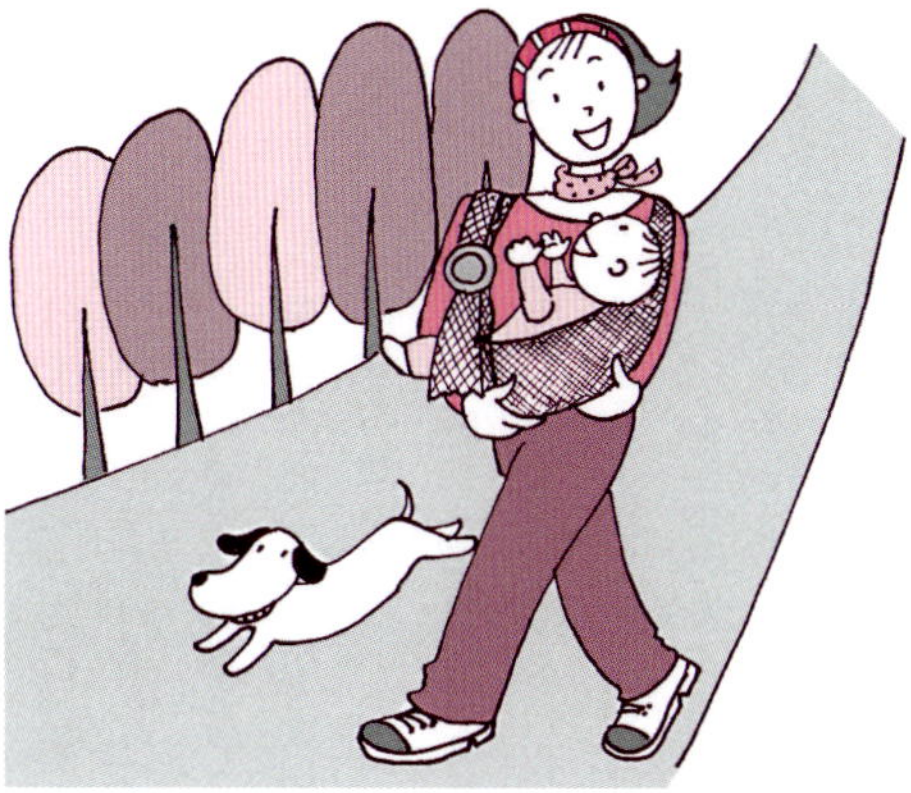

Q

夜泣きが続いて心配です。

赤ちゃんが夜に泣くことが続くと、心配になりますよね。まず、夜泣きとは何かをみてみましょう。

原因がないのに、どうしても泣きやまないものを「夜泣き」といいます。夜泣きは赤ちゃんの発達過程で必要なものといわれています。

濡れているおむつを替えたり、母乳やミルクを飲ませたりすることで泣きやむような場合は、原因がはっきりしているので「夜泣き」とは呼びません。また、暑い・寒い・ふとんが重い・うるさい・熱があるなどの理由で泣いているような場合も「夜泣き」とは呼びません。

赤ちゃんの夜泣きは、親になればほとんどの人が経験します。夜泣きが続くとお母さんもお父さんも、精神的にも肉体的にもつらくなってくることもあるでしょう。夜泣きは生後6、7か月頃～1歳過ぎにかけてもよくみられます。

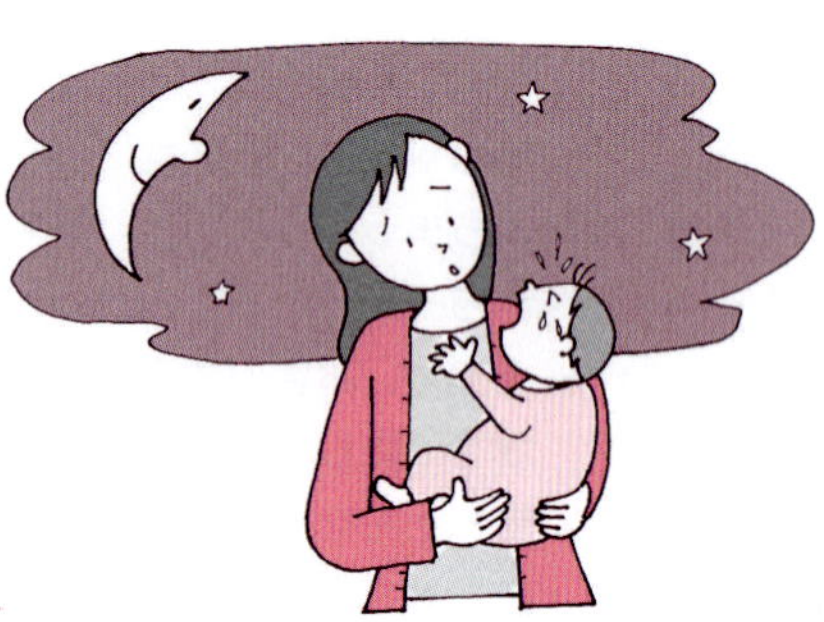

赤ちゃんの個性や成長過程にもよりますが、ちょっとした工夫で解決できる場合もあります。また、夜泣きだと思っていたら、かぜのひきはじめや病気の初期症状としての不機嫌ということもありますので、熱や元気の具合、肌の色つやなどに注意してみましょう。それらが大丈夫であれば、以下のことについてみてみましょう。

①のどが渇いていませんか？

日中、母乳をあまり飲まなくなっていたら、十分に水分を与え、食事の味が濃くなりすぎないように注意しましょう。赤ちゃんは体重1kgあたり120mlの水分を必要としています。もちろん、母乳は水分がたくさん入っているので、母乳を飲むようであればあげましょう。

②お腹はすいていませんか？

母乳を欲しがるだけ飲ませ、離乳食も2回とか3回だけと決めず、栄養価が高いものを欲しがるだけ回数を多くあげてみましょう。

③赤ちゃんが興奮していませんか？

人が多いところの外出が頻繁であったり、日中に多くの人にかまわれていたりすると興奮して夜泣きすることがあります。

④昼間、赤ちゃんとの接触時間や授乳回数が少なくなっていませんか？

日中にお母さんと過ごす時間が少なかったりすると、その分を夜に求めることがあります。

以上は、あくまで例であって、絶対に夜泣きが解消されるということではありません。

夜泣きによる睡眠不足から、お父さん・お母さんはイライラしてしまいがちです。〝なんで泣くんだ！〟などと無力感をいだくこともあるでしょう。**赤ちゃんの泣く理由はわからなくても、授乳したり、抱っこしたりすることだけで、赤ちゃんには両親の愛情が伝わっています。**

夜泣きはいつかなくなると開きなおることも大切です。自分のせいで泣いていると責任を感じる必要はありません。そして、徐々に夜泣きが治まるようにいろいろと試して、心にゆとりをもって接してあげられるといいですね。時間が解決してくれるというのもあります。赤ちゃんの体調がおかしいと思ったら、小児科医に相談しましょう。

④補完食（離乳食）について

Q 母乳だけで赤ちゃんを育てているのですが、離乳食（補完食）はいつから、どのように始めればいいの？

そろそろ離乳食のことが気になっているのですね。

「離乳食」という言葉は、赤ちゃんを乳房から離していく食事というニュアンスがありますが、最近では代わりに「補完食」という言葉が使われるようになってきました。赤ちゃんが大きくなるにつれて母乳だけでは成長に追いつかなくなってくるので、母乳に加えて栄養を「補完する」食事という意味です。この「補完食（離乳食）」が必要になる時期と理由を科学的な視点で考えてみましょう。

生後６か月間は母乳以外に何もあげなくても、赤ちゃんは十分に成長し発達していきます。そして、その後も下痢や呼吸器の感染症（気管支炎や肺炎）から赤ちゃんを守ることができるといわれています。ですから補完食は、**およそ生後６か月頃になってからで十分です。鉄分に富んだ食べ物から少しずつ始めましょう。**

ただし、予定日より１か月以上早く生まれた赤ちゃん（早産児）や２５００ｇ未満で生まれた赤ちゃん（低出生体重児）は、生後６か月以前に鉄分の補充が必要になることがあります。そのような場合は、主治医に相談し、母乳で育てながら鉄分の補充を行うようにしましょう。

一般的に、生後６か月以前に補完食を開始しても、赤ちゃんのカロリー摂取量は増えず、あまり成長もしないことがわかっています。母乳には赤ちゃんを感染から守ってくれる免疫が含まれていますが、食事には含まれていません。補完食を早めに始めても、免疫を含んでいない食べ物が母乳に置き換わるだけなのです。このことからも生まれて６か月間は母乳だけで育てることが重要です。

生後６か月間はたとえ熱帯気候のような環境でも、母乳で育てられている赤ちゃんには果汁やお茶などの母乳以外の水分はいっさい不要です。また、母乳で育てる期間が長くなればなるほど、お母さんと赤ちゃんの双方にとって健康と発達に必要な利益がもたらされます。補完食が始まっても、母乳をやめる必要はありません。母乳育児は少なくとも生後1年間、それ以後はお母さんと赤ちゃんが互いに望む限り長く続けましょう。

母乳育ちの赤ちゃんと補完食

お母さんが食べたものにより母乳の風味は変化します。母乳で育てられている赤ちゃんは、自然と家族（母親）がよく口にする食事の風味を経験しているともいえます。つまり、赤ちゃんは母乳をとおして家族と食卓を囲んで食べる準備をしているのです。

子どもは自分が経験したことのある風味を好む傾向にあります。そのため、家庭の食事を分け与えると、赤ちゃんは新しく口にするものであっても、あまり抵抗を感じることなく受け入れてくれるようです。子どもに必要な栄養量と母乳から摂取できる栄養量の〝差〟を満たすよう、特に熱量（カロリー）、鉄、たんぱく質を豊富に含んだ食材を組み合わせて与えましょう。

補完食を始めるときに覚えておくこと

補完食を始めるときに大切なことは、**赤ちゃんに補完食を食べるよう、無理強いしないことです**。このことは、出生直後より赤ちゃんが欲しがるときに欲しがるだけ授乳を行ってきたお母さんには自然なことかもしれません。

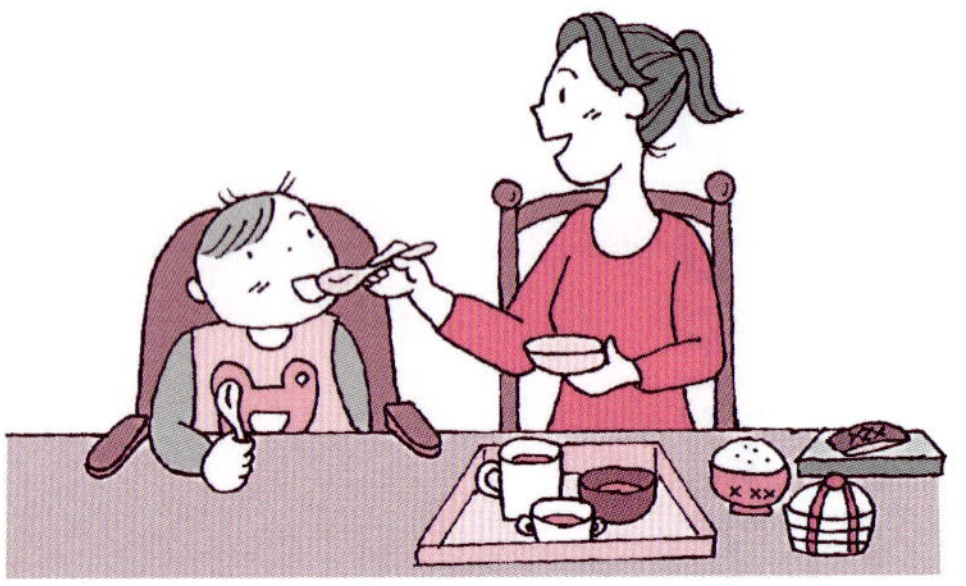

でも、お母さんに、補完食を食べてもらいたいという気持ちが強いと、それまで赤ちゃんのペースで授乳していたのが、お母さんのペースで食べさせる、ということにもなりかねません。「食べてほしい」と思うあまり、赤ちゃんは食べる準備（お腹のすき具合など）が整っていないのに、お母さんから与えられることとなり、赤ちゃん自身のペースで食べるのがむずかしくなります。赤ちゃんが食べないことでよけいにお母さんの不安がかきたてられ、ますます「とにかく食べて！」とあせってしまうこともあるでしょう。

生後7～8か月になっても母乳以外の食べものをいやがる場合、食べるのを無理強いされることが要因のことも多いようです。こういうときは、**赤ちゃんの手に持たせて食べさせるようにする**と食べはじめることもあります。

食べることに関しては、楽しく食べること、食事の場所にいたいと思うような環境づくりをすること、子どもの食べる機能に合った食事を提供すること、子どもががんばって食べたら1口食べただけでもしっかりとほめること、これらの積み重ねが大切です。

補完食はいつ、どのような状態になったら始められるの？

厚生労働省が2007年に出した『授乳・離乳の支援ガイド』では、補完食（離乳食）の時期は「生後5～6か月が適当」と記載され、それまで果汁も含めて「離乳準備食」は必要がないとされています。

生後6か月間は母乳だけで育てた赤ちゃんのほうが、生後4か月間母乳だけで育てた赤ちゃんよりも肺炎にかかりにくいことがわかっています。また、赤ちゃんの腸管の粘膜が成熟するのは生後6か月くらいです。もちろん赤ちゃんによっては、生後6か月より前から補完食を始めても問題なく進められることもあります。赤ちゃんによっても開始の適切な時期には多少の幅があります。**補完食を始める時期のおおよその目安は、生後約6か月頃に頻繁に授乳をしても、もっと飲みたがる場合**です。

補完食を始める準備ができた赤ちゃんは、お母さんが食事をしていると身を乗り出して口を開けるようになってきます。この頃には**舌を前に押し出す反射がなくなっており、支えがあればお座りもできます**。このような状態であれば、スプーンなどを口に入れても舌で押し出さないので、食べものを口に受け入れることができるでしょう。

補完食は1日のうち、どの時間帯に与えればいいの？

補完食を始めるとき、1日のどの時間帯に食事を与えるかは気になるところかもしれません。お母さんと赤ちゃんにとって、より快適で食事を楽しめる

コラム

補完食（離乳食）は柔軟に考えよう！

お母さんと赤ちゃんが正面に向かい合って1対1で食べさせようとしても、赤ちゃんは食事に興味を示してくれないかもしれません。母乳で育てられている赤ちゃんはいつもお母さんの膝の上で授乳されているので、同じ状況で新しいことを経験していくほうがスムーズにいくことがあります。

授乳と食事のどちらが先か、というのも気になりますね。これまで“まず食事をさせて、それから授乳をする”というように提案されることが一般的だったと思います。一方、WHOでは1歳頃までは、先に母乳を飲ませてから、補完食を与えるようにすすめています。食事に慣れるまでは、授乳をして子どもが安心してから食事を与えたほうが、落ち着いて食べてくれることもあります。空腹でイライラした状態の赤ちゃんに食べさせようとしてもむずかしいかもしれませんね。食べる量が増えて、食べることに興味と意欲を示してくれるようになったら、その状況に応じて、授乳が先か、食事が先かを決めていけばよいでしょう。

用意されたものを食べるか、どの程度の量を食べるかは、赤ちゃんに決めてもらうといいですね。そのようにしていくことで、最終的に赤ちゃんの自主性を育てることができます。本当に空腹なのか、お菓子やジュースを与えすぎていないか、十分に体を動かしているかどうか、ということも確認しましょう。

“はじめはおかゆ”という固定概念にあまりとらわれないようにしましょう。離乳初期だとやわらかすぎるおかゆをいやがる赤ちゃんもいます。スプーンを傾けても落ちない程度のかたさのおかゆのほうが食べやすいかもしれません。やわらかいご飯から始めても食べる赤ちゃんもいます。直接乳房から母乳を飲んできた赤ちゃんは哺乳びんで育ってきた赤ちゃんに比べて、補完食を始める時期には、口の周りの筋肉が鍛えられています。このため、やわらかめのご飯、ゆでたジャガイモやカボチャなど舌と上あごでつぶせる程度のかたさから開始できることもあります。アメリカでは、バナナやアボカドから始めるお母さんも多いようです。その土地によってさまざまなので、決まりはありません。赤ちゃんの様子を見ながらすすめていきましょう。ただし同じ月齢でも、食べる機能の発達具合はそれぞれ赤ちゃんにより異なります。赤ちゃんの反応をみながら食物のやわらかさをみていくことも大切です。

お母さんがスプーンで食べさせる場合は、食べものの大きさやかたさを感じやすいように舌の前のほうにのせてあげるといいでしょう。口を無理やり開けさせて食べものを口の奥に押し込むのは避けましょう。手づかみで食べさせたほうが喜んで食べる赤ちゃんもたくさんいます。

環境をつくることが第一です。**家族で食べることを楽しむのが大切なので、まず家族の食事の時間に一緒に横に座らせてみましょう。**口を大きく開けて体を乗り出してくるようであれば、少しずつあげてみましょう。いつもこうしなければならないというものではありませんが、大体の食事の時間を決めておきましょう。お母さんによっては、落ち着いた環境で食事をさせるほうがリラックスできることもあるでしょう。1日のうち忙しくない時間帯―例えば、午前10時頃やお昼過ぎなどに食事をさせるのもいいでしょう。新しい食材を初めて与えるときは、アレルギー反応などが起こった場合にすぐ受診できるよう平日がよいでしょう。

補完食の進め方

補完食のかたさを変えていくときは、少しの品目からにしましょう。一度に全種類のかたさが変わったら、ついていけないかもしれません。

一般的に補完食の開始は、アレルギーの心配の少ないおかゆややわらかいご飯から始めます(アレルギーを起こしやすい食物には、卵・牛乳・小麦などがあります)。新しい食品を始めるときには赤ちゃん用のスプーンか小さめのティースプーン1杯ずつにし、子どもの様子を見ながら量を増やしていきましょう。慣れてきたらジャガイモや野菜、果物、豆腐、白身魚など種類を増やしていきます。

補完食の段階が進むにつれて、赤身魚も食べられるようになります。食べやすく調理した脂肪の少ない鶏肉、豆類、各種野菜、海草など種類を増やしていきましょう。赤身魚や肉、レバーペーストは鉄分を補うよい食材です。パンがゆや芋がゆをつくるときも1歳までは牛乳を使わず、母乳を用いてあげると食べやすいでしょう。

赤ちゃんが生後9か月を超えて、牛乳にアレルギーがないよ

コラム

貧血に注意しよう！

生後６か月を過ぎてくると、それまで赤ちゃんの体内に蓄えてきた鉄が不足してきます。１歳まで、もしくは２歳までは、母乳だけを与えることをすすめる人もいますが、月齢の進んだ赤ちゃんに母乳だけしか与えないようにしていると、鉄欠乏状態となることがあります。鉄が不足すると貧血になるだけでなく、認知能力の低下、運動障害、社会性や情緒発達に影響を与える可能性もあります。特に生後９か月以降になると鉄を多く含む食材を意識してあげたいものです。レバー、赤身の肉、魚肉、しらす干し、シジミ、大豆、ほうれん草、のり、とろろこんぶ、ひじきは鉄を多く含みます。

レバーペーストを与えるのもよいでしょう。レバーペーストはビタミン・鉄分・たんぱく質といった栄養素をたくさん含んでいます。また、吸収率を高めることを考えるのであれば、ビタミンＣを多く含む野菜（ジャガイモ、ブロッコリー、キャベツ、菜の花、小松菜、ほうれん草など）、果物を一緒にあげるとよいでしょう。もちろん鉄を多く含んでいるからといって、赤ちゃんの食べる機能に合っていないものを与えても噛み砕いて飲みこむことはできません。

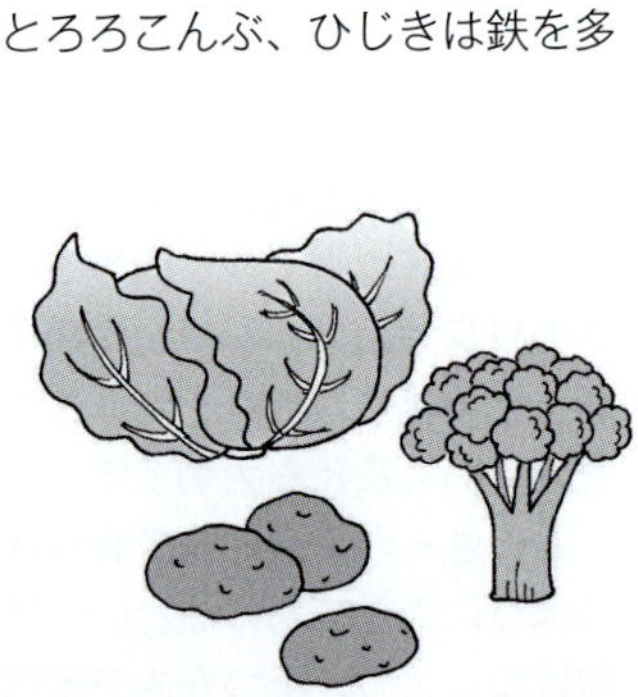

うだったら、ヨーグルト、塩分や脂肪の少ないチーズもよいたんぱく質です。

1歳を過ぎても飲みこみにくい食べ物は？

1～2歳代では子どもによって、処理しにくい食べものがあります。それは、生野菜（キュウリ、レタスなど）、スジのある肉、野菜、弾力性のある食品（かまぼこ、イカ、タコ）、口に皮が残るもの（豆、トマト）などです。これらは噛み潰せてもすりつぶすことができないため、噛んだだけで出す、丸のみする、口の中にためて飲みこめないといったことにつながることがあります。このような現象も、**もう少し奥歯が生えてくることによりよくなりますので、ちょっと先まで待ってあげると**いいかもしれません。

適切な補完食（離乳食）のまとめ

- 熱量（カロリー）、たんぱく質、微量栄養素（特に鉄、亜鉛、カルシウム、ビタミンA、ビタミンC、そして葉酸）に富んでいる
- 衛生的で安全
- 味は薄め
- 子どもが食べやすい
- 子どもに好まれる
- その地域で手に入りやすい
- 準備しやすい

Q

母乳ばかり飲んでいて食事をいやがります。どうしたらいいの？

「生後6か月頃になったら、母乳だけでは不足するたんぱく質や鉄などを補うために補完食（離乳食）をあげなさい」と言われたり、本で読んだりすると、母乳ばかり飲んでいて大丈夫なのかしらと心配になるのですね。

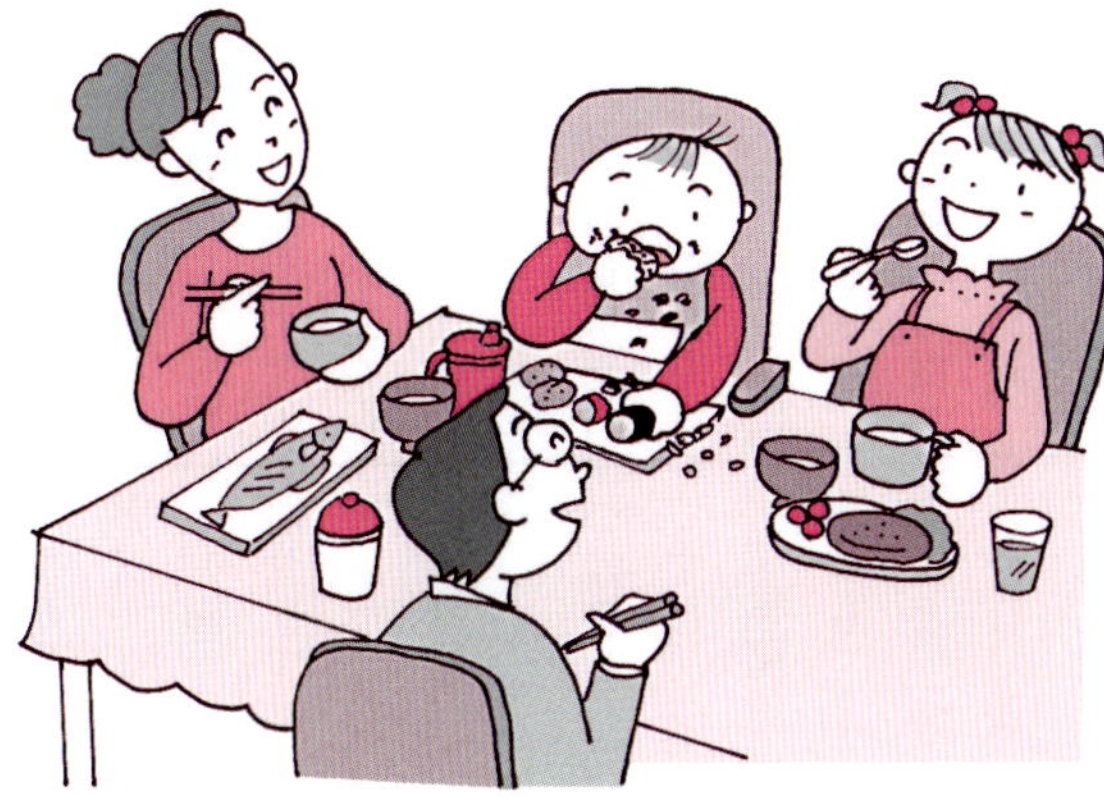

赤ちゃんにとって必要なものだから、なんとか食べさせたいと思えば思うほど、赤ちゃんが食べてくれなくて困るということがよくあります。

今までは時計を見ないで、赤ちゃんを見て母乳を飲ませていたように、「補完食」を始めるときも、**カレンダーではなく、まず赤ちゃんを見ましょう。生後6か月を過ぎて、授乳回数が増える、支えながらお座りができるようになる、食べ物を欲しそうにする、手で何かをつかんで口に入れようとする、そういう時期がチャンスです。**赤ちゃんの食べたい気持ちに応えるように食べものをあげてみましょう。

生後8か月くらいになっても、まだ食べることに興味がないようであれば、楽しく食べる、子どもの自主性を重んじるという観点から、**手で持って食べられるものを与えてみるのもいい**でしょう。

手でつかめる食事例としては、**小さなおにぎり、やわらかく煮たニンジンやカボチャ、やわらかくゆでたインゲン・アスパラガス、細かく切った食パン、**

ブロック状に切ったやわらかい食べもの（野菜や魚の煮つけ）があります。

とはいえ、ほとんど食事が進まず、体重の増え方も思わしくないようであれば、鉄が不足することで貧血になることもあります。そのような場合は、生後9か月を目安にして一度、小児科を受診してみてください。**周囲の人たちから、母乳をやめるように言われたりするかもしれませんが、やめる必要はまったくありません。**食が細い赤ちゃんは母乳をやめても十分量の食事をすぐに摂取できるとは考えにくいです。すぐれた栄養源である母乳をやめてしまうと、さらに栄養がとれなくなってしまいます。それだけでなく、母乳を続けることによる恩恵も与えられなくなってしまいます。

具体的な方法としては、食事の前に授乳し、片方の乳房でいったん中断してみてもいいかもしれません。もちろん、両方の乳房から飲んだ後に食べる赤ちゃんもいますし、また、片方だけだと赤ちゃんの機嫌が悪くなる場合は、両方を飲ませてから食事をしても構いません。そして、バナナや蒸したサツマイモなど、赤ちゃんが好みそうなものを与えてみたらどうでしょう。

家族の食事やおやつの場で一緒に食べるのもいいですね。少し大きい保育園児や幼稚園児（3歳以上くらいの子ども）と一緒に食べる機会をもつと、つられて食べたり、まねをして食べたりしようとするかもしれません。

食事が進まないときに、往々にして親も医療者も赤ちゃんに食べることを強いることがありますが、あせらずに待つことが大切です。無理強いをすれば、かえって遠回りになります。数週間をかけて、食べることが楽しくなるように温かく見守っていきましょう。

コラム

フォローアップミルクは必要ありません

フォローアップミルクは「離乳期に不足しがちな鉄分を供給し、牛乳に含まれないビタミンCを含みます。また、たんぱく質、鉄分やカルシウムを牛乳よりも少なくし、子どもへの負担を少なくした“牛乳代用品”」だと謳われていますので、気になりますね。しかし、鉄の必要性に関しては、乳児期の鉄欠乏性貧血は生後6か月間母乳だけで育てられた乳児には少なく、しかも母乳育児の期間が長く牛乳の消費量が少ないほど鉄欠乏は少ないこともわかっています。その理由は鉄の吸収の差にあります（母乳20%、人工乳4%）。母乳で育っている赤ちゃんにはフォローアップミルクは不要であり、日本小児科学会・アメリカ小児科学会ともにフォローアップミルクの必要性を認めていません。

Q 1歳を過ぎて母乳を飲ませていると、むし歯になると聞きました。母乳はやめなくてもいいの？

「母乳を続けているとむし歯になるからやめなさい」と言われて困っているのですね。

結論からいえば、**母乳自体はむし歯の原因になりません**。また、むし歯菌（ミュータンス菌）がいるだけではむし歯になりません。むし歯のできるしくみは、何かを食べると食べかすが口の中に残って、それを餌にむし歯菌が「酸」をつくって歯を溶かしていくのです。特に食べものの中に砂糖が入っていると、酸がたくさんできて、どんどん歯を溶かしていきます。

母乳自体はむし歯の原因にならない！

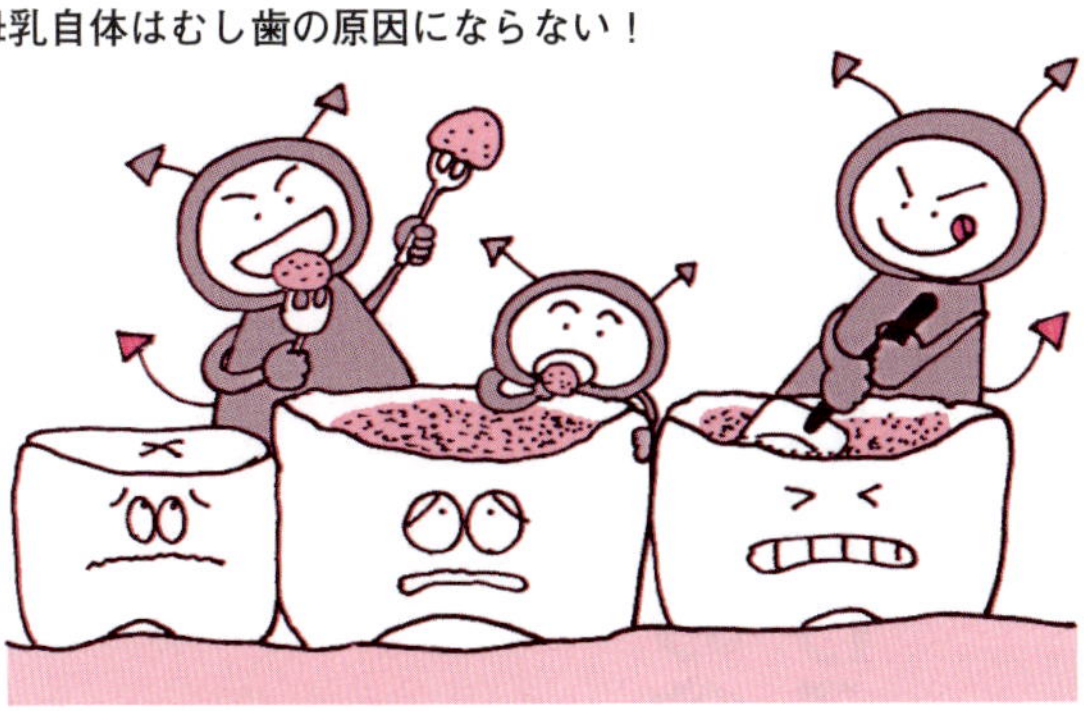

では、どうして母乳を続けているとむし歯になるといわれるのでしょう。そもそも、母乳中に乳糖は含まれますが、むし歯の原因となるショ糖は含まれていません。しかし、ショ糖（砂糖）と母乳が交じり合うとむし歯の原因になることがわかっています。つまり、母乳以外の食べもの、飲みものをとるようになったら、歯をきれいにする習慣がない場合は口の中にそれらのものが残るため、母乳をやめるように言われてしまうことが多いのです。

歯が生えても、母乳を続けながらむし歯をつくらないケアが大切です。乳歯のうちは、乳歯を絶対にむし歯にしないようにするよりは、**むし歯をつくらないような口腔ケア（歯をきれいにするケア）を習慣づけることのほうが重要で、生えかわらない永久歯をむし歯にしないようにします**。

果汁とむし歯との関連も指摘されています。歯は生後約6か月に生えはじめます。赤ちゃんに果汁の入った哺乳びんやコップ、パック入りの果汁入り飲料を1日中持ち歩かせたりすると、糖分に歯が過剰にさらされることになり、むし歯の進行の促進につながります。

アメリカ小児歯科学会の提言では、①歯みがき、②砂糖をたくさん含む菓子・飲みものなどとらない、③1歳には歯科検診を受ける、以上の3つを守って、1歳を過ぎても赤ちゃんが欲しがるたびに欲しがるだけ母乳をあげましょう、といっています。

それと同時に、お母さんの口の中の清潔ケアも重要です。なぜなら、お母さんにむし歯菌がいると赤ちゃんにうつってしまうことが多いからです。補完食（離乳食）を食べるようになったら、長く眠る前の夜には、歯をガーゼなどできれいにすることから始めて、歯みがきの習慣をつけていき、そのまま母乳を飲みながら眠ってもいいような生活習慣をつけていくようにしましょう。

⑤授乳中のお母さんの食生活

Q 授乳中の食事で気をつけることはありますか？

ケーキを食べてもいいの？

「授乳中にはケーキを食べないほうがいい」という話をどこかから聞いて、たまにはケーキを食べたいのに、と困っているのですね。

日本では、ケーキや揚げ物などの高脂肪食は、乳管を詰まりやすくするという考えが広まっています。そのため、授乳中は高脂肪食を制限するようにいわれることが多いようですが、実ははっきりとした根拠はないのです。**乳管の詰まりを防ぐためには、食事内容より、赤ちゃんが効果的に母乳を飲みとることができるように、適切な「抱き方と含ませ方」のほうが大切**だといわれています。

自分自身の健康のために高脂肪食の取りすぎには注意したほうがいいのですが、授乳中だから特定の食べものを制限しなければならないということはありません。

ニンニク（ガーリック）や辛いものは母乳に影響するの？

ニンニクや辛いものをお母さんが食べると、母乳を飲んでいる赤ちゃんによくないのではと心配なのですね。

お母さんが食べたものは、ある程度母乳の中に出てくることがわかっています。でもそれが、赤ちゃんに悪いとは限りません。ある研究によると、ニンニクを食べてから約2時間後の母乳にニンニクのにおいがしたそうです。なかには、いつもよりよく飲んだ赤ちゃんもいたそうです。

羊水のにおいもお母さんの食事と関係があり、カレーをいつ

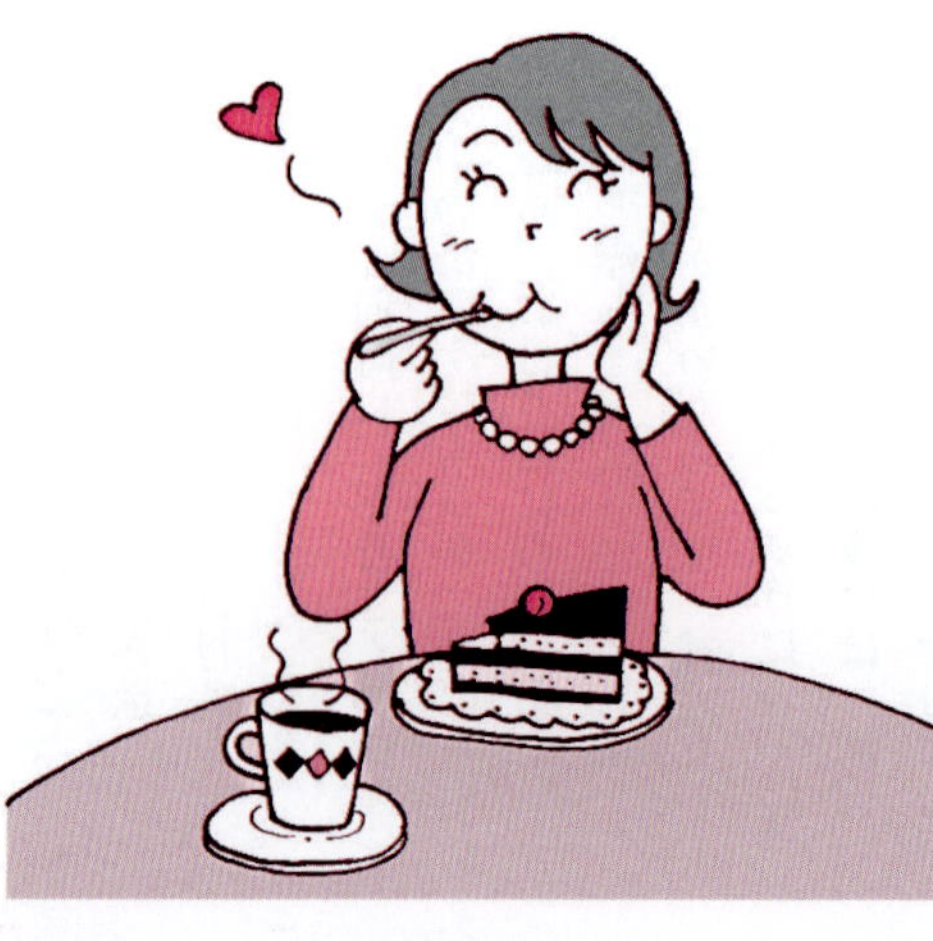

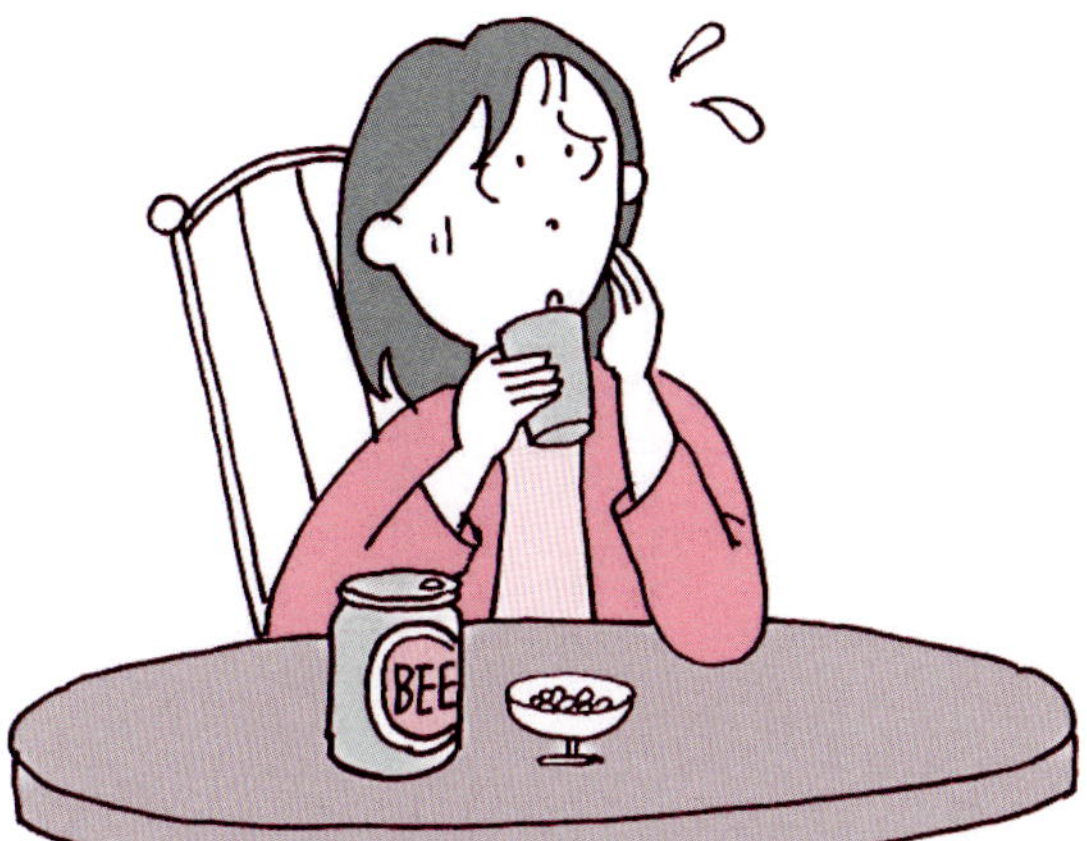

も食べていたインドのお母さんの羊水はカレーのにおいがしたそうです。赤ちゃんはお腹の中でも、この羊水を飲んでいたわけですから、慣れ親しんだにおいといえるでしょう。産後もカレー風味の母乳が赤ちゃんの好物になるかもしれませんね。

お母さんが妊娠中に好んで食べていたものであれば、赤ちゃんは喜んでおっぱいに吸いつくかもしれません。逆に、妊娠中に控えていたものであれば、赤ちゃんにとって新しい経験かもしれません。赤ちゃんはお母さんの食べたものをとおして、いろいろな味・においと出あっていきます。

これは人工乳ではできない経験です。もしかしたら、お母さんが普段食べないものを食べた後は、赤ちゃんが母乳をいやがることもあるかもしれません。「このにおいは好きなんだ、でもこれはいやそう……」という発見があったら、これも、母乳育児の楽しみのひとつになるかもしれません。とはいえ、赤ちゃんは、別の理由で一時的に飲みたがらないことも多いので、あまり気にすることはありません。

アルコールやコーヒーを飲んでもいいの？

妊娠中にアルコールやコーヒーを我慢してきたのに、授乳中もダメと聞いて、がっかりされているのですね。

妊娠中よりは影響が少ないといわれていますが、授乳中の母乳にアルコールが出ることは確かです。一方で、アメリカ小児科学会では「アルコールによる悪影響はあるが、アルコール摂取は母乳育児の禁忌（母乳をあげてはいけないということ）にはならない」と述べています。アルコールを飲めないなら、母乳を続けたくないと考えてしまうお母さんもいますが、**母乳をやめてしまうよりは、飲む量や時間を工夫するほうがよい**のです。

どのくらいの量が目安かというと、最大１日で、お母さんの体重１kgあたり０・５gまでのアルコール量であれば母乳を通じて赤ちゃんが摂取しても安全だということです。計算上は**５０kgの女性では３５０mlの缶ビール１本（５０kg×０・５g＝２５g）またはワイングラス１杯が、時々であれば許容範囲**だということになります。

ただし、酔いやすさ、飲む量、体重など個人差があるので注意が必要です。

１杯のお酒を飲んだ後、**３０〜９０分で母乳中のアルコール量は頂点に達するので、その時期は授乳を控える**といいでしょう。

もっと知りたい人のために

授乳中のアルコール量：アルコールの半減期（体の中で半分になる時間）は30分なので、仮に350mlの缶ビール１本のアルコールが5%だとすると、半減期の５倍（30分×5=2時間半）を過ぎればアルコールが体からなくなったと考えられる。
350ml×5%＝17.5ｇのアルコール量。
30分で17.5ｇが半分になるから8.75g。
それが２時間半後だと約0.55gになる。

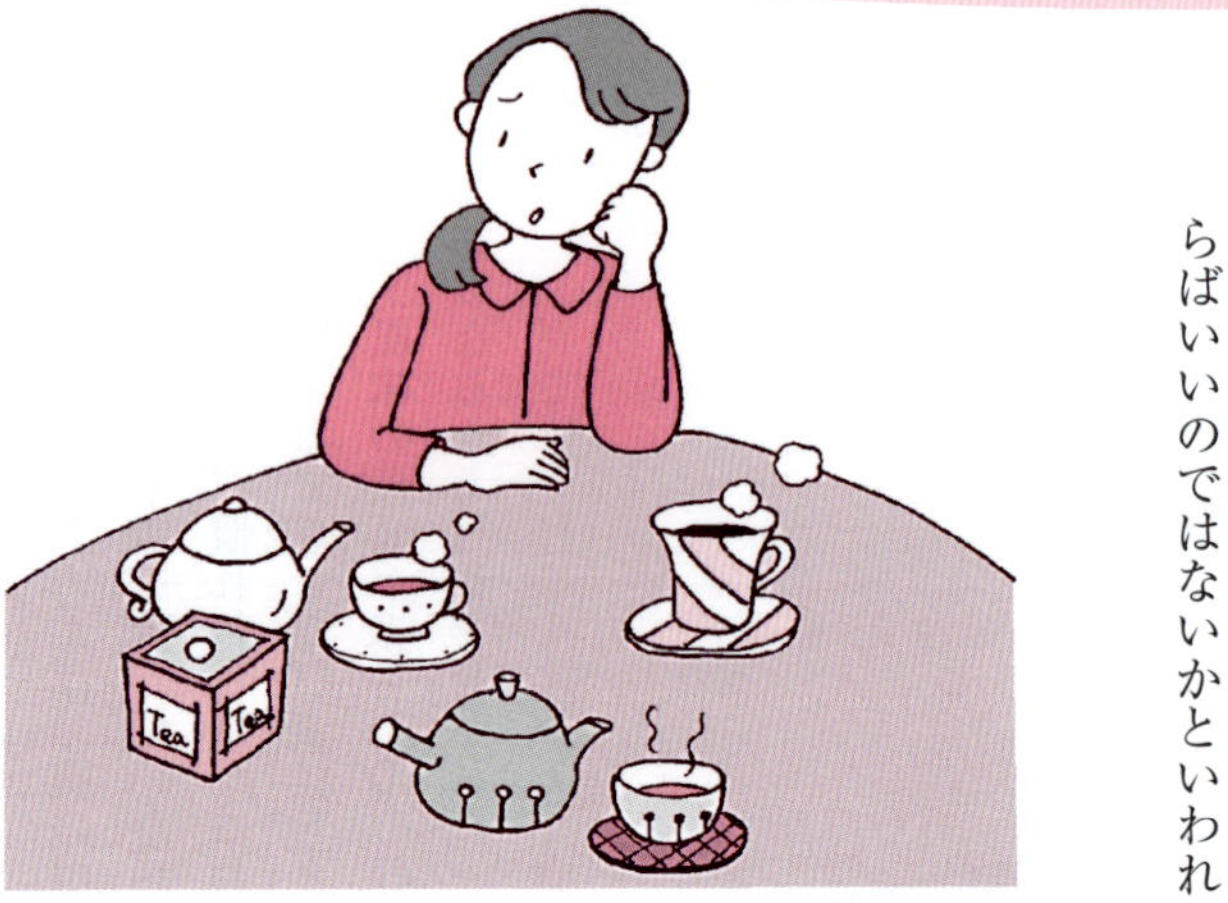

できれば、授乳の間隔が長いときに飲むなどの工夫も必要です。赤ちゃんの顔が赤くなる、よく寝るなど、普段と違う様子がみられたなら、その後のアルコール摂取は控えたほうがいいでしょう。

カフェインも気になりますね。授乳中のお母さんが**1日に飲むコーヒーの量は2～3杯**ならばいいのではないかといわれています。一方で、コーヒー以外にも、日本茶、紅茶、コーラなどにカフェインが含まれているので、これらも考慮する必要があります。母乳中のカフェイン濃度は食べたり飲んだりした後、15～30分で最高値を示すといわれていますが、カフェインの半減期は、乳児では80時間と非常に長いため、カフェインの取りすぎには注意が必要です。

赤ちゃんへの影響として、不眠、興奮などがあります。お母さんがコーヒーを飲む際は、適量を決めて飲み、たんぽぽコーヒーや穀物コーヒー、カフェインの入っていないインスタントコーヒーなどで代用することも考えましょう。

喫煙している場合の母乳育児は？

赤ちゃんのために母乳をあげたいのに、たばこをやめられずに困っているのですね。

たしかに、喫煙はお母さんと赤ちゃんによい影響を与えません。**授乳中の喫煙は母乳産生を低下させます。**しかし、母乳育児をしないほうがいいわけではありません。たとえ**喫煙していても母乳育児を続けるほうが、人工乳で育てながら喫煙するよりは赤ちゃんに対する恩恵が大きい**ことがわかってきたからです。例えば、母乳を続けたほうが、赤ちゃんが呼吸器の感染症にかかりにくくなります。

もちろん、禁煙できれば一番よいのですが、どうしても無理なときには、**赤ちゃんの受動喫煙を少なくする**ような工夫を考えてみましょう。**絶対に屋内で吸わない、授乳直後に吸う、喫煙後はよく手を洗う、1日の本数を可能な限り減らす**などです。ただし、本数を減らしてもそのぶん1回の喫煙時に深くたばこを吸いこむのだったら、影響は同じです。また、頭髪や衣類にたばこのにおいが残っていても赤ちゃんに影響がありますので、お父さんを含めた家族の協力も大切です。これは人工乳で育てた場合も同じです。

喫煙はお母さん自身の体のためにもよくありません。この機会にお父さんも一緒に再度禁煙に挑戦してみてはいかがでしょうか。ひとりで悩まずに、同じような仲間の会や、禁煙外来に相談する方法もあります。

母乳とダイオキシンの関係は？

1990年代に、母乳の中に有害物質であるダイオキシンが含まれていることを新聞や雑誌で取りざたされて、大騒ぎになったことがありました。そのときの記憶がある人、もしくは、そうした話を聞いたことがある人が家族にいた場合、私の母乳は大丈夫なのかしらと心配になってしまうのは無理もありません。

ダイオキシンに限らず、化学物質の乳児への健康上の影響は、実は、母乳からではなく、受精するまえの父親の精液へのダメージや、子宮の中で胎児が化学物質にさらされたことが関係していることがほとんどです。

人体への汚染度を調べるために母乳が使われる理由は、血液に比べて脂肪が多いので濃度が調べやすいということだけであり、母乳が危険だということで調べているのではありません。その地域の環境汚染の推移をみるために調べていることがほとんどなのです。また、日本を含めた多くの調査では、**年々母乳中のダイオキシン量は減っていることがわかっています。**

人工栄養で育った赤ちゃんよりも母乳で育った赤ちゃんのほうが、健康で発達にもよい影響を与えるということは、数々の研究でわかっています。そうした過去の研究の多くが、今よりも母乳が汚染されていた時期のものであることからも、母乳育児の利点が汚染のリスクを上回っていることは明らかです。

ある研究によると、ダイオキシン濃度の高い母乳を飲んでいた赤ちゃんでも、生後4か月以上母乳育児を続けることで、心身の発達が人工栄養で育った赤ちゃんよりもよくなることがわかっています。胎内での悪影響が、母乳を続けることで相殺されているのです。

とはいえ、お母さんの体内での化学物質の蓄積をできるだけ抑えて、より汚染の少ない母乳を飲ませたいと思うのは母心ですし、家族のためにもできるだけリスクを少なくしたいと思っていることでしょう。ダイオキシン類が多いのは野菜類よりも肉の脂身や汚染された水域の魚・乳脂肪の多い乳製品ですので、**食事に野菜を多く取りいれる、農薬が使ってある野菜や果物は皮をむいて食べる、汚染物質のたまりやすい肉の脂身を避ける**といった工夫もできます。食べものだけではなく、家で**殺虫剤や防虫剤を使用しない**、お父さんも**室内で喫煙しない**など、生活全般を振り返ると、家族全員の健康のためになります。

母乳の質が悪くなる食べものはありますか？ 母乳の質ってなんですか？

母乳に良い〝質〟と悪い〝質〟のものがあるという話を聞くと心配になりますね。

赤ちゃんのことを思うお母さんほど、質が悪くなる食べものを避けたいと思うのは無理もありません。でも、それは本当のことなのでしょうか。

結論からいうと、**食べたものによって、母乳の中の成分、つまり栄養や免疫が変わることはほとんどありません。**食べものの不足している国で育てているお母さんの母乳も、食事の代わりにお菓子ばかり食べているようなお母さんの母乳も、質という意味では**どちらも赤ちゃんにとって最高の〝質〟が保持されます。**ただし、母乳をつくるために母体の栄養が使われるということはありますので、お母さん自身の健康のためにもバランスのとれた食生活が大切です。

また、栄養は同じであっても「おいしいおっぱい」をめざすというお母さんもいますが、赤ちゃんの味覚は、単一の味ではない母乳を飲むことで発達していきます。例えば、初乳（生まれて数日産生される黄色みがかったどろっとした母乳）はナトリウムが多く、大人がなめたらおいしくないかもしれませんが、免疫物質がたっぷり入っていて、赤ちゃんには〝黄金の一滴〟、とても必要なものです。また母乳は、授乳ごとに味も変わり、1回の授乳時でも、その飲みはじめと飲みおわりの味も変わるので、毎回赤ちゃんは、違うメニューをフルコースで味わっていることになります。

飲みはじめの母乳を「前乳《ぜんにゅう》」、飲みおわりの母乳を「後乳《こうにゅう》」と呼びます（38ページ参照）。どちらも赤ちゃんには大切なものなのですが、あとから出てくる「後乳」のほうに脂肪分が多いので、発達に必要な物質や脂溶性ビタミンが含まれていることがわかっています。

また、授乳と授乳の間隔が短いほど、脂肪分の多い母乳が出ることもわかっています。脂肪は、赤ちゃんの成長にとってとても大切なものですが、この栄養分だけはお母さんによって、母乳中の量にかなりの個人差があります。赤ちゃんの食欲に任せて、頻繁に、しかも時間で切り上げたりせずにしっかり最後まで授乳することで、その赤ちゃんにとって必要な脂肪の量がとれるのです。授乳と授乳の間隔を無理にあけたり、1回の授乳時間を片方で何分と制限したりしてしまうと、赤ちゃんに必要な脂肪が入っている「後乳」まで飲めないことがあります。**赤ちゃんが欲しがるたびに欲しがるだけ飲ませることで、赤ちゃんの体に必要なだけの栄養や免疫をしっかり摂取することができる**のです。

また、お母さんが母乳育児に精神的に満足しているときには、母乳中の分泌型ＩｇＡ（32ページ参照）という免疫が多くなることもわかっています。時計や育児書とにらめっこして「こうしなければ」とがんばりすぎるよりも、**赤ちゃんを見て赤ちゃんの欲求に合わせて授乳をし、自分の本能の声に耳を傾けて、食べたいものを食べて赤ちゃんとの生活を楽しむ**ことが、何より「いいおっぱい」をつくり出すといえるかもしれませんね。

赤ちゃんがアレルギー体質の場合、お母さんの食べたものが原因で赤ちゃんに湿疹が出たりすることも、まれにあります。でも、それはお母さんの母乳の「質」そのものが原因ではありません。お母さんの食べたものによって、たんぱく質が母乳の中にまぎれこんで、敏感な赤ちゃんがそれに反応しているので、お母さんがその原因となる食べ物を食べなければよいのです。お母さんの食べたものと赤ちゃんの反応との相関関係はわかりにくいことも多いのですが、心配だったら、アレルギーに詳しい小児科医に相談しましょう（108ページ参照）。

Q 授乳時期にサプリメントを使用してもいいの？

サプリメントをとっていいかどうか心配なのですね。サプリメントを飲みはじめる前に、まずはサプリメントについて知っておきましょう。

サプリメントとは英語で〝補う〟という意味があり、栄養補助食品のことをさします。薬ではないので即効性を期待してはいけません。ふつうの食生活をしていれば、食事が十分にとれないとか、栄養失調になるということは考えにくいものです。

しかし、食生活が不規則であったり、加工食品やインスタント食品、スナック菓子、清涼飲料水などが中心になっていたりすると、栄養バランスが崩れてしまいます。食生活の見直しを行うことが大前提ですが、食事で不足する栄養素を補うためにサプリメントを必要とする場合もあります。

日本でも健康に気を使う人が増え、サプリメントは広く知られるようになりました。そして、授乳中の女性がサプリメントを飲んでいることもしばしばあります。サプリメントは、①必要な栄養素（必須栄養素）を補うもの、②体の調整機能にかかわる栄養素を補うもの、③予防効果を期待するもの、の3つに分類されます。

栄養を補うためにサプリメントを用いるとき、まず、**本当に食生活で見直すことができないかを考えてみましょう**。そのうえで、どうしても足りない必須栄養素があるのなら、必要なもののみをとるようにします。**ふつうの食生活をしている分には、体に影響が出るほど偏ってひとつの栄養素をとることはありません。それに対して、サプリメントというかたちである栄養素だけを極端にとっていると、お母さん自身にも影響があるかもしれません。**

ビタミンについて

代表的なビタミン剤について、授乳中の女性が服用するときの注意点についてみていきましょう。

①ビタミンA

ビタミンAは脂溶性のビタミンで、母乳中に分泌されます。**サプリメントでのビタミンAの過量摂取はきわめて危険です。**過剰に摂取した場合、吐き気、嘔吐、頭痛、めまい、運動失調といった症状が現れます。急性中毒は、体重1kgあたり2万5000単位のビタミンAを摂取すると症状として現れるのが一般的です。体重あたり4000単位を毎日摂取することも肝障害の原因となり、好ましくありません。成人女性に推奨されている量は2300単位で、上限は通常1万単位です。医師の観察下や特殊な病気に対する治療目的を除くと、1日5000単位以上を摂取してはいけません。

②ビタミンB_1（チアミン）

通常では、母乳中のビタミンB_1濃度は200μg/L程度です。ビタミンB_1が欠乏すると、体重減少、精神変化、筋力低下、または脚気《かっけ》やウェルニッケ脳症という病気の原因ともなります。母乳中のチアミン濃度は、産後日が経つにつれて、だんだん増加します。通常の食生活をしていれば不足することはありません。通常量を摂取しても影響はありませんが、授乳中のお母さんが**サプリメントで過剰に摂取することは避けたほうがよい**でしょう。長期間の高投与量（1日に3g）は、成人においてチアミン中毒の原因となります。

ビタミンを含む食材

成分名	属　性	食　材
ビタミンA	脂溶性	レバー、うなぎ、卵、カボチャ、ニンジン、春菊、ほうれん草 など
ビタミンB_1	水溶性	豚肉、うなぎ、大豆、小豆、玄米 など
ビタミンB_2	水溶性	レバー、うなぎ、牛乳、納豆、アーモンド、サンマ、ブリ など
ビタミンB_6	水溶性	鮭、サバ、サンマ、大豆 など
ビタミンB_{12}	水溶性	レバー、カキ、サンマ、アサリ、チーズ など
ビタミンC	水溶性	アセロラ、グァバ、レモン、キウイ、イチゴ、ブロッコリー、ジャガイモ など
ビタミンD	脂溶性	サンマ、マグロ、カツオ、イワシ、干ししいたけ など
ビタミンE	脂溶性	アーモンド、へーゼルナッツ、ほうれん草、うなぎ など
ビタミンK	脂溶性	パセリ、シソ、納豆、春菊、カブ（葉）など

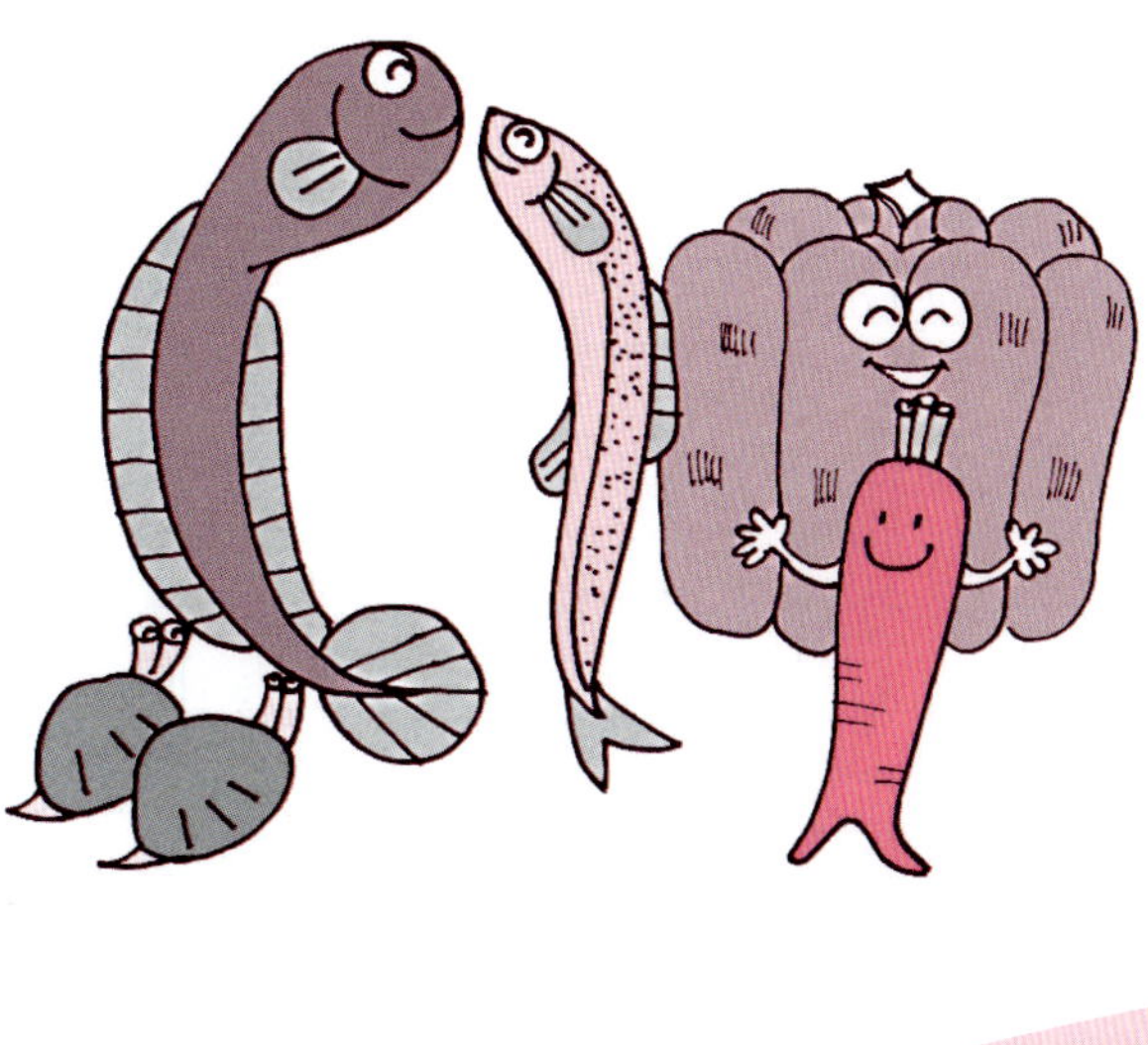

③ビタミンB_2（リボフラビン）

ビタミンB_2は小腸から吸収されますが、ある程度以上は吸収されません。ビタミンB_2摂取量に比例して母乳中に移行しますが、一般的には平均して４００μg／Ｌです。**サプリメントとしての摂取は過剰でなければ問題ない**と考えられます。摂取すると尿が黄色くなります。一般的な大人の摂取量は１日１〜４mgです。

④ビタミンB_6（ピリドキシン）

ビタミンB_6はお母さんの摂取量に応じて母乳中に移行し、母乳中のビタミンB_6濃度は１２３〜３１４μg／Ｌです。妊娠中と授乳中はピリドキシンがやや多く必要とされています。妊娠期用のビタミンサプリメントの多くには、１日あたり12〜25mgが含まれています。過剰に摂取すると（１日に６００mg）、プロラクチンの産生が抑制され、母乳産生も抑制されるという報告もあり注意が必要ですので、**サプリメントで１日に25mgを超えた量はとらないようにしましょう。**

パーキンソン症候群で用いるＬドーパや、てんかんの薬であるフェノバルビタール（商品名フェノバール、ワコビタールなど）、フェニトイン（商品名アレビアチン）と一緒に飲むと、これらの薬の血中濃度が低下するので注意が必要です。

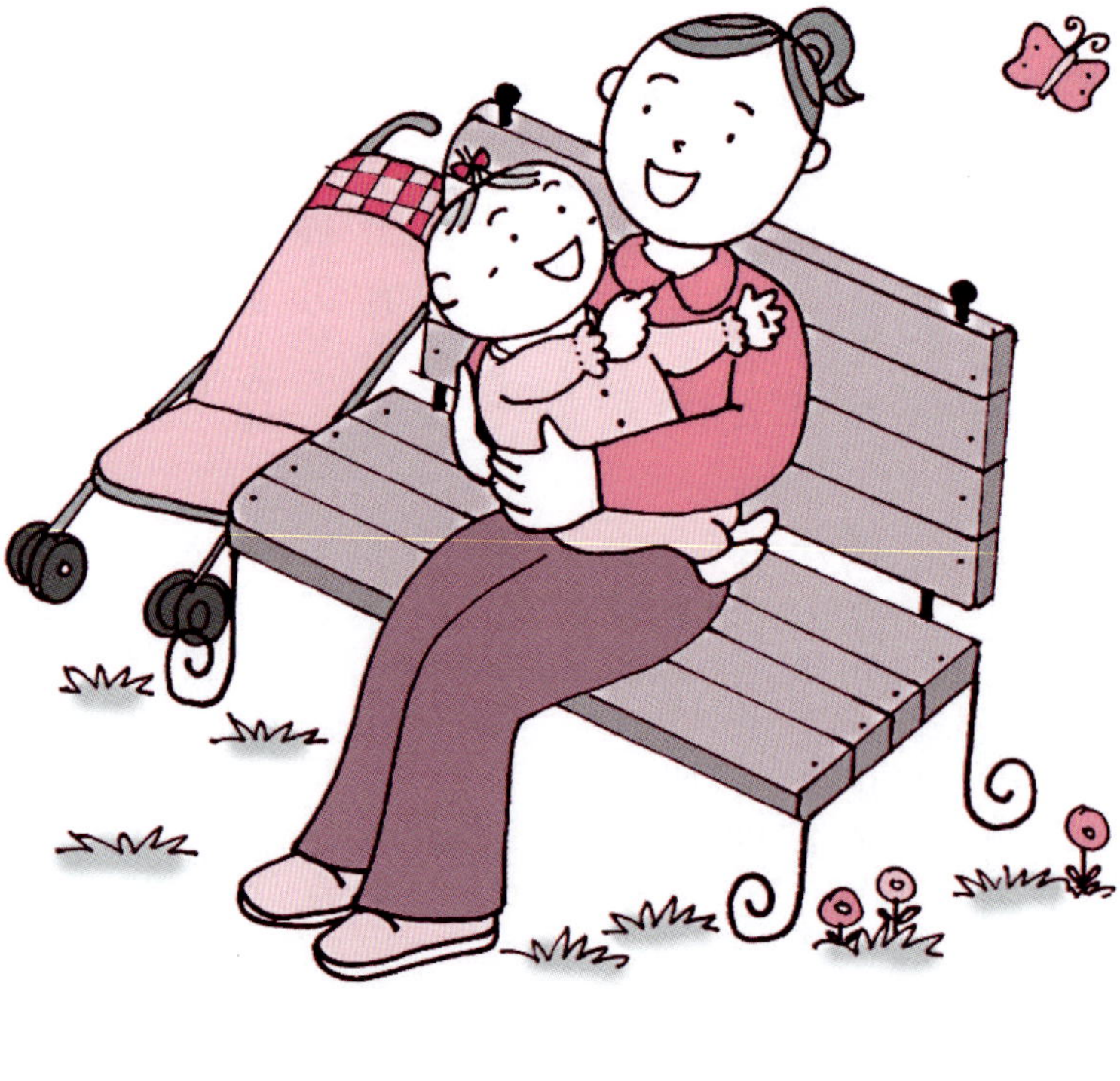

⑤ビタミンB_{12}（シアノコバラミン）

ビタミンB_{12}は、シアノコバラミンとも呼ばれ、悪性貧血の治療に用いられます。このビタミンは、母乳１００ml中に０・１μg含まれるビタミンで、赤ちゃんに必要なビタミンです。ビタミンB_{12}が足りなくなると、赤ちゃんが脳障害を起こす可能性があります。肉類に含まれるので、**お母さんがいっさい動物性の食品を食べない菜食主義者の場合は妊娠中から、サプリメントで補給するようにしましょう。**母乳中のビタミンB_{12}濃度は、お母さんの血液中のビタミンB_{12}濃度と関係するので、菜食主義者のお母さんの場合、補給をしなければ、母乳に含まれるビタミンB_{12}は低くなることが予測されます。授乳中のお母さんに補給することも一般的に推奨されています。ビタミンB_{12}は、さまざまなかたちで利用ができ、**授乳中のお母さんと赤ちゃんすべてに、安全に使用することができます。**

⑥ビタミンＣ（アスコルビン酸）

腎臓は体内のビタミンＣ量を

コラム

日光を適度に浴びましょう！ ビタミンDについて

赤ちゃんは適度に日光を浴びることが必要です。ビタミンDは、日光を浴びることによって体の中でつくられます。

最近アメリカでは、母乳で育てている赤ちゃんには補助栄養としてビタミンDを毎日400単位与えるようにすすめられています。もともと日光の強い赤道近くに住んでいた肌の色が濃い人種が、赤道から遠い地域（北半球では北のほう）などに住んでいる場合は、日光を浴びる時間と量が少ないとビタミンDが体内にできにくいので、ビタミンDを補助する必要があるかもしれません。日本でも、北海道など北のほうに住んでいる母乳で育つ赤ちゃんにはビタミンDをお母さんに補充したほうがよい、という意見もあります。

ビタミンDをとるには2通りの方法があります。

1つは、お母さんがビタミンDを口から飲むことです。母乳にもビタミンDが入っているので、赤ちゃんは母乳を通じて摂取することができます。このビタミンDは後乳（授乳の後半に出てくる母乳）に多く含まれているので、後乳までしっかり飲みとってもらうことが大切になります。また、お母さんがビタミンDを多く含む食事をとっていると母乳中のビタミンDも増えるようです。ビタミンDを多く含む食べものには、きのこ類・貝類などがありますが、特に多いのは干ししいたけです。

もう1つは、日光にあたることです。天気のいい日には、赤ちゃんにも外気浴、日光浴をさせてあげたいものですね。お母さんも日光にあたることで、体の中でビタミンDが増えていきます。

ちなみに、夏場に10～15分全身で日光浴をすると10,000～20,000単位、体の中につくられます。

外気浴は「赤ちゃんを外の空気に触れさせること」をいいます。外気浴は赤ちゃんの皮膚を丈夫にし、新陳代謝を盛んにしてくれます。

外気浴で外の空気に慣れてきたら、生後1か月を目安に日光浴を始めましょう。日光浴は血液の流れをよくしてくれます。また、カルシウムやビタミンDを増加させてくれるので、骨や筋肉を丈夫にします。

このビタミンDは、骨を強くするだけでなく、感染を防ぐ・ある種のがん（白血病、大腸がん、乳がんなど）を予防する・糖尿病や自己免疫疾患を予防する、といったさまざまな働きをしていることがわかってきました。お母さんも適度に日にあたるようにしてください。薄着であれば1日20分ぐらいでも、やわらかな日差しのもとで日光浴をすることはビタミンDを増やす効果があります。

車や部屋の窓越しの日光では、ビタミンDはつくられません。ふつうに赤ちゃんを連れて散歩や買い物に行くと、ほとんどの場合、それだけで適度な日光を浴びることができます。あまり日光を浴びることができない地方や小さく生まれた赤ちゃんの場合は、お母さんか赤ちゃんがビタミンDを補足して摂取する必要があるかどうか、小児科医に相談してみましょう。

マスコミの影響もあり、紫外線にあたるのはよくないと考えているお母さんもいらっしゃるかもしれませんが、ほどほどのお日様は大切なのです。

ミネラルを含む食材	
成分名	食　材
鉄	レバー、ひじき、イワシ、アサリ、大豆、ほうれん草、小松菜 など
亜鉛	カキ（牡蠣）、うなぎ、スルメ、レバー、カシューナッツ、大豆 など
マグネシウム	カシューナッツ、アーモンド、大豆、カキ（牡蠣）、納豆 など

コントロールしていて、服用量に関係なく血液中のビタミンC濃度を一定範囲に保っています。ビタミンCの母乳中の含有量は1Lあたり35～200mgで、お母さんの摂取量によって変化します。**栄養的にビタミンCが不足しているお母さんにのみ、医師による処方が必要**となります。お母さんへの治療的投与量は、1日あたりで100mgです。ビタミンCは、1000～1500mgと多い量を摂取しても、母乳に含まれる量はわずかに増加するだけです。ただし、妊娠中の過剰なビタミンC摂取は、胎児への影響が懸念されるので控えましょう。またビタミンCは、アスピリン（解熱・鎮痛薬、総合感冒薬）やワルファリン（抗血栓薬）などいくつかの薬に対する影響もあるので、服用している薬があれば、医師に相談するとよいでしょう。

⑦ビタミンD

2008年にアメリカ小児科学会では、母乳で育てられている赤ちゃんは、くる病（骨が弱くなり折れたり変形する病気）にならないように、1日に400単位のビタミンDを補充するように推奨しています。**ビタミンDは太陽の光にあたることでつくられ、骨をつくるのに大切なビタミンです。**それ以外にもビタミンDは、感染を防ぐ、大腸や結腸のがんを防ぐ、糖尿病になりにくくするなどの大切な役割を果たしています。

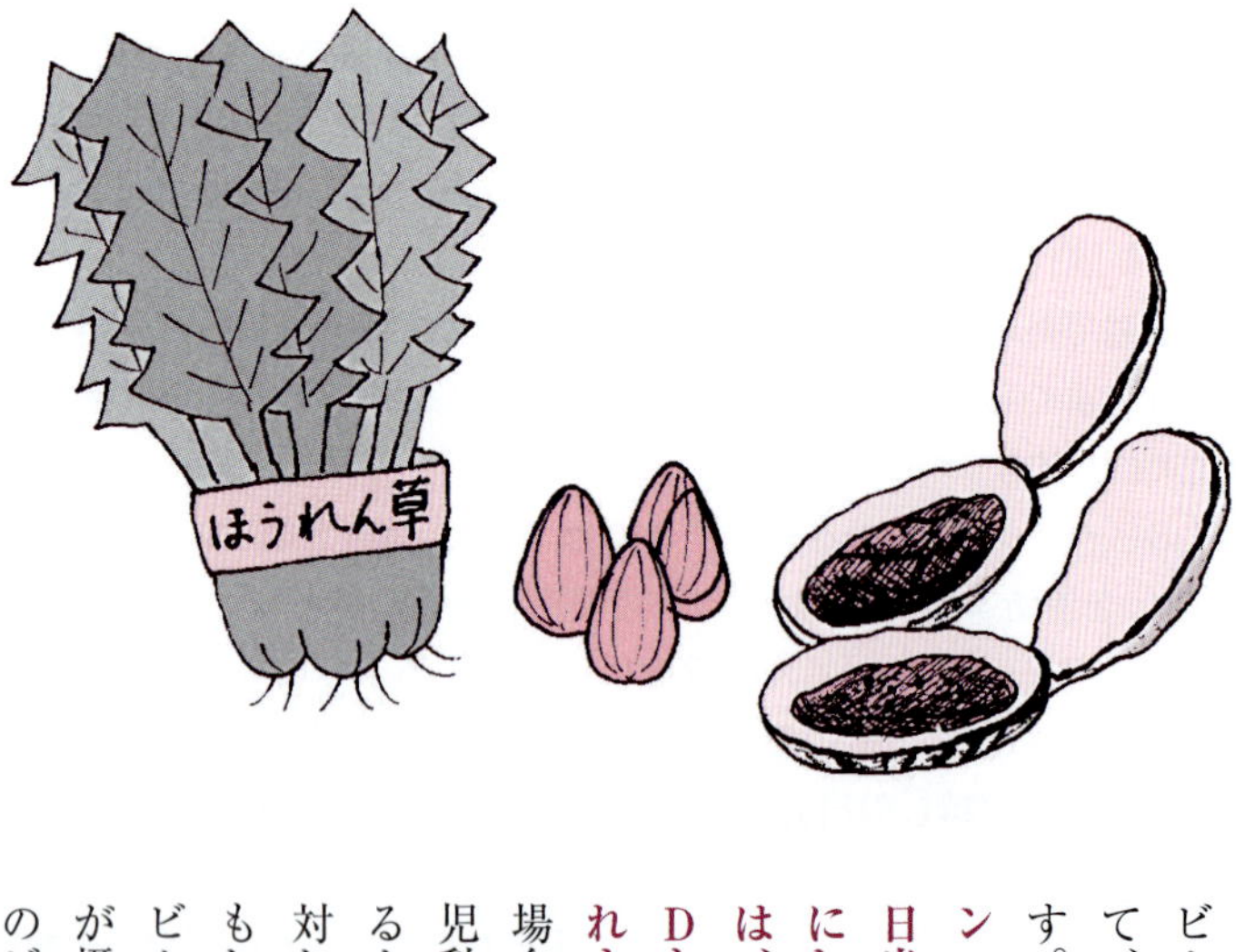

ビタミンDは、お母さんの血液に含まれるビタミンD量に比例して、母乳中へ移行します。このため、**ビタミンDの摂取が少なく、日光にあたらないようにしているお母さんでは、母乳中のビタミンDも少なくなるかもしれません。**このような場合には、アメリカ小児科学会が推奨しているように、赤ちゃんに対しても補充が必要かもしれません。多めのビタミンDをお母さんが摂取すると、母乳中のビタミンD濃度も増加したという報告があります。ビタミンDを含む食べものをとり、**1日に20分くらいは赤ちゃんと一緒に日光にあたるようにしましょう。**

⑧ビタミンE（αトコフェロール）

ビタミンEは、お母さんの血液中に含まれる濃度よりも母乳

コラム

カルシウム、鉄、ビタミン 摂取について

2005年版の厚生労働省の指針からは、授乳中のカルシウム付加が削除されました。その理由は、①授乳の際、母乳中に出てくるカルシウムの多くは骨カルシウムに由来していること、②授乳終了後6か月間で授乳中に減少した骨量が妊娠前の状態に回復していること、がわかったためです。

長期の母乳育児をした女性の場合、月経再開後に再び骨がしっかりとしてきて、将来的に骨《こつ》粗《そ》鬆《しょう》症《しょう》のリスクが減少するといわれています。ただ現代人は、総じてカルシウムの摂取が不足しがちです。非妊娠時のカルシウム摂取が不足しているかなと思う場合には、授乳中にもカルシウムを含む食材をとるようにするといいですね。

カルシウムの吸収をよくするためには、干ししいたけなどに含まれるビタミンDの摂取が重要ですが、食物以外にも日光に浴びることにより皮膚で産生されます。カルシウムは、乳製品からの吸収率が高いといわれていますが、ヨーグルトなどの乳製品以外にも、緑色の葉野菜、豆腐、魚にも豊富に含まれます。

授乳中には鉄を非妊娠時よりも多くとる必要があります。お母さんの鉄摂取は、直接母乳中の鉄量には影響しませんが、お母さん自身の貧血予防には必要です。鉄は、ヘム鉄（肉や魚に含まれる）と非ヘム鉄（豆、青菜、海藻に含まれる）に分けられます。この非ヘム鉄はヘム鉄に比べると吸収がよくないのですが、ビタミンCや動物性のたんぱく質と一緒に摂取すると吸収率がよくなります。

水溶性ビタミン（B群・C・葉酸など）は体内に蓄積しておくことができないため、お母さんの食事の影響を受けやすいので、意識してとるといい栄養素です。脂溶性ビタミン（A·D·E·K）は母乳中の脂肪成分に含まれますので、脂肪分を多く含む後乳（授乳の後のほうの母乳を後乳と呼びます）までを赤ちゃんに飲んでもらうことが大切です（1回の授乳中に、母乳中の脂肪分は徐々に増加します）。

水分摂取も大切です。授乳中は好きな飲みものをそばに置いて、のどが渇く前に水分をとる習慣をつけることで、母乳の産生を助けます。ただし、清涼飲料水は糖分を多く含むため、お母さんの健康のためにおすすめできません。

いろいろな色の食材をバランスよく食べれば、大抵の栄養素はまんべんなく摂取できるものです。

【栄養素の不足が起こる場合】

母親の選択した食事習慣や、まれに疾患のために特定の栄養素不足をまねくことがあります。例えば、厳格な菜食主義の（卵や乳製品も含めた動物性食品をまったくとらない）人の食事では、ビタミンB_1やB_{12}が不足しやすいので、授乳中はサプリメントとしてビタミンB_1やB_{12}を補充する必要があります。

中の濃度のほうが高いことが知られています。ビタミンEは、赤ちゃんにとって重要なビタミンです。早く生まれた赤ちゃんは特に、お母さんから十分にビタミンEをもらう前に生まれてきますので、薬として与える場合もあります。**お母さんがビタミンEをサプリメントとしてとった場合に、母乳中のビタミンEがどのように変化するかは、まだよくわかっていません。**いずれにしても、**とりすぎには注意してください。**かつては、乳首の痛みにビタミンEを塗ることが提案されていたことがありましたが、ビタミンEをたくさん含む軟膏を乳首に塗ると赤ちゃんにとって過剰摂取となるおそれがあるので避けましょう。

ミネラルについて

ミネラルには鉄、亜鉛、マグネシウム、銅、カルシウム、セレンなどが含まれます。これらの物質は、体内でとても大切な役割をしていますが、体内でつくることができないので食物から摂取します。十分に摂取できない場合は、不足分を補うためにサプリメントを使用することもあります。とはいっても、過剰摂取になるとよくないので、とりすぎには注意しましょう。

①鉄

お母さんがサプリメントや貧血の薬として摂取した鉄は母乳にはほとんど出ていきません。このため、お母さんが鉄を飲んだり、貧血の治療として注射されることがあっても、**授乳には影響ありません。**

②亜鉛

大人で摂取してもよい量は1日に12～15㎎です。**サプリメントとしてとりすぎると、胃が荒れるかもしれません。亜鉛の過剰摂取は有害で、免疫に関与する細胞のリンパ球や白血球に影響することがあります。食品だけから過剰に摂取されることはありません。**

③マグネシウム

お母さんがとった量の15～30%だけが腸から吸収されます。お母さんが摂取したマグネシウムは**赤ちゃんにほとんど影響しないと考えられます。**

最近の話題

最近、カルニチンとコエンザイムQ10という物質が話題になっています。これについてはどのようなことがわかっているのか、みていきましょう。

①カルニチン

カルニチンは、脂肪からエネルギーをつくり出すのに役立つ物質です。肉などから摂取することができ、特に羊や牛の赤身の部分にたくさん含まれています。授乳中のお母さんにおける投与の研究はありませんが、**通常の量であれば危険性はないと**考えられています。

②コエンザイムQ10（ユビデカレノン／ユビキノン）

コエンザイムQ10は別名ユビデカレノンそしてユビキノンとして知られており、細胞内のエネルギー合成に関与しています。ユビデカレノンは、日本医薬品集では強心薬に分類されており、うっ血性心疾患、高血圧、狭心症などに用いられます。100㎎を内服した場合、最高血中濃度は1μg／mlです。1日300㎎を投与した場合、4日目の平均血中濃度は5・4μg／mlでした。

母乳中のユビキノン濃度を測定したデータはありませんが、ユビキノンは油に溶けやすく、血液中に長くとどまるため、母乳にある程度は移行するだろうと考えられます。

ユビキノンは、成人に対してはあまり有害な作用がありませんが、乳児に対する毒性についてのデータはなく、多くの文献では「妊婦や授乳中の女性にユビキノンを補充することは避けるべき」と示されています。少なくとも健康な女性が服用する必要はないでしょう。ユビキノンは、レバー（豚、牛）、マグロ、イワシ、サバ、サンマ、ウナギなどに多く含まれています。

サプリメントをとる際の注意点

①食事はバランスよくとる

サプリメントは薬ではなく栄養食品です。授乳中は忙しくて食事のバランスにまで気を配ることができないと思われるお母さんがいるかもしれません。**極端な食事制限や動物性食品をとらない菜食主義者の場合を除けば、お母さんの食生活が一時的に少々バランスを欠いても、ほとんどの場合、母乳中の栄養は赤ちゃんにとって最善なものとなります。とはいえ、お母さん自身が健康でいることが子育てには大切なことです。**前の日や朝に、具がたっぷりのシチューなどをまとめてつくり置きしておいたり、お父さんに食事をつくってもらえたりすると助かりますね。

赤ちゃんと一緒に散歩をして、赤ちゃんが寝ているときは一緒に休み、周りの人たちからの支援を得てストレスを減らすことも大切です。**できるだけバランスのとれた食生活を心がけて、サプリメントに頼らないようにすることが一番です。**

②摂取量を守る

サプリメントの表示ラベルには1日の摂取（目安）量が記載されています。成分によっては、とりすぎによる過剰症を起こすかもしれません。必ず1日の摂取量を守るようにしてください。

よく耳にする有名な成分であったり、それをまたテレビで見たりすると、イメージだけでサプリメントを選んでしまうことも少なくありません。自分にとって本当に必要な成分かどうかをよく調べましょう。

③保存方法に気をつける

品質の劣化を防ぐためにも、高温多湿な場所に長時間置かないなど、保存方法に気をつけましょう。製品によっては保存方法がラベルに表示されているので、必ず守るようにしましょう。

サプリメントが医薬品の効果に影響を及ぼすことがあるので、医薬品の服用中は、サプリメントを始める前に医師や薬剤師に相談してください。

Q 授乳中に食べたほうがいい食べものって何？

母乳のためにお勧めできる食べ物があるなら知りたいと、関心をもっているのですね。

授乳中の女性の食事に関しては、さまざまなアドバイスがされていることでしょうが、科学的根拠のあるものはほとんどないのが実情です。伝統的な言い伝えの中にも大切なこともあるでしょうが、極端な食事制限によりお母さん自身の健康を害したり、ストレスがたまったりしては困ります。逆に「もっと食べるように」と言われたということがつらかった、と訴えるお母さんもいます。食事により母乳育児を続けることに苦痛を感じては何にもなりません。

授乳中の女性が適切な栄養を摂取することは重要なことです。その際、いろいろな食材からバランスよく栄養をとる、新鮮な果物や野菜をとるように心がける、朝食をきちんととるなど普通の食事ができると、その後の子どもの食生活によい影響を与えるでしょう。

ただ、母乳でも人工乳でも育児中は何かと時間がないものです。まとめてつくって冷凍しておく、食材がたくさん入ったメニュー（具だくさんの味噌汁、シチューなど）を利用するなど、食事の準備がストレスにならないように工夫できるといいでしょう。

コラム

魚は大切な食材

2003年６月に厚生労働省より「水銀を含有する魚介類等の摂取に関する注意事項」が公表され、さらに2005年11月にその見直しが行われました。これは、「妊娠している方または、その可能性のある方については、注意をすることが望ましい」とされていて、授乳中の女性は対象ではありません。例えば、妊娠中は「メカジキ、キンメダイ、メバチマグロ」の摂取は１週間に１回まで（１回80gとして）にすることが望ましい」と書かれていますが、母乳を介して赤ちゃんが摂取する水銀量は低く、魚介類は良質なたんぱく質を多く含み、DHA（ドコサヘキサエン酸）やEPA（エイコサペンタエン酸）といった脳や視力の発達に重要と考えられる脂肪酸が多く含まれているので、授乳中は普段どおり食べて差しつかえありません。なお、DHAやEPAが多く含まれる、イワシ、サンマ、サバ、アジなどは、妊娠中でも通常の量を食べて安全とされている食材です。DHAやEPAは、母乳を通じて赤ちゃんの体内に移るので、妊娠中から積極的にとりたいものです。

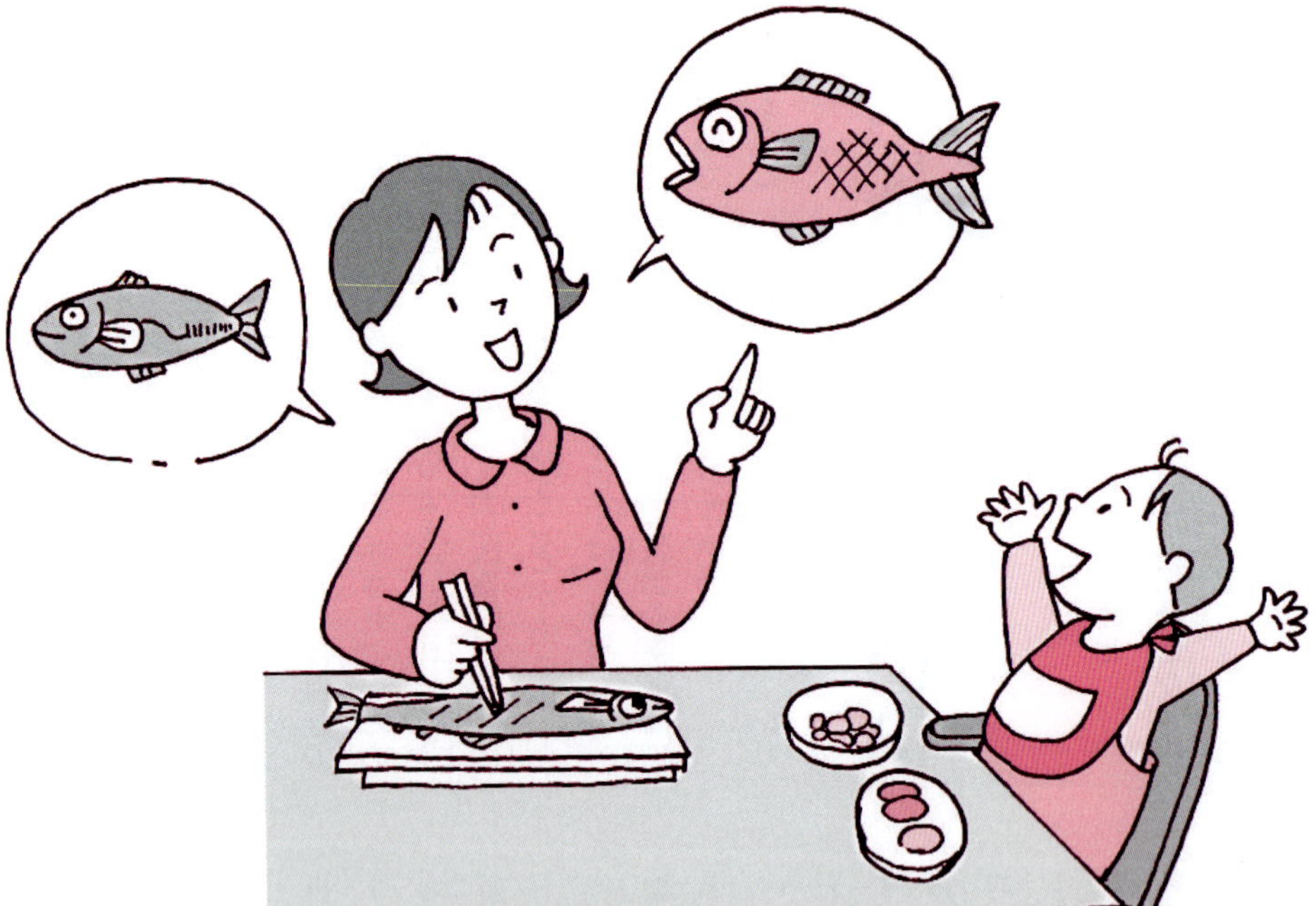

⑥母乳育児に関するトラブル

Q 授乳をすると乳首が痛いのですが、どうしたらいいの？

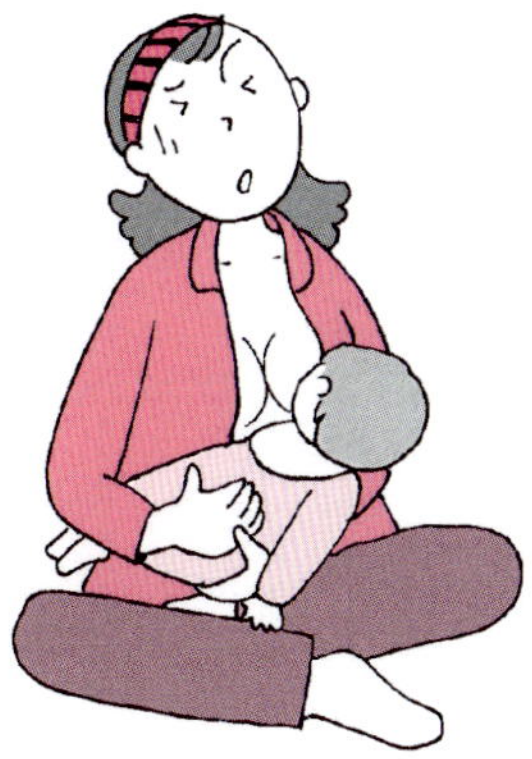

乳首《ちくび》が痛いと授乳を楽しめないし、いつまで痛みが続くのか心配になってしまいますね。
まず、乳首の痛みの原因を探してみましょう。

出産後早い時期には時々、乳首が少しだけ痛くなることがあります。ほとんどの場合、乳首が傷ついているわけではなく、痛みは20〜30秒ほどで消え、母乳の出る量が増えるにしたがって消えていくことが多いようです。これは、**赤ちゃんがうまく吸っていても乳首が過敏になっていて感じる痛みです**。

ただし、**授乳を苦痛と感じてしまうような強い痛みが起こったり、乳首に傷ができていたり、乳首の痛みが1週間以上持続していたりする場合は、何らかの原因がある**と考え対応しましょう。

授乳のときの抱き方・含ませ方によって起こる乳首の痛み

この場合の乳首の痛みは「乳首だけを吸っている」場合に起こりやすく、痛みは、飲ませはじめると同時に、急速に起こります。母乳が出てくるにつれ、次第に痛みは少し弱まるかもしれませんが、授乳中、ずっと乳首の先から乳輪（乳首の周りの黒い部分）全体までの皮膚が痛みます。こうした痛みが起きたら、自分で抱き方や含ませ方を修正することができるといいですね。

授乳中の赤ちゃんの口の動きを観察しましょう。赤ちゃんがうまくおっぱいを吸っているときには、赤ちゃんの舌は歯ぐきを越え前に出ています。授乳中に赤ちゃんの下唇をそっとめくると、舌が乳輪に巻きついているのが確認できます。**舌が見えなかったり、クリック音（ツコンツコン）や舌打ち音（チェッチェッ）が聞こえたり、授乳中に赤ちゃんの頬にえくぼができることがある場合にはうまく吸いつきができていない可能性があります。もう一度、赤ちゃんが大きく口を開けてから乳首・乳輪まで深く含ませましょう。赤ちゃんの頭と体がよじれない**

ようにし、赤ちゃんのお腹とお母さんの体を密着させると深くおっぱいを含みやすくなります。

授乳直後に乳首が〝ぺしゃんこにつぶれている〟かもしれません。そうしたときは、そのつぶれた先のラインに沿うように傷や水ぶくれができやすいといわれています。

左の表は、授乳直後の乳首の様子から考えられる痛みの原因です。

授乳直後の乳首の様子から考えられる痛みの原因

乳首の下方に傷ができるとき	赤ちゃんは乳輪の上側の部分を多く口に含んでいて、乳輪の下は少ししか口に入っていない可能性があります。
傷が三日月のように尖っているとき	赤ちゃんが乳輪まで深く吸いついていません。
乳首の先が白や青白くなっているとき	赤ちゃんが乳首を上下の歯ぐきではさんで飲んでいるか、飲みこむ際に強く乳首をつぶしています。
乳房を時計にたとえて表現すると、右乳房の10時から12時・4時から6時の方向、左乳房なら12時から2時・6時から8時の方向に傷や痛みがあるとき	赤ちゃんがおっぱいを浅くくわえているか、口を小さくすぼめた状態で吸っています。
乳首の中心線の斜め45度の方向の赤いスジ、または青白く折り目がついているとき	赤ちゃんの舌が乳輪まで深く含まれていない可能性があります。

出産早期に人工乳首やおしゃぶりを使用したことによる乳首の痛み

哺乳びんの人工乳首を使用していると、赤ちゃんは口の開きが小さくなり、すぼめがちな吸いつき方を覚えてしまいます。そのため、お母さんの乳房に吸いつくときにも浅くなってしまい、乳首を痛くする原因となります。予防のためには、少なくとも最初の数週間、**母乳育児が軌道にのるまでは、人工乳首やおしゃぶりを使用しない**ことが大切です。

乳首に傷ができたときにぬっていいものとして、純粋な精製ラノリン（商品名ピュアレーン100、ランシノー）は、皮膚を覆うことで、皮膚の中の自然治癒力を高めるので使ってもかまいません。農薬や汚染が心配な動物の脂や添加物の入っている製品は避けたほうがいいでしょう。**一番いいのは自分の母乳をぬること**です。母乳には抗菌作用があるので、軽い傷に有効です。

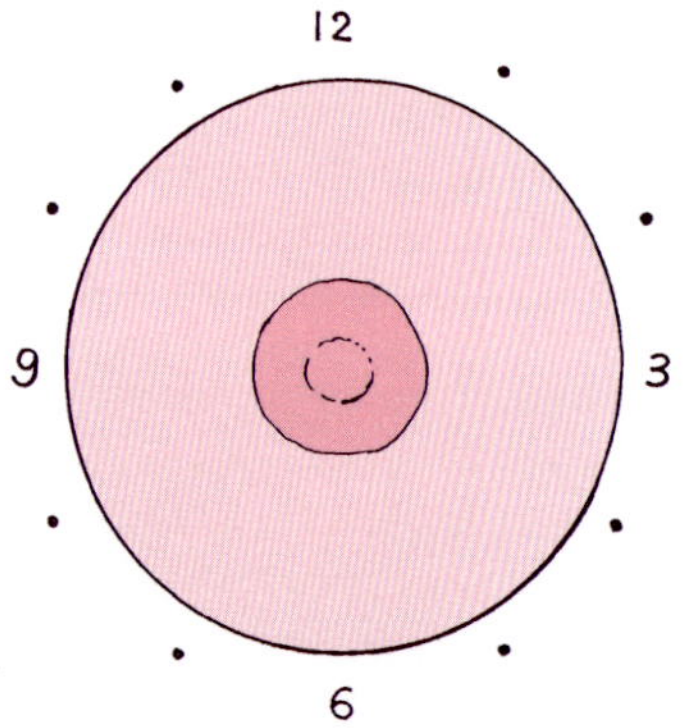

授乳後に乳頭全体が白くなっている（レイノー現象）

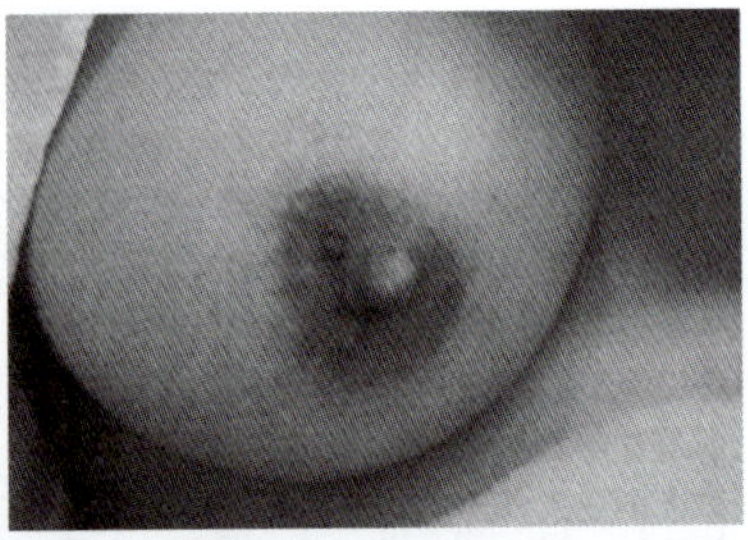

レイノー現象

乳首全体が真っ白に虚血したような状態になっている。

授乳直後に乳首または乳輪までが真っ白で、血がかよわないような状態となり、刺すような・焼けるようなズキズキとした痛みが乳首と乳輪に感じられる状態です。授乳が終わり乳頭に血液が戻ってくると同時に、強い痛みを感じることもあります。乳頭を強くつぶして授乳した際にも起こりやすく、また、冷やしたりする刺激でも起こるため、抱き方・含ませ方に気をつけ、授乳前後に乳首を冷たい空気にあてないようにしたり、**温めたりするとよいでしょう。**

乳房から無理に赤ちゃんを離した際の乳首の痛み

赤ちゃんが自分から乳房を離す前に、無理に離そうとすると乳首を痛めることとなります。赤ちゃんが満足する前に乳房から離したい場合は、**清潔にした指を赤ちゃんの口の脇から上の歯ぐきと下の歯ぐきの間に入れて離すようにする**とよいでしょう。

搾乳器の間違った使い方による乳首の痛み

搾乳器が適切に使用されていない場合（乳首にあたるところのサイズが合わない、必要以上に強い圧をかける、無理にはずすなど）、使用中に痛みを感じたり、乳首や乳首の付け根が赤くなったり、傷ついたりすることがあります。**乳首にあたる搾乳器の部分は自分の乳首のサイズに合ったものを選び、痛みのない圧で母乳をしぼれるタイプの搾乳器を選ぶ**とよいでしょう。搾乳器を使わなくても、手でしぼることができるので、必需品ではありません。

サイズの合わないブラジャーとパットによる乳首の痛み

（特に乳房の張りの強いときに）きつめのブラジャーで乳首を圧迫したり、化学繊維の下着や母乳で湿った母乳パットなどで乳首がふやけたりこすれたりすると痛みの原因になることがあります。

できれば、**乳房に直接あたるブラジャーは、綿100％のものでゆったりしたサイズを選び、母乳パットも化学繊維を避け、湿ったら早めに交換**しましょう。使い捨ての母乳パットの場合もこまめに替えるようにします。市販の母乳パットは必需品ではなく、綿のガーゼタオルなどでも代用できます。母乳の量が安定して、もれたりしない場合には必要ないでしょう。ブラジャーも特になくてもかまいません。

真菌感染症（カンジダ感染症）が原因の乳首の痛み

カンジダはカビの一種で、赤ちゃんの口の中に鵞口瘡《がこうそう》（白い乳カスのようなものが歯茎や頬部の内側につくが、こすっても取れない）やおむつかぶれ（単純なかぶれとは違い、カビによるものは乳児寄生菌性紅斑という）をつくったり、お母さんに腟炎を起こしたりすることがあります。このカビはだれもがもっているもので普段は悪さをしませんが、お母さんが抗菌薬（抗生物質）を使用した後や体力が弱っているときなどに症状を現すことがあります。

乳房にカンジダが感染すると、**授乳に関係なく、「針で刺されたような」とか「焼けつくような」とか形容される痛みを、乳房全体もしくは乳房の深い部分で感じることがあります。**乳房や乳首は一見異常がないように見えることもありますが、乳首や乳輪がピンク色に光って見えることもあります。また、時には乳首やそのまわりの皮膚が薄くなってはがれそうに見えることもあります。乳房の外見には特徴がなく、通常の検査ではカンジダの感染を証明することがむずかしいため、乳房のカンジダ感染症は医師や助産師などの専門家にもあまり知られていません。

授乳の際の赤ちゃんの吸いつき方を工夫してみても、なかなか乳首の痛みがおさまらない場合や、授乳をしていないときでも乳房が激しく痛む場合は、カンジダ感染の可能性があります。**医師に薬を処方してもらい、赤ちゃんとお母さんが同時に治療を受けましょう。**ミコナゾールのゲル（商品名フロリードゲル経口用など）は、口の中にぬる薬で、赤ちゃんの鵞口瘡《がこうそう》にも使用しますから、お母さんの乳首にぬってそのまま授乳することで、お母さんと赤ちゃんが同時に治療を受けることができます。ぬり薬では効果がない場合は、抗真菌薬（フルコナゾールという薬がよく使われます）を医師に処方してもらって、お母さんが内服しなければならないこともあります。母乳育児に詳しい医師に相談しましょう。

　カンジダはカビの一種ですので、赤ちゃんの口に入るものは消毒し、母乳パッドをこまめに代えたり、ブラジャーを熱湯で消毒したりするといいでしょう。

赤ちゃんの口の問題（舌小帯短縮・高口蓋など）

舌小帯短縮《ぜっしょうたいたんしゅく》（舌と口をつないでいる、ひも状のものが短いこと、下の写真参照）の場合、舌が短い場合、上唇小帯《じょうしんしょうたい》（歯ぐきから上唇までつながっているひも状のもの）で上の唇と上の歯ぐきが強くつながれている場合、口蓋《こうがい》（口の中の上部、上あご）が狭く高く溝状《みぞじょう》である場合に乳首の痛みが起こることがあります。この場合、**抱き方や含ませ方を工夫する**ことにより、痛みが軽減されることがあります。さまざまな授乳の姿勢を試してみるとよいでしょう。

　特に、舌の形がハート型に見えると「手術が必要かも」と心配されるお母さんがいるかもしれませんが、日本小児科学会は「舌小帯短縮で手術が必要なものはまれである」と述べています。**出生早期に舌がハート型をしていても、時間がたつにつれて、小帯（舌と口をつないでいるひも状のもの）が伸展し、症状が改善してくる**こともあります。なかには、**まれに切除が適応されるケースもあります**ので、一人で悩まず、母乳育児に詳しい専門家（国際認定ラクテーション・コンサルタントの資格をもった小児科医など）に相談するとよいでしょう。

ホルモン状態が変化することによって感じる乳首の痛み

月経前や月経中、妊娠によるホルモンの変化によって乳首の痛みを感じることがあります。

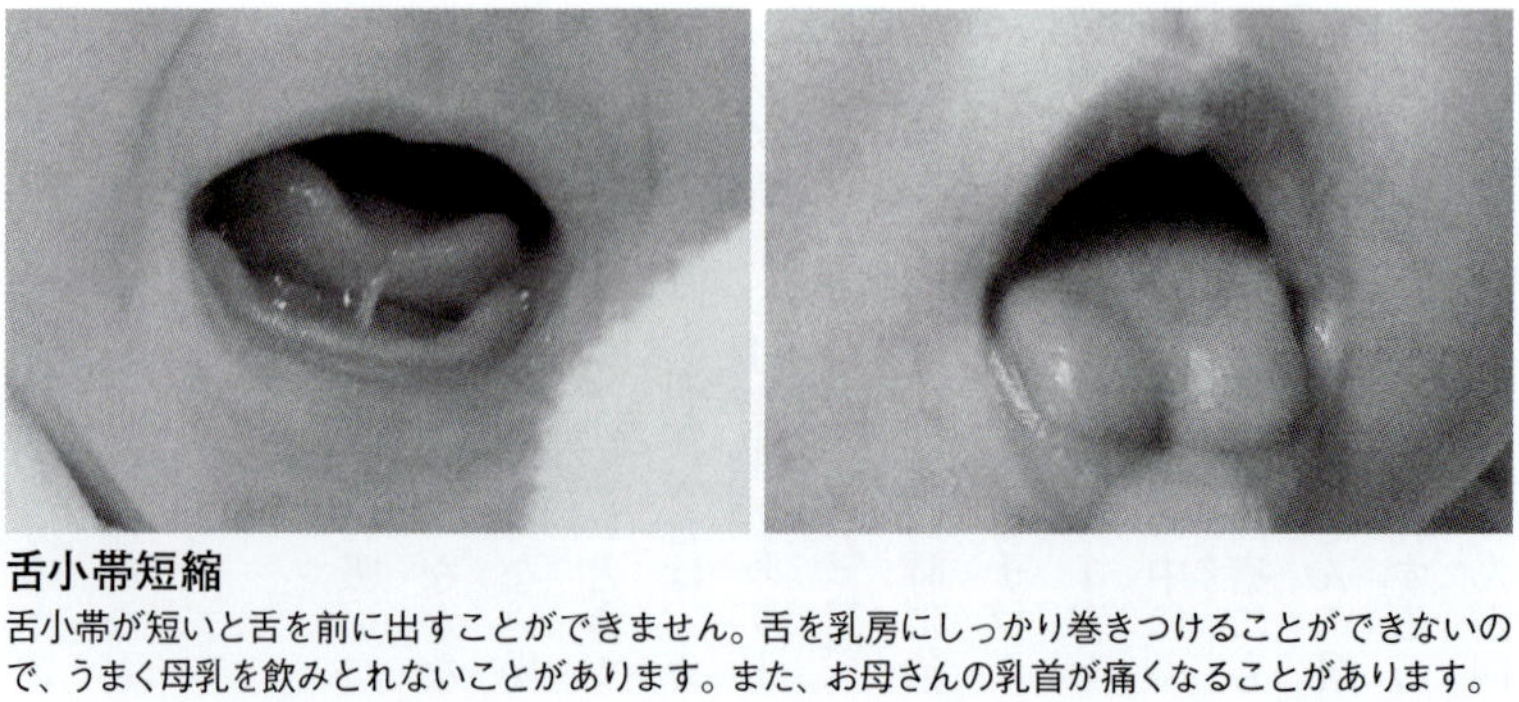

舌小帯短縮
舌小帯が短いと舌を前に出すことができません。舌を乳房にしっかり巻きつけることができないので、うまく母乳を飲みとれないことがあります。また、お母さんの乳首が痛くなることがあります。

Q 妊娠中に乳首の形が扁平だといわれました。特別な準備をしなくても母乳で育てられるの？

乳首が平らで外に出ていないことを指摘されて、何か準備をしないと赤ちゃんがおっぱいをうまく飲めないのではと心配になられているのですね。

　現在、専門家の共通認識として、妊娠中から手で乳頭を引き出したり、器具を使ったりするよりも、**生まれてから、できるだけ早くに赤ちゃんにおっぱいを吸ってもらう**ことで、母乳育児がよりスムーズに始められるといわれています。

　妊娠中よりも出産後のほうが乳頭は伸びやすくなります。出産後のまだ乳房の張りがなく柔らかいときから授乳を始めるとよいでしょう。**乳房が張りすぎていないほうが赤ちゃんは、乳輪まで大きく含むことができます。赤ちゃんにお母さんのおっぱいを乳輪まで大きく含めるようにします。**赤ちゃんのおっぱいを欲しがるサインに合わせて頻繁に授乳をしましょう。

お母さんの乳首や乳房の形はさまざまです。赤ちゃんはお母さんのおっぱいが吸えるように生まれてきますが、赤ちゃんにはお母さんのおっぱいに慣れてもらうことも大切です。人工乳首に慣れてしまうと、赤ちゃんがお母さんのおっぱいを吸うのをいやがるようになることもあるので、特にこの時期は哺乳びんを使わないほうがよいでしょう。

赤ちゃんが吸いつきやすくなる姿勢を試してみましょう。例えば、赤ちゃんを床や机の上に寝かせて、お母さんがその上に体を持っていって、上から赤ちゃんの口にたれさがるようにして含ませると、うまくいく場合もあります。お母さんの手で乳輪の部分を円錐形にしてみたり、指をCの形にして乳房を支え（48ページ参照）、サンドイッチのように赤ちゃんの口に持っていったりすると吸いつける場合もあります。**場合によっては、飲めるまでに時間がかかる赤ちゃんもいるかもしれませんが、そのうちに自分で吸いつけるようになる**ものです。

赤ちゃんが、お母さんのおっぱいに慣れるまでうまく母乳を飲めないときは、母乳をしぼってみましょう。搾乳器でしぼった直後や、乳首を引っ張り出す器具を使うと乳首が出てくるようなら、そのときに授乳するとうまくいく場合もあります。また、しぼった母乳は小さいコップで少しずつ飲ませることができます。

Q 出産後3日目ですが、乳房が張って痛いのです。

母乳を飲ませたくても、乳房が痛いといつまで張りが続くのかと憂うつになってしまいますね。

この時期の乳房の張りや、張りすぎによる軽い痛みは、頻繁に授乳することで楽になるといわ

リバース・プレッシャー・ソフトニング（RPS）

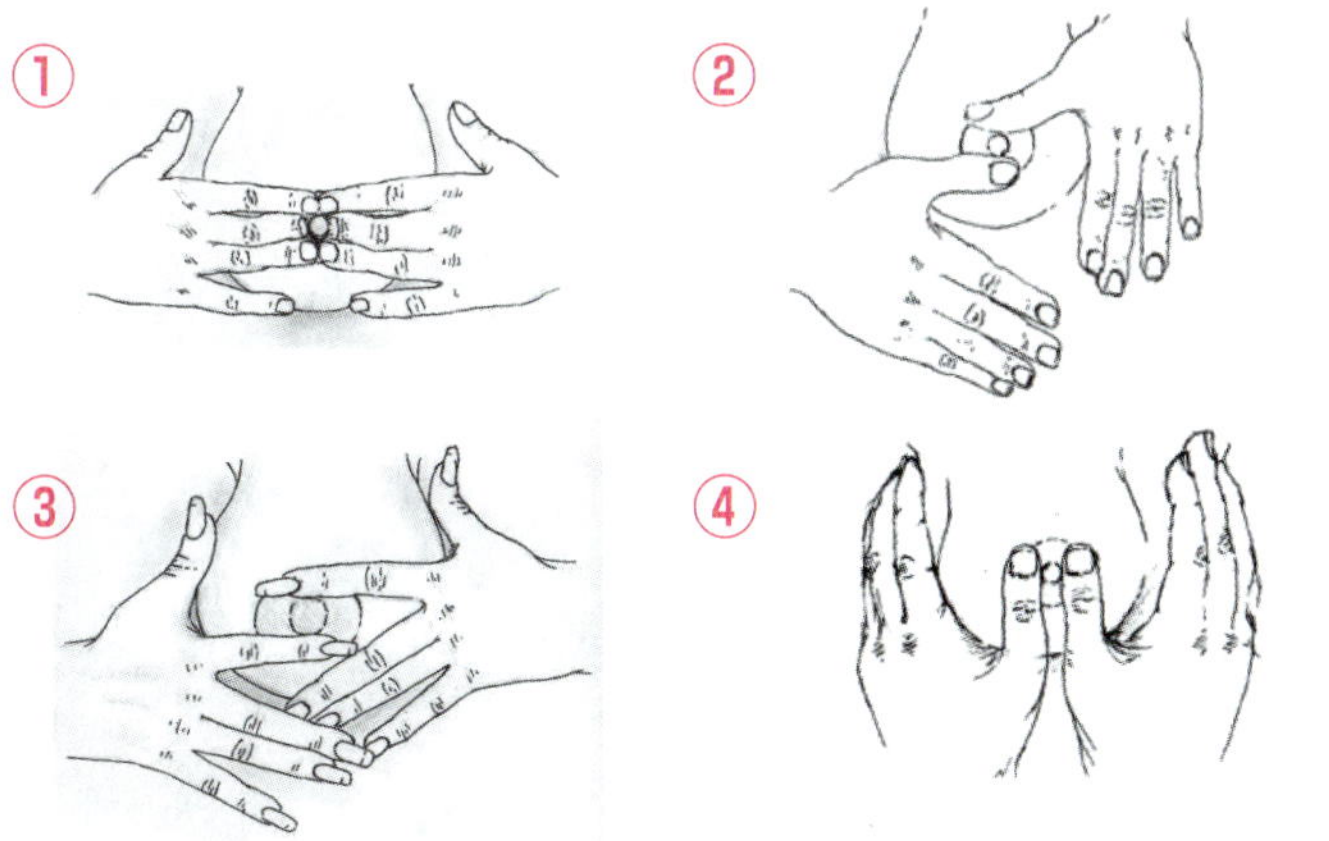

授乳の直前に、指頭か指の腹を乳輪の部分に当てて、痛くない程度に自分に向かってしっかり圧迫したまま1分以上キープする。④の図は、正面から支援者にやってもらっているところ。①以外は指の位置を変えて乳輪全体に行う。乳輪が柔らかくなって赤ちゃんが吸いつきやすくなる。

（Jean Cotterman.Breastfeeding Online. http://www.breastfeedingonline.com/rps.shtml）

れています。**授乳回数や時間を制限しないで、赤ちゃんが自分からおっぱいを離すまでしっかり授乳できるとよい**でしょう。

頻繁の授乳は、乳房の張りすぎの予防にもなります。張りすぎのため赤ちゃんがうまく吸いつけないときは、授乳前に軽く母乳をしぼって**乳輪を柔らかくする**と深く含みやすくなります。お母さんが自分の指を使って1分くらい乳輪の部分に垂直に圧を加えることで、リンパ液などが逆流し、吸いつけるようにする、リバース・プレッシャー・ソフトニングという方法もあります。

授乳直前に乳輪の部分に温湿布をあてると、母乳が外に出やすくなります。**授乳後も乳房が張って痛い場合は、冷たいタオルなどで乳房を冷やします。**

Q 乳房が張って痛いときには、冷やすのと温めるのとでは、どちらがいいの？

乳房を冷やすのと温めるのとどちらがいいか迷っているのですね。

一番は、お母さんが快適と思うかどうかです。いくつか提案してみますので、そのときの状態で使い分けてくださいね。

冷やしたほうがいい場合

・授乳と授乳の間で、張りが強くて痛みがあったり、乳房が赤く全体が腫《は》れているように見えたりするときは、全体を冷やすと気持ちがいいでしょう。

・乳腺炎（乳腺が炎症を起こしている状態。しこりができて、そこが赤くなることが多い）で熱があるときには、痛い部分を授乳と授乳の間に冷やします。授乳の直前は冷やすと母乳の流れが悪くなるので避けます。また、お母さんが寒気のあるときにはやめましょう。

・脇の下に副乳がある人で、そこが腫れて痛いときには、副乳の腫れている脇の下を冷やすと楽になります。

・お手軽な冷やしグッズとして、おっぱい専用の保冷剤、濡らした薄めのタオルを凍らせたもの、グリンピースなどの冷凍食品を袋のまま、もしくは、よく洗って乳輪にかからないように真ん中をくりぬいたキャベツの葉などを使う人もいます。紙おむつも水で濡らして冷やしたり凍らせたりすると役立ちます

・寒気がするほど冷やしすぎないようにします。冷凍のものはタオルなどでカバーして使いましょう。

温めたほうがいい場合

・授乳の直前は温めたほうが、母乳の流れ（これを射乳反射といいます）がよくなるといわれています。

・乳房にしこりがある場合には、乳管が詰まっていることが考えられるので、その部分を温めて、また、温かいうちに赤ちゃんに母乳を飲ませることで、しこりがとれやすくなります。もしくは、乳首に向かってしぼるようにやさしくマッサージするとよいでしょう。

温めないほうがいい場合

・産後数日の、母乳の産生がまだ少ない時期で乳房の張りだけが強いとき。この時期は母乳をつくろうと、乳房へ血液やリンパ液が多く流れているので、温めることで、母乳の量とは無関係に乳房の張りがより強くなり、赤ちゃんが母乳を飲みとりにくくなってしまう危険があります。ただし、ふつうにシャワーや入浴はかまいません。その後は、すぐ授乳するようにしましょう。

ダンサー・ハンド・ポジション

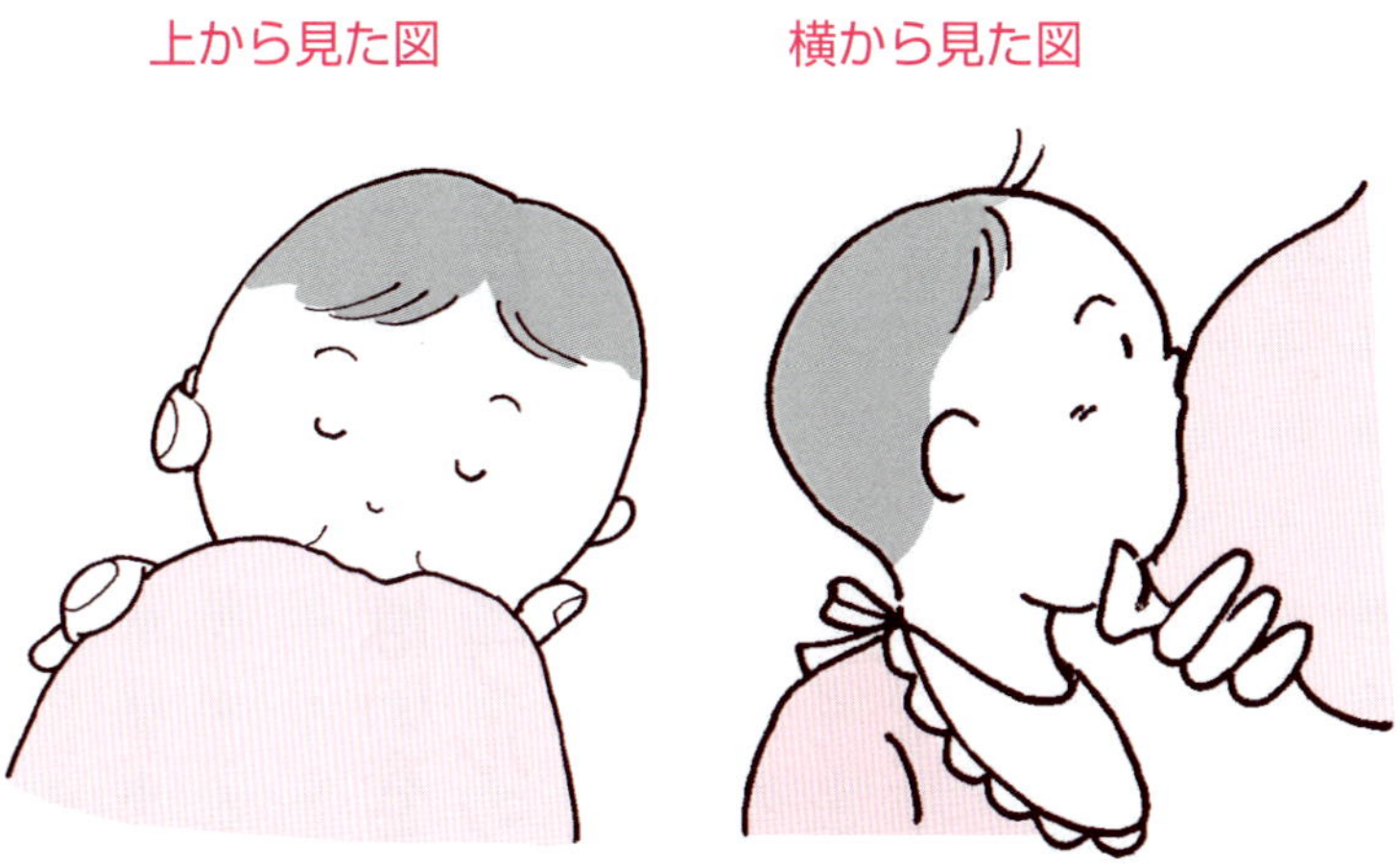

親指と人差し指で赤ちゃんの頬を支える。親指と人差し指の付け根で下あごを圧迫して赤ちゃんの吸う力を援助する。

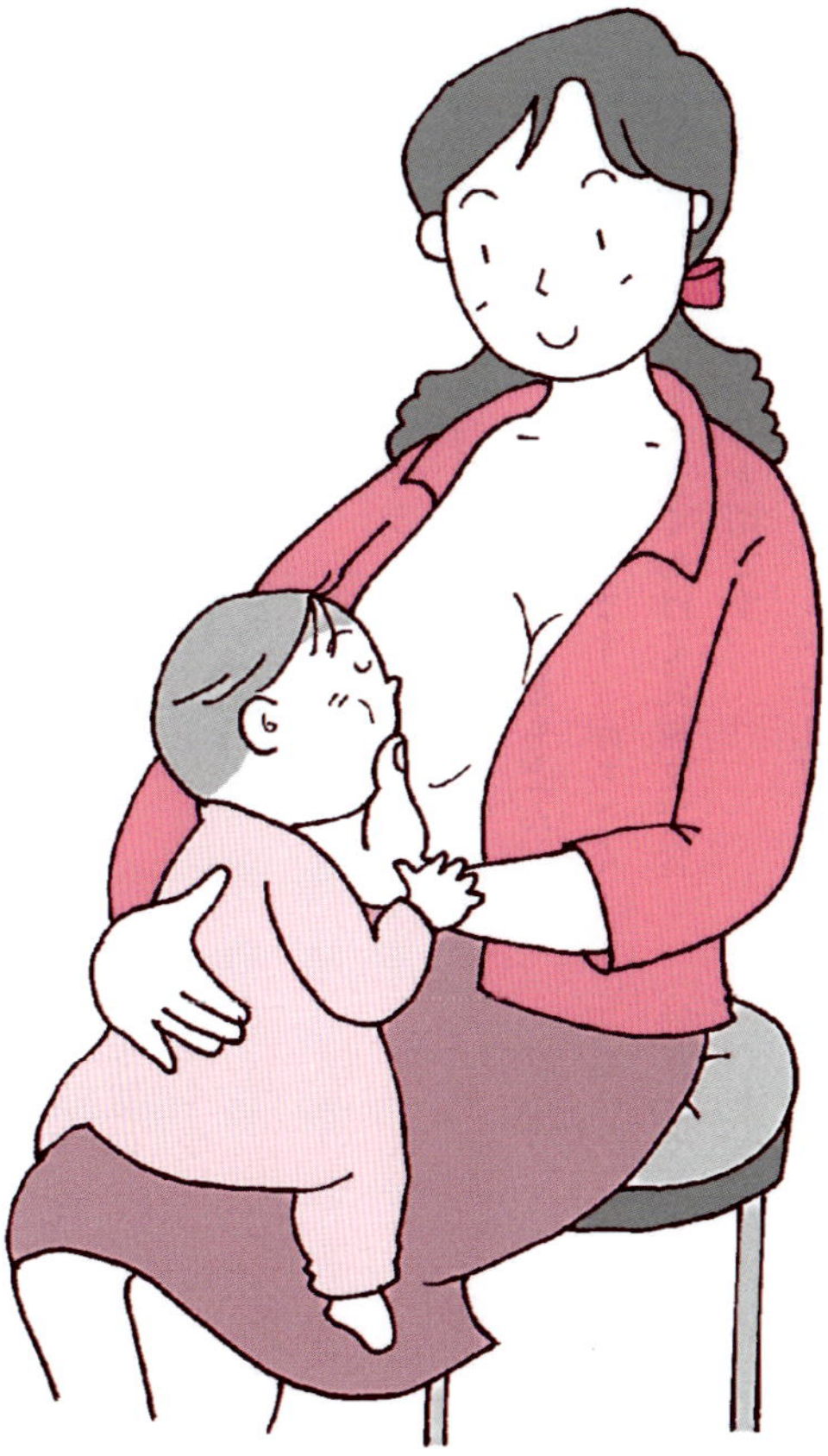

Q 赤ちゃんのおっぱいを吸う力が弱くて、うまく飲み続けることができません。

赤ちゃんの吸う力が弱くて、おっぱいにうまく吸いついていられないので、困っているのですね。

このようなときに吸いついていられるように考えられた抱き方・吸わせ方のバリエーションのひとつに**ダンサー・ハンド・ポジション**があります。お母さんは、乳房と赤ちゃんの下あごを親指と人差し指でやさしく支え、他の3本の指で乳房の下の部分を支えます。小さく生まれた赤ちゃんでは頬の肉がまだついていないため、口の中を密閉することが難しいこともあり、お母さんの指で外から支えられることにより、口の中で吸う力をつくりやすくなります。また、授乳中に母乳の流れがよいほうがよく吸いついてくれるので、赤ちゃんの飲みがゆっくりになったら、乳房を軽く圧迫してみるのもよいでしょう（62ページ参照）。

Q 赤ちゃんがおっぱいをうまく吸えないときに乳頭保護器（ニップルシールド）を使うとよくないの？

乳頭保護器（ニップルシールド）のことを聞いて、赤ちゃんがおっぱいを吸えるなら使ってみたいと思っているけれど、何かよくないのではないかと心配なのですね。

確かに、母乳育児支援の専門家に相談しないでニップルシールドを使うことはお勧めできません。乳首が痛いときに使うように書かれていることもありますが、**かえって乳首を痛めること**がありますし、**赤ちゃんが乳頭混乱を起こしたり、母乳の出が悪くなったりする**ことがあります。乳首が痛いときは、抱き方と含ませ方を復習してみましょう（46～49ページ参照）。

とはいえ、母乳育児の専門家に相談したうえで、ほかの方法ではどうしても母乳を飲んでくれない場合には使うこともあります。特に体重が軽かったり、おっぱいを吸う力が弱かったりする赤ちゃんが一時的に、薄いシリコン素材のニップルシールドを使うと、おっぱいをよく飲んでくれることがあります。ただし、生後早くから使うと、おっぱいに刺激が伝わりにくくなり、母乳をつくる量が減ってしまうので、使うときは、母乳の量が多くなってきてから使うようにし、その後も必ず母乳をしぼって量を減らさないように気をつけます。

ニップルシールドの先だけを吸うと母乳を飲みとれないばかりか、母乳をつくる量もどんどん減ってしまいます。赤ちゃんが口を大きくあけて乳輪まで含むことが大切です。

ニップルシールドを乳房に密着させず、乳首にのせただけでは、授乳中に簡単に外れてしまい、赤ちゃんは母乳を飲むことができません。

使用するときは、**まず母乳育児支援の専門家に相談しアドバイスを受けることが大切です。**

【絶対に使ってはいけないもの】
・厚みのあるゴム製の乳頭保護器
・プラスチックやガラスの土台付きの乳頭保護器
・哺乳びんにつける人工乳首
どのタイプであっても、乳首が痛いときに保護するという目的で使うことはおすすめできません！

Q 母乳が出すぎてしまいます。どう対処すればいいの？

母乳が出すぎるのもつらいものですね。

赤ちゃんが飲む量以上に母乳が出てしまうので、対策としては赤ちゃんが飲める量に母乳量を調節するといいでしょう。

母乳中には、母乳量を調節するたんぱく質（ＦＩＬ）があります。このたんぱく質は、乳房内に母乳が蓄積されてくると母乳をつくらなくするといわれています。例えば、飲ませた後に母乳をしぼっていると、乳房が「空《から》」に近くなるので、ますます産生する量が増えていってしまいます。**無理のない程度に少し乳房の中に母乳を残すように工夫します。**

・1回の授乳で左右を変えずに、片方の乳房からしっかり飲ませる。

・できるだけ、片方の乳房での授乳間隔をあける。最初は3時間くらいあけ、10日くらいたって、それでも母乳の量が多すぎるようだったら4時間くらいあけてみる。

・4時間以内に赤ちゃんがおっぱいを欲しがったら同じ側の乳房で授乳する。

・乳房の張りが不快なときには、軽く母乳をしぼるか、乳房を冷やす。

・母乳が出なくなるまで母乳をしぼると、母乳をつくりすぎてしまうので注意する。

1回の授乳で両方の乳房から母乳を飲んでもらおうと短時間で切り替えて授乳を行うと、赤ちゃんが脂肪分の少ない「前乳（授乳の前半に出る母乳）」しか飲めず、母乳がよく飲めているにもかかわらず、赤ちゃんの体重が増えないことがあります。

Q 月経が始まってしまいました。母乳が出なくなったり、質が落ちたりしますか？

授乳期間中に思いがけず月経になり、母乳が止まってしまうのではないかと、不安に感じているのですね。

出産の後に月経が始まる時期は、人によってかなり異なります。母乳だけで赤ちゃんを育てているお母さんの中で、産後6か月以内に月経が始まる人は少数なのですが、まったくないわけではありません。

母乳を飲ませていると、赤ちゃんが吸う刺激によってプロラクチンというホルモンが分泌されます。このプロラクチンには排卵を抑制する働きがあるので、月経がこないほうが多いのです。とはいえ、お母さんの子宮も産後の疲れがとれてきて回復してくると、体がそろそろ排卵しようかな、という準備を始めます。このとき、赤ちゃんに母乳以外のものをあげていたり、完全に母乳だけであってもおしゃぶりを使っていたり、夜の授乳が少なかったり、授乳間隔が長くあいたり、1日の授乳回数が少なかったりすると、排卵が起こり、月経がきやすくなります。

月経がきたら母乳が出なくなるわけではありません。ただ、排卵日の前や月経のはじめの1～2日は、ホルモンバランスが変わるため、母乳の風味が一時的に変化して赤ちゃんがおっぱいを飲むのをいやがることがあるかもしれません。そのため、時折、卒乳の時期と間違われることがあります。

そのようなときは、子どもがウトウトしているときに飲ませてみるといいでしょう。どうしても飲まないときには、少し母乳をしぼって、分泌量を維持しておきましょう。数日たつと、子どもも落ち着き、またいつものように飲んでくれるようです。

また、月経中は母乳の量が減ると感じるお母さんもいます。月経がきたら1～2日間は意識をして授乳の回数を増やすことで母乳の量は増えるようです。

月経が始まることにより、**授乳パターンは変化するかもしれませんが、母乳が止まるわけではありません。自信をもって、赤ちゃんが欲しがるたびに欲しがるだけの授乳を続けてくださ**

い。**また、風味は変わっても、質自体が悪くなっているわけではありません。**

もっと知りたい人のために

授乳性無月経による避妊法：出産後半年以内に月経がなくて、夜も昼も頻繁に母乳だけをあげている場合に、妊娠する確率は約2%といわれています。これを、授乳性無月経を利用した避妊法（LAM）といいます。この場合は、月経がまだない人の中での2%という数字なのですが、半年前に月経がくる確率が2%だというように誤解されている場合があります。確かに、夜も昼も頻繁に母乳だけをあげている場合に月経が早くに始まらないことが多いのですが、月経開始には個人差があるので、なかには出産後数か月で始まる人もいます。また、出産後2年間を過ぎても月経が始まらない人もいます。どちらも正常です。ある調査によると、母乳だけで6か月間育て、その後も授乳を続けた場合、月経の開始の平均は約14.6か月だといわれています。

Q 乳房の一部にしこりができました。どうしたらいいの？

乳房にしこりができたので心配なのですね。

赤ちゃんの吸い方が弱い、赤ちゃんが母乳をしっかりと飲んでいない・うまく吸いつけないなど、赤ちゃんの吸い方に問題がある場合に母乳が詰まることがあります。これを「乳管閉塞《にゅうかんへいそく》」と呼びます。乳管閉塞は、頻繁に授乳できなかったり、ふだん飲ませている授乳回数を1回飛ばしたり、母乳の出が多すぎて赤ちゃんが十分に飲みとれないことが続く場合や、きついブラジャーやおんぶ紐、授乳中のお母さんの指で乳房の同じ個所を強く圧迫したりした場合などでも起こります。

片側の乳房の一部に痛みを伴うしこりができ、その箇所が赤くなることもありますが、お母さん自身に熱はなく元気なのが特徴です。季節としては、冬場に多い傾向があります。この理由としては、気温の低下または厚着による圧迫が考えられています。

乳管を詰まらせている小さな粒子は、カルシウム、脂肪のような物質、繊維質のひも状のもの、濃縮した母乳などによってできているともいわれています。時には乳管から茶色や緑色の液が出てくることもありますが、乳管を詰まらせているものの原因ははっきりしていません。

日本ではお母さんの食べ物が原因であるといわれやすいのですが、科学的な根拠はありません。栄養状態の悪化、ストレスも乳管閉塞の一因となりますので、医学的に根拠のない厳しい食事制限は避け、バランスのとれた食事を心がけましょう（アレルギーなどの医学的理由がある場合の食事制限は、必ず医師の指導のもとに行うようにします）。

最も有効な解決法は、適切な抱き方・含ませ方をもう一度確認することです。しこりのある側の乳房から授乳したり、授乳中にしこりの部分を軽く圧迫して流れやすくしたり、乳房の周

乳管閉塞と乳腺炎のちがい

	乳管閉塞	乳腺炎
はじまり	授乳後、徐々に起こる	産後10日以降、突然起こる
部位	片側	通常は片側
腫れと熱感	腫れは移動することがある、熱感はあまりない	発赤、熱感、腫れ、局所的
痛み	軽度、局所	強い、局所
体温	＜38.4℃	＞38.4℃
全身状態	良好	かぜのような症状

（水野克己、他『よくわかる母乳育児』p71、2007年）

コラム

流産や早産の原因になると聞きました。
妊娠したら授乳をやめなければならないの？

授乳中に妊娠して、母乳を続けたいのに、やめるよう勧められて困っているのですね。妊娠したからといって、すぐに授乳をやめなければならないわけではありません。

赤ちゃんの食事が順調に進んでいくと、母乳以外からも赤ちゃんの成長に必要な栄養をとることができますが、まだまだ母乳は栄養としての意味があります。また、子どもの免疫機能は完成しておらず、母乳から受け取る免疫が感染を防いでくれたり、症状をやわらげてくれたりするのです。同時に母乳は子どもにとって心のより所でもあります。

妊娠したら母乳をやめるようにといわれる理由は、授乳にともない子宮が収縮するため、流産の原因になる、という考えからです。しかし、正常な妊娠であれば授乳したくらいで流産しないことがわかっています。流産は、授乳継続の有無にかかわらず起こります。

授乳が流産の原因にはならない理由は、妊娠してもしばらくは、子宮の筋肉を収縮させるオキシトシンというホルモンが子宮に働かないような仕組みになっているからです。赤ちゃんがおっぱいを吸うと、一時的にお母さんの体の中にオキシトシンが増えますが、子宮がこのオキシトシンに反応しないので、お腹の中の赤ちゃんは安心して子宮の中にいられるのです。

出産まで授乳を続けていけると、おっぱい好きなきょうだい同士で、きょうだい同時期授乳（タンデム授乳）ができます。生まれてきた赤ちゃんと一緒におっぱいを吸うことで、おにいちゃん（おねえちゃん）にもお母さんをとられたという気持ちが生じず、赤ちゃん返りもしなかったという話をよく聞きます。

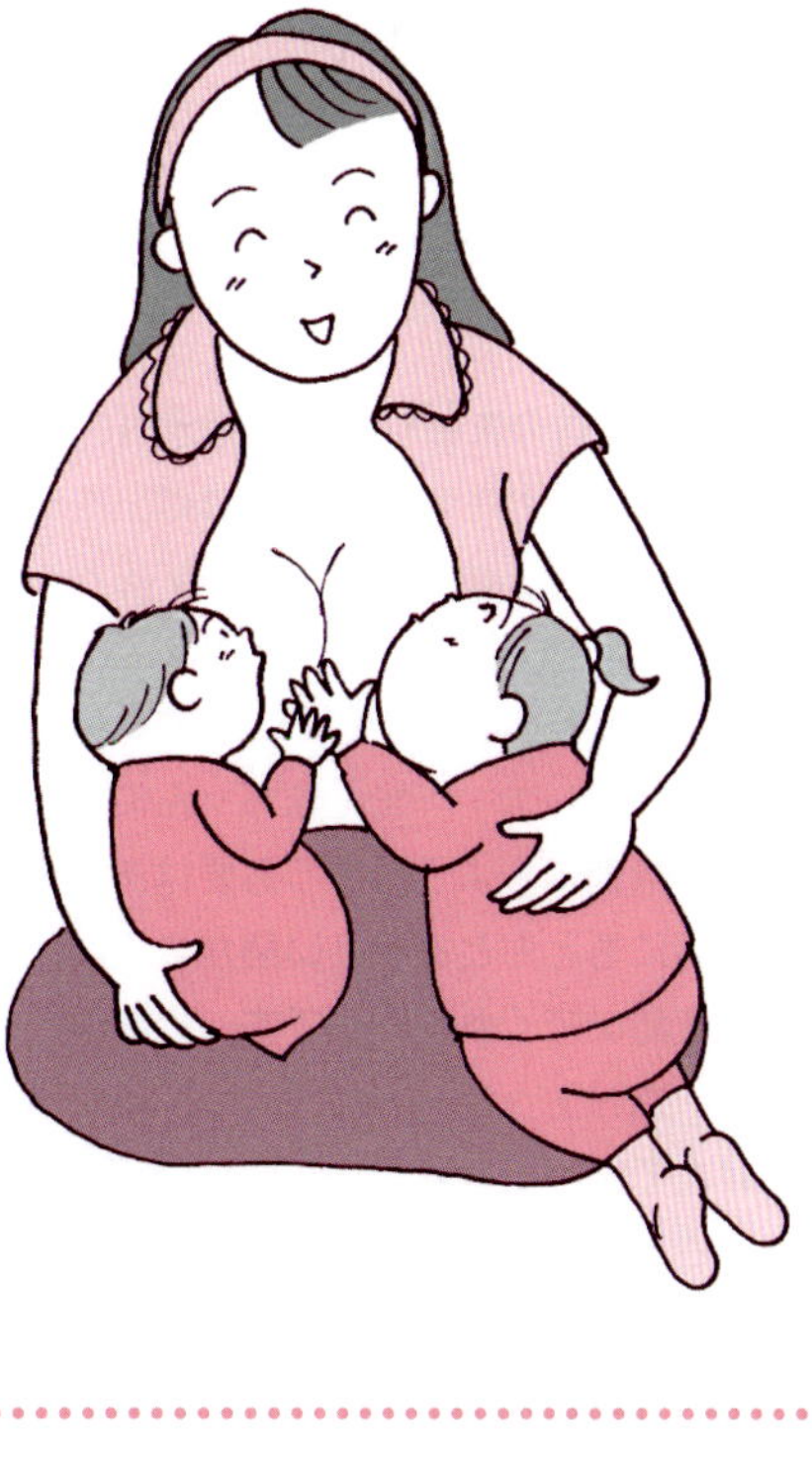

ただし、妊娠末期（大体９か月以降）になって、子宮が激しく反応して痛かったり出血したりしている場合には授乳を控えたほうがよいでしょう。それより前でも、授乳をすると下腹部が痛くなるようでしたら、ゆっくりと授乳回数を減らしていったほうがいい場合もあります。性器出血などにより早産がせまっていると考えられるときは、すぐに授乳を中断する必要があるかもしれません。このような場合、お母さんは少しがっかりするかもしれませんね。また再開したかったら、下の赤ちゃんが生まれた後に、上のお子さんと一緒にタンデム授乳をすることもできます。

囲から乳首に向かって指で軽くマッサージをするのもよいでしょう。温かいシャワーを浴びているときや入浴中にマッサージをするのもよいことです。乳房が温かいうちに授乳しましょう。

急にしこりができた場合には、授乳のときの抱き方・含ませ方を工夫し、早期に乳房をやさしくマッサージすることで詰まりがとれてきます。何度も繰り返して、乳頭の先が白くなって詰まっている場合は、医療者に詰まっている乳頭の先の部分を清潔な針で刺してもらうこともあります（後述「白斑」参照）。

授乳後に小さくならないような、授乳に関連しないしこりを疑う場合は、乳腺外来などの乳房の専門家にみてもらうと安心でしょう。

白斑

乳頭の先端にできた白い直径1㎜程度の白い斑点を白斑といいます。授乳中にピンポイントにチクチクと強い痛みがあります。その上に水ぶくれができ、乳管が詰まることがあります。

白斑は、皮膚の異常な増殖、または脂肪物質が部分的に蓄積したものではないかと考えられています。乳管の詰まりと関連すると考えられるので、**白斑の部分を蒸しタオルで温めたり、オリーブオイルで柔らかくしたりするとよい**でしょう。どうしても取れない場合は、医療者に消毒した針で刺してもらうという方法もあります。

Q 乳腺炎と言われましたが、母乳を続けても大丈夫？

乳腺炎といわれて、赤ちゃんに母乳をあげてもいいのか心配なのですね。

乳腺炎になるとお母さんは、

コラム

授乳前に清浄綿で乳首や乳輪を拭かないほうがいい理由

乳輪（乳首のまわりの黒い部分）にあるモントゴメリー腺からは、皮脂が分泌されています。これは肌を弱酸性に保ち、細菌の増殖を抑え、乳首や乳輪を保護・保湿するという働きをもっています。授乳前に清浄綿で拭くとモントゴメリー腺から出る分泌物も拭きとってしまい、乾燥することでひび割れのような状態となり、傷や痛みの原因となります。また赤ちゃんにとっても、清浄綿を使って神経質に、無菌にしようとする必要はありません。なぜなら、お母さんの皮膚にもともとある良い菌がつくことにより、ほかの悪い菌がつくのを防いでくれるからです。授乳前の手洗いは必要ですが、乳首は拭いたり洗ったりしないようにします。お風呂でも乳首や乳輪を石けんで洗ったりせず、ふつうにお湯で流すだけで十分です。また、お母さんのにおいは、赤ちゃんにとって大切なものなのです。

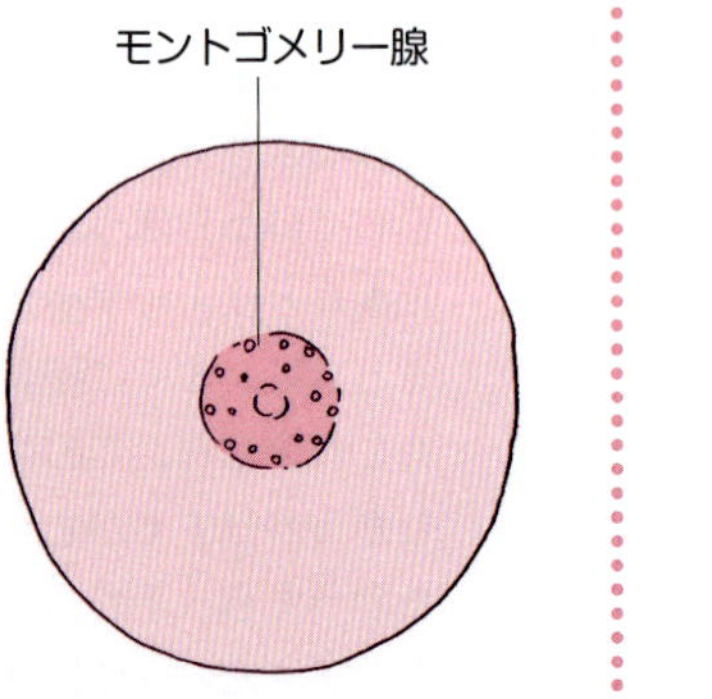

発熱、悪寒などのインフルエンザにかかったような症状が現れます。**乳腺炎になっても授乳をやめる理由はなく、いろいろな抱き方で授乳を続けるほうがよ**いといわれています。

乳腺炎は、乳管の詰まり（乳管閉塞）が原因で乳房の組織が炎症を起こした非感染性の乳腺炎と、最初は感染がなく細菌感染を起こして細菌性の乳腺炎になる場合があります。一般的に、38度以上の熱が24時間続いたとき、乳首にひどい傷があって明らかにそこから感染していたりするようなとき、頻繁にしっかり飲ませても状態が軽快せず悪くなっていたりするようなときには、抗菌薬を服用することも必要なので、医師に診てもらいましょう。**抗菌薬を飲んでも母乳は続けられるので、薬は自己判断で中止せず最後まで飲みつづけることが大切**です。

そして、赤ちゃんにおっぱいを飲んでもらうことが、乳腺炎への一番の治療であり予防にもなります。はじめに授乳する乳房のほうが赤ちゃんはよく飲んでくれるので、**赤ちゃんに吸いついてもらうことがつらくなければ、乳腺炎にかかっている乳房から先に授乳します。**乳腺炎のあるほうの乳房からつくられる母乳は塩分が増えることもあります。赤ちゃんが飲んでくれないときは、乳腺炎を起こしていないほうの乳房から授乳し、同じ抱き方の姿勢のままスライドさせて、乳腺炎を起こしている乳房に移るようにすると、おっぱいを飲む赤ちゃんもいます。それでもいやがって飲まない場合には、母乳をしぼるとよいでしょう。

乳房の張りが強いときは授乳の間に冷やすと楽なようです。そして、授乳前にはしこりの部分を温めると母乳が出やすくなります。お母さんの疲れが原因の場合もありますので、家族に協力してもらい、家事はできるだけお休みできるといいですね。

赤ちゃんが片方の乳房をいやがる場合の授乳法

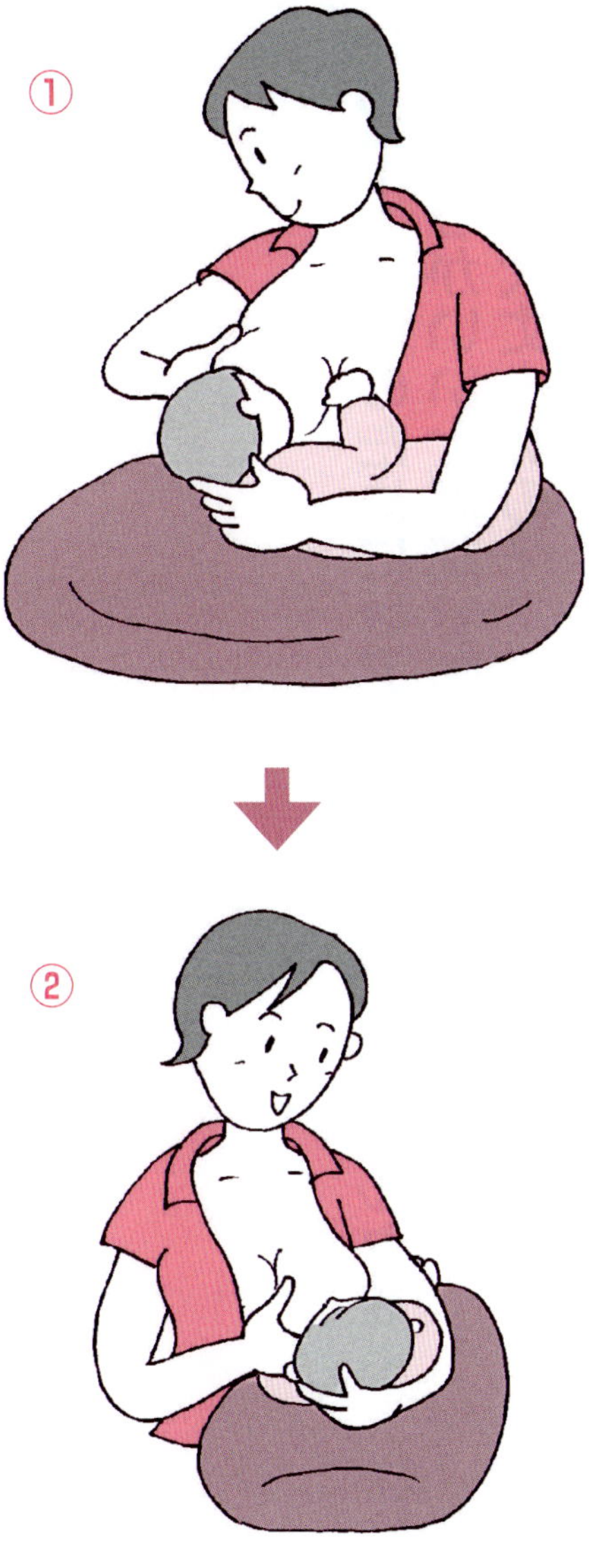

①赤ちゃんが吸ってくれる乳房から授乳する
②その姿勢のまま赤ちゃんをスライドさせて、赤ちゃんがいやがる乳房に移して授乳する

⑦母乳育児とアレルギー

Q アレルギー予防のためにはアレルギー予防用ミルクをあげたほうがいいと産院で聞きましたが、母乳だけで大丈夫なの？

出産をする病院で勧められて、まわりのお母さんたちが〝アレルギー予防用ミルク〟を赤ちゃんにあげているのを聞くと、自分だけあげなくて大丈夫なかな、と不安になりますよね。

アレルギー予防用として市販されている〝軽度にたんぱく質を分解した人工乳〟は、一般の乳児用粉ミルクと比べればアレルギーを起こしにくいといわれています（ただし、その有効性に関しては議論があります）。しかし、とうてい母乳にはかないません。**母乳だけで育てることが一番のアレルギー予防になります。**母乳だけで育てるためには、生まれてすぐからおっぱいを吸わせて赤ちゃんが欲しがるときに欲しがるだけ授乳することが大切です。

何らかの医学的理由で、母乳以外の補足が必要な場合には、一般の乳児用粉ミルクではなく、その「アレルギー用の粉ミルク」を使ってもいいかもしれません。

ただ本当に、赤ちゃんがアレルギーで治療が必要な場合は、「予防用」ではなく、母乳だけで育てるか、「治療用」の粉ミルクが必要です。自分で判断せず、アレルギーの専門医に相談するとよいでしょう。

Q 授乳中の赤ちゃんが卵と牛乳のアレルギーだと診断されました。授乳中の私も卵と牛乳を控えたほうがいいの？

母乳を飲んでいる赤ちゃんがアレルギーだと診断されて、お母さん自身が食事制限をする必要があるのかどうか心配なのですね。

牛乳アレルギーは食物アレルギーの一種で、牛乳および牛乳成分を含む食品を摂取することでアレルギー反応を起こすことをいいます。アレルギー反応として、下痢・嘔吐・血便、皮膚が赤くなることがあります。時に血圧が下がったり、ぐったりしたりすることもあります。

牛乳たんぱくは、赤ちゃんが

生まれてから最初に出合う異種たんぱくであることが多いのです。実際には、**生まれて早い時期から病院で粉ミルクが与えられていると、そこで、赤ちゃんが異種たんぱくに感作《かんさ》（食べ物などの物質に対して過剰に反応して抗体がつくられ、アレルギーが誘発されること）され、アレルギーを起こすことがあります。ですから、できる限り母乳だけで育てることがアレルギーの発症を少なくさせます。**

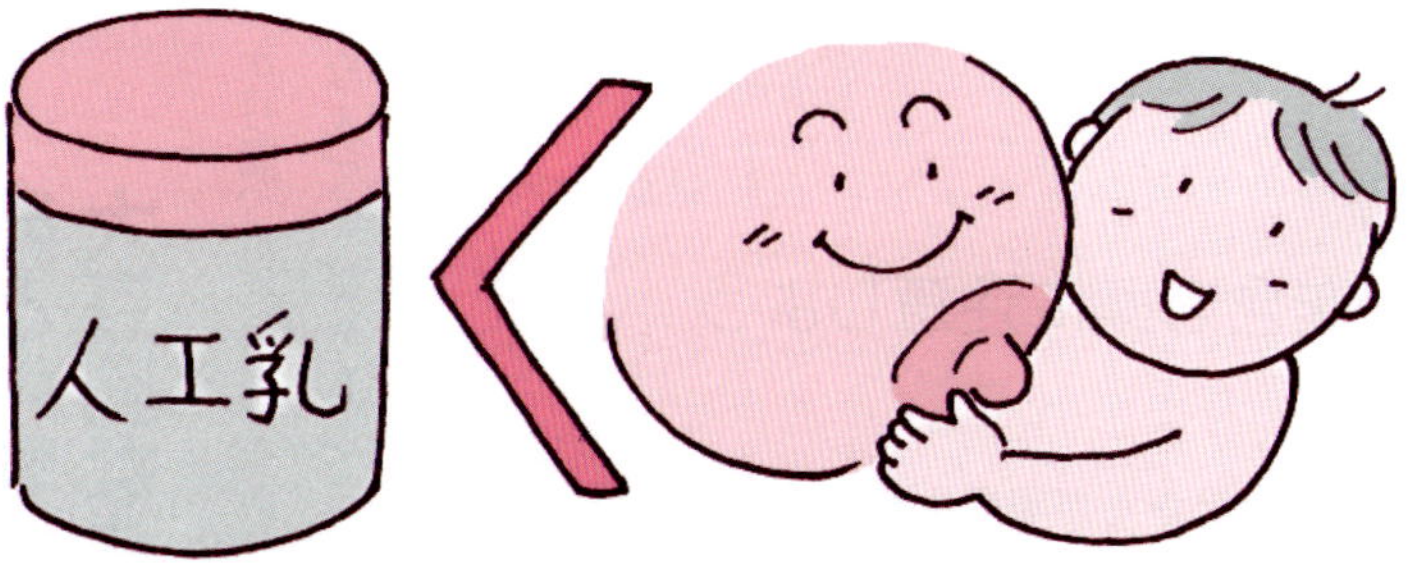

母乳だけで育てるほうがアレルギーになりにくい

お母さんが食べた卵や牛乳の成分は母乳にも微量に出てきます。いったん赤ちゃんが粉ミルクなどを飲んでそうした成分に感作された場合、もしくはアレルギー体質の遺伝が強かった場合は、母乳をとおしてそうした成分に対してアレルギー反応を起こし、湿疹が出ている可能性を否定できません。

そこで、**小児科医に相談したうえで、軟膏などのスキンケアなどでも湿疹がよくならない場合は、卵や乳製品を含む食べ物を、加工品を含めて1週間くらい、いっさいやめてみて、湿疹がよくなるかどうかをみてみるのはひとつの方法です。**それでよくなるのであれば、卵や乳製品を一時的に控えたほうがいいかもしれません。子どもの月齢が進むにつれて、お母さんも卵などを控える必要は減ってくる傾向にあります。

ちなみに、**日本の食物アレルギーに関するガイドラインでは、妊娠中から授乳期のお母さんに対して、予防的に食事を制限することは勧めていません。**同じく、ヨーロッパの学会でも、授乳中のお母さんが予防的に食事を制限するようには推奨していません。**自己流で食事を制限することで母乳中の栄養素が足りなくなったり、お母さんの体が弱ったりすることがあります。子どものアレルギーが心配だったらアレルギーに詳しい小児科医に相談し、食事制限をする場合は自己流で行わず、きちんとした指導を受けましょう。**

なお、牛乳アレルギーであっても、3歳までに85％の子どもは牛乳を飲めるようになります。1歳を過ぎたとしても、母乳には栄養があるので、補完食（離乳食）と併せることにより、十分に栄養をとらせることができます。〝牛乳や乳製品を食べさせないといけない〟とあせる必要はないので、子どもが欲しがるだけ母乳を飲ませ続けていくといいでしょう。

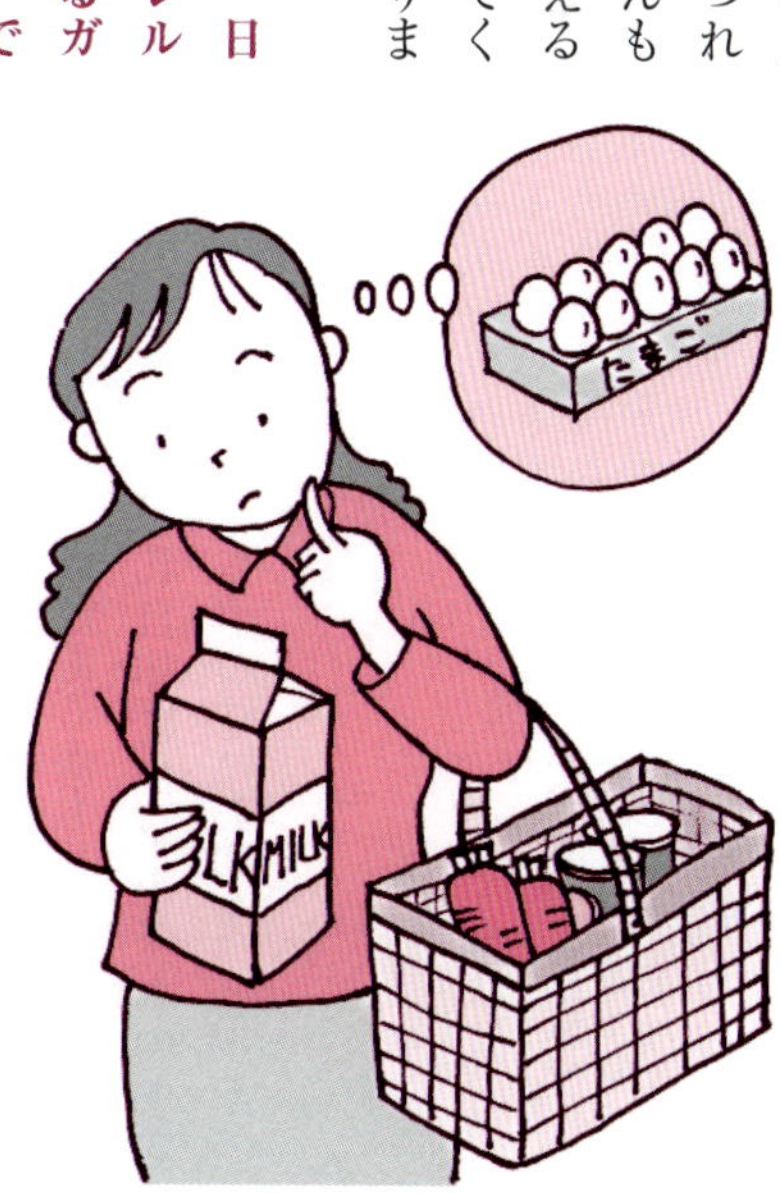

Q 母乳だけで育ててきた生後5か月の赤ちゃんが卵と牛乳のアレルギーだとわかりました。大豆乳なら飲ませていいの？

5か月間、母乳だけをあげていたなんてすばらしいことです。赤ちゃんにアレルギーがあるとわかり、対応に困っているのですね。

以前は、牛乳アレルギーにならないように大豆乳を勧める医療者もいましたが、大豆乳を飲ませていると、子どもが大豆アレルギーになる場合があります。このため通常、**大豆乳は勧められません**。特に最近では、赤ちゃんが女の子の場合、多量に植物性エストロゲンを摂取するリスクも指摘されています。

赤ちゃんに牛乳アレルギーがある場合は母乳が一番です。場合によっては、授乳しているお母さんに牛乳製品を食べたり飲んだりするのを控えてもらう必要があるかもしれませんが、母乳自体にアレルギーのある赤ちゃんはいません。

コラム

卵・牛乳成分を含む薬に注意しよう

赤ちゃん、もしくは授乳中のお母さんが卵や牛乳製品を完全に除去している場合は、食べ物だけでなく薬のことも気になりますね。病院での処方薬や市販薬には、卵・牛乳成分が含まれるものがありますので、医師や薬剤師にアレルギーがあることを必ず伝えましょう。

例えば、かぜ症状に対する「リゾチーム塩酸塩」は卵成分を含みます。下痢に対する「タンニン酸アルブミン（商品名タンナルビン）」や一部の「整腸剤」は牛乳成分を含みます。とはいえ、卵や牛乳製品を完全除去していたり、アナフィラキシー（アレルギーによる強いショック症状で血圧が下がったり、意識が遠くなったりすること）の経験者でなければ、内服して問題ない場合もあります。

一方、予防接種のうち、麻疹（はしか）・インフルエンザワクチンは卵由来成分を含みますが、きわめて微量なために、卵アレルギーであっても、接種できない人は非常に少ないです。血液検査や皮膚検査によりワクチン接種が可能となる場合がほとんどです。ワクチンは、病気を予防するための大切なものです。自己判断であきらめてしまわず、医師に相談してみるといいでしょう。

⑧母乳育児と薬

Q 母乳を飲ませていますが、薬を飲んでも大丈夫？

母乳で育てながら、薬を飲んでもよいのか、飲むと赤ちゃんに影響があるのか不安なのですね。

お母さんが服用した薬のいくらかは母乳中に出ていくので、赤ちゃんは母乳をとおして少量の薬を飲むことになりますが、母乳中に出ていく薬の量はきわめて少なく、多くの薬ではお母さんが飲んだ量の1％未満しか母乳中には出ていきません。しかも、**赤ちゃんに対して有害な影響のある薬はほとんどありません。**

お母さんが飲んだ薬が、赤ちゃんにどのくらい影響するかは、赤ちゃんがどのくらい母乳を飲んでいるかや、赤ちゃんの月齢、体重にも関係してきます。ただし、予定日よりかなり早く生まれた赤ちゃんでは、薬を体の中で処理する力が弱いため、薬の種類によっては注意が必要です。生まれてから時間がたつとともに赤ちゃんの内臓機能は発達するので、体重が増えれば薬による影響は少なくなります。補完食（離乳食）が進んで飲む量が減ってきた赤ちゃんでは影響はさらに少なくなります。

Q 市販薬やよく使われる薬と授乳の関係を教えてください。

ほとんどの薬は授乳中のお母さんが使用しても問題はないと考えられています。**次ページの表によく使われる薬をまとめたので、参考にしてください。**

抗ヒスタミン薬では眠気をもよおすものもあるので、もしお母さんが眠くなってしまうようであれば、避けるほうがよいでしょう。

授乳中に造影剤を用いた検査（胃透視など）を受けることがあるかもしれません。胃透視検査を受けると「24時間は授乳をやめてください」と言われることもあるようですが、実際にその必要はありません。造影剤はヒトの体にほとんど影響を与えません。また、多くの造影剤は1時間以内に半分以上が体から出ていきます。

鉄剤やビタミン剤はどうでしょうか。通常量の鉄剤やビタミン剤を飲んでも、授乳に心配ありません。ただし、とりすぎると影響が出るものもありますので、1日の用量は守ってください。

授乳中の薬について

分類	安心して使える薬		できれば避けたい薬	
	薬剤名	商品名	薬剤名	商品名
解熱鎮痛薬	アセトアミノフェン	カロナール	アスピリン	
	イブプロフェン	ブルフェン		
	ロキソプロフェンナトリウム水和物	ロキソニン		
抗ヒスタミン薬	ジフェンヒドラミン	レスタミン	クレマスチンフマル酸塩	タベジール
	ジフェンヒドラミン塩酸塩	ベナ（服用すると眠くなる場合は避ける）		
	クロルフェニラミンマレイン酸塩	ポララミン（服用すると眠くなる場合は避ける）		
抗アレルギー薬	セチリジン塩酸塩	ジルテック		
	フェキソフェナジン塩酸塩	アレグラ		
	ロラタジン	クラリチン		
	ケトチフェンフマル酸塩	ザジテン		
	オロパタジン塩酸塩	アレロック		
	ザフィルルカスト	アコレート		
	モンテルカストナトリウム	キプレス、シングレア		
	プランルカスト水和物	オノン		
アレルギー性鼻炎薬	フルチカゾンプロピオン酸エステル（吸入）	フルナーゼ		
	ベクロメタゾンプロピオン酸エステル	リノコート		
気管支拡張薬	サルブタモール硫酸塩	サルタノール、ベネトリン		
	テオフィリン	テオドール		
	テルブタリン硫酸塩	ブリカニール		
	サルメテロールキシナホ酸塩	セレベント		
気管支喘息治療薬	ベクロメタゾンプロピオン酸エステル（吸入）	キュバール		
	フルチカゾンプロピオン酸エステル（吸入）	フルタイド		
	ブデソニド（吸入）	パルミコート		
	クロモグリク酸ナトリウム(吸入)	インタール		
鎮咳薬（咳止め）	ジメモルファンリン酸塩	アストミン	コデインリン酸塩水和物	リン酸コデイン
	デキストロメトルファン臭化水素酸塩水和物	メジコン		
	チペピジンヒベンズ酸塩	アスベリン		
	エプラジノン塩酸塩	レスプレン		
腸疾患治療薬（下痢止め）	ロペラミド塩酸塩	ロペミン		
	タンニン酸アルブミン(末剤)	タンナルビン		
抗菌薬（抗生物質）	ペニシリン系薬	パセトシン、サワシリン、バストシリン、オーグメンチン、クラバモックス	サルファ剤 クロラムフェニコール系薬 テトラサイクリン系薬	
	セフェム系薬	ケフラール、ケフレックス、オラスポア、フロモックス、メイアクトMS、セフゾン		
	マクロライド系薬	クラリシッド、クラリス、ジスロマック		
抗ウイルス薬	アシクロビル	ゾビラックス		
	バラシクロビル塩酸塩	バルトレックス		
	オセルタミビルリン酸塩	タミフル		
	ザナミビル水和物	リレンザ		
抗うつ薬、抗不安薬	パロキセチン塩酸塩水和物	パキシル	ジアゼパム（長期間の使用は避ける）	セルシン、ホリゾン
	セルトラリン	ジェイゾロフト		
	フルボキサミンマレイン酸塩	ルボックス		
	ノルトリプチリン塩酸塩	ノリトレン		

最近は漢方薬を愛用される方もいらっしゃいます。製造元がしっかりした企業であれば、安全な漢方薬もたくさんありますが、民間療法的なもので何が入っているのかわからない漢方薬は避けたほうがよいでしょう。

特別な病気であっても、すぐに授乳をやめなくてよい薬もありますので、担当医と相談してみてください。

■薬を処方されたときに、再度の確認をしましょう

お母さんが医師に母乳育児を続けたいという気持ちを伝えることは勇気が必要ですね。授乳中のお母さんは、服薬により母乳に薬が出ていくことを心配して、自分の判断で授乳を中止したり、あるいは薬を飲まなかったりすることがあります。しかし、**本当に必要な場合には、赤ちゃんに影響の少ない薬に変えてもらって、しっかり治療するようにしましょう。**薬を飲みながらでも母乳育児を続けることで、赤ちゃんにもお母さんにも利点があります。

薬を飲めば多少の薬剤は母乳中に出ていきます。赤ちゃんに発疹・下痢・ぐずる・イライラ・ウトウトなどの症状が現れた場合には小児科を受診してください。

お母さんが薬を飲む間、授乳をお休みすることを選ぶのであれば、乳房の張りすぎを防ぐためや母乳の量が減らないように適切に母乳をしぼりましょう。

がん治療などで、母乳をやめて治療をしなければならない場合もあるでしょう。それまでにお母さんが赤ちゃんにあげた母乳はしっかりと赤ちゃんのためになってます。子どものためにも前向きに治療を受けられるといいですね。

Q 授乳しながら薬を飲むにあたって、考慮するポイントを教えてください。

授乳中に薬を飲む際は、次のように考えてみましょう。

①薬が本当に必要なのか？

必ずしも薬が必要でないこともあります。例えば、お母さんがかぜをひいた場合、薬を使わなければ治らないわけではありません。また、お母さん自身の持病によっては、今すぐではなく卒乳してから治療を始めてもいい場合もあるでしょう。

②より安全な薬はないか？

薬の効果が同じなら、授乳がより安全に行える薬を選んでもらうよう担当医（母乳育児に理解のある医師が望ましい）にお願いしてみましょう。例えば、小さな子どもにもよく使う薬であれば、安心して母乳を続けられます。

③薬を飲むタイミングを工夫する

母親が薬を飲む前に授乳する、または赤ちゃんが長時間寝る前に薬を飲むと、母乳に出ていく薬の量を減らすことができます。

④赤ちゃんの血液に入った薬の量（血中薬物濃度）を調べてもらう

お母さんの病気の種類によっては、授乳中であってもお母さんの治療が今すぐに必要な場合もあります。赤ちゃんへの影響がありうる薬を使用する場合、薬がどのくらい赤ちゃんの体内に入っているか、赤ちゃんに薬による影響が出ているのか、血液検査をするとわかる場合があります。その結果、問題の起こりえない数値であったり、まったく検出されない場合など、赤ちゃんの血液検査に異常がないときには、安心して薬を飲みながら授乳を続けられます。

お母さんによっては、「私が

授乳したいばかりに、赤ちゃんの血液検査をするなんて赤ちゃんに申し訳ない」と思うかもしれません。でも、母乳をあげ続けることは決してお母さんのわがままではありません。むしろ、赤ちゃんがどれだけたくさんの恩恵を生涯にわたって受けるかを考えれば母乳を続けるほうが大切なことです。赤ちゃんが血液検査によって受けるであろう一時的な痛みは、その莫大な恩恵に比べると、本当に些細なものといっていいでしょう。

非常にまれですが、薬が原因と疑われる反応が赤ちゃんに現れた場合には、薬の作用が赤ちゃんにも影響していると考え、血液中の薬の濃度を母乳と赤ちゃんとの両方を調べます。お母さんが薬を飲むときは、赤ちゃんにどのような症状が現れる可能性があるのかを知っておくといいかもしれません（例えば、抗菌薬を飲んで授乳すると、赤ちゃんの便がゆるくなるかもしれません）。症状との関係を明らかにして、医師と相談してその後の方針を決めることも大切です。赤ちゃんの血液中濃度の検査ができない場合には、一時的に薬をやめるか、もしくは授乳を中断して赤ちゃんの状態を観察することも必要かもしれません。必要なときは自己判断せずに、かかりつけの小児科医に相談しましょう。

⑤薬を飲むと母乳の分泌が低下しないか？

次ページの表にあげる薬を飲むと、母乳の量が減少することがあります。しかし、赤ちゃんに害があるわけではないので、母乳の量が減るようなら、母乳のつくる量を増やすように頻繁に授乳をしましょう。

Q 授乳中に注意すべき薬を教えてください。

授乳中に本当に飲んではならない薬はごくわずかです。

①抗がん剤

母乳を飲むことで赤ちゃんに影響があると考えられます。

②放射性物質

授乳を一次的に中止すべき放射性物質（放射性同位元素）は母乳からも排泄されるため、放射性物質の影響がある間は授乳を控えましょう。その間は、あらかじめしぼった母乳や人工乳をあげることになります。授乳をお休みする期間は同位元素の種類や使用量によって異なり、48時間だけお休みすればよいものから授乳自体を中止しなければならないものまでさまざまなので、医師に相談するとよいでしょう。一時的に休止する必要がある場合は、乳房の張りすぎを防ぐために母乳をしぼっておきましょう。

③精神神経疾患用の薬

基本的には使用すると授乳できなくなる薬はありませんが、長期投与する場合には注意が必要です。もともとこの系統の薬は脳に作用するので、授乳中の赤ちゃんの脳に及ぼす影響をみながら使用することが大切です。**お母さんが使う場合には、赤ちゃんの担当医と相談してください。**そう病に使う薬の炭酸リチウム（商品名リーマス）は母乳中に出やすいことが知られているので、注意が必要です。できれば、赤ちゃんの血液中の

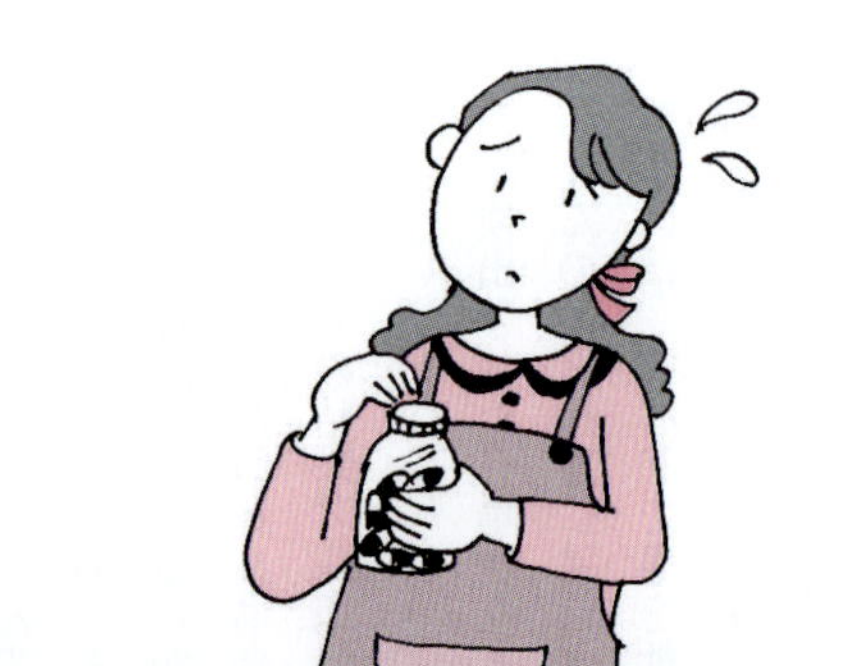

飲むことにより母乳の量が減少することがある薬		
一般名	商品名	備考
レボドパ	ドパゾール、ドパール	パーキンソン症候群やパーキンソン病に使われる
セレギリン塩酸塩	エフピー	
エルゴタミン配合	カフェルゴット、クリアミンA・S	片頭痛に使われる
ジヒドロエルゴタミンメシル酸塩	ジヒデルゴット	
クロミフェンクエン酸塩	クロミッド	排卵を誘発するときに使われる
シクロフェニル	セキソビット	
ピリドキシン塩酸塩	ビタミンB_6	大量に飲んではいけない
ジノプロストン	プロスタルモン・E、プロスタグランジンE_2	子宮収縮に使われる
ジノプロスト	プロスタルモン・F、グランディノン、プロスタグランジン$F_{2}\alpha$	子宮収縮や胃腸の働きをよくするために使われる
ブロモクリプチンメシル酸塩	パーロデル	プロラクチンが高いことによる排卵障害で使われることがある
カベルゴリン	カバサール	

補足:エストロゲンを含む経口避妊薬も母乳分泌を低下させるため、産後数か月間は使わないほうがよい。

薬の濃度をチェックしながら使用したほうがいいでしょう。

以上の「授乳中に注意すべき薬」の中には、お母さんの健康や病気の治療のために使う必要のあるものが含まれています。母乳育児を続けたいとの思いから薬を飲まないでいると、お母さんの健康が保てず、育児どころではなくなる場合もあります。赤ちゃんのためにと思って薬を飲まないのではなく、主治医と話し合い、納得して治療を受けることも大切です。

医師からのコメント　お母さんが飲んだ薬は母乳中に出ていきますが、その量は実際に赤ちゃんが飲む薬の量の1%未満といわれています。抗がん剤など一部の特殊な薬を除けば、ほとんどの薬は使用しても授乳に差し支えないと考えられます。とはいえ、わが国の医療現場では、「授乳中のお母さんに対してほとんどの薬は処方してはならない」という考えがまだまだ根強いところが多いのが現状です。母乳を続けながら治療がしたいという気持ちを医師に率直に話し、医師と相談するにあたって、本書の情報を役立ててくだされば幸いです。また、本書の著者の一人が執筆している『母乳とくすり―あなたの疑問解決します』（147ページ参照）も参考になることでしょう。

⑨母乳育児と感染症

Q 母乳を続けていると、なぜ赤ちゃんが病気になりにくいの？

母乳を飲んでいる赤ちゃんが、なぜ病気になりにくいのか不思議に思われているのですね。

生まれた赤ちゃんは、母乳を介して免疫をもらいます。

授乳中にお母さんが感染したときには、病原菌やウイルスをやっつける抗体がお母さんの体内でつくられます。授乳中、その抗体をつくる細胞は、乳腺に集まり、母乳中に抗体を出していきます。赤ちゃんは母乳を飲むことにより、感染しにくくなったり、感染しても症状が軽くなったりします。この抗体（分泌型ＩｇＡ）は、エイズウイルスや、大腸菌が腸の粘膜から入り込まないように守るはたらきもあります。

また、出産後すぐにお母さんと赤ちゃんが肌と肌で触れあっていると、お母さんに付着している良い菌が赤ちゃんに付着します。これらのよい菌が赤ちゃんの体の表面や腸管粘膜を覆ってくれると、病原性の強い菌が付着しにくくなります。

母乳の中の抗体は、その女性がどの地域に住んでいるかで変わってきます。つまり、**その地域に多い病原菌やウイルスに対する抗体を出して、赤ちゃんを守っているのです。**

日本人女性の母乳を、出産後1～10日に検査したところ、大腸菌（病原性大腸菌を含む）、エルシニア菌、緑膿菌、ビブリオ菌、赤痢菌、サルモネラ菌、カンピロバクター、ロタウイルス、RSウイルスなどの病原菌やウイルスに対する抵抗力（抗体）が含まれていました。

ロタウイルスに対する抗体は、2年間も母乳の中に存在します。母乳で育っていても、ロタウイルスに感染しないわけではありませんが、母乳に含まれている抗体のおかげで下痢がひどくならなくなります。

ノロウイルス（下痢のウイルス）やヘリコバクターピロリ（胃潰瘍に関連する菌）から守ってくれる抗体が、日本人女性の母乳中にあることがわかってきました。このため、母乳で育てられた赤ちゃんはピロリ菌が定着しにくいといわれています。

母乳の中に含まれる抗体（分泌型ＩｇＡ）は、子どもの人数が多いお母さん、たばこを吸うお母さん、生活環境が厳しいお母さんのほうが、母乳に多く含まれていることがわかっています。つまり、感染の危険が大きい環境にいる赤ちゃんを守るために、お母さんは感染から守る物質を母乳の中にたくさん出しているのです。

Q 感染症（うつる病気）にかかりましたが、授乳は続けていいの？

授乳中に、かぜや胃腸炎などのうつる病気（感染症といいます）にかかったときに、赤ちゃんにも感染するのではないかと心配なのですね。

次にあげる3点を覚えておくといいでしょう。

①授乳を少しの間でもやめなければならない感染症はまれである

②診断できる段階で、すでに感染しているものが多い（診断後に子どもとお母さんを離しても意味がないかもしれない）

③診断が確定するころには、そのウイルスや細菌を攻撃する特異抗体が母乳中に分泌されて、かえって赤ちゃんをその病気から守ってくれるかもしれない。

したがって、**感染症にかかったからといって、基本的に授乳をやめる必要はないのです。**むしろ授乳を続けることで、特異抗体や感染を防ぐ物質を赤ちゃんに与えることができるので、感染していたとしても重くならずにすみます。

母乳中にはいろいろな病原体に対する特異抗体が含まれており、赤ちゃんを守ります。このことからも、母乳を飲ませ続けることが大原則なのですが、まれに注意をしなければならない疾患や状態があるので、授乳中に感染した場合の対応を理解するために、**118～127ページの表**を参考にしてください。

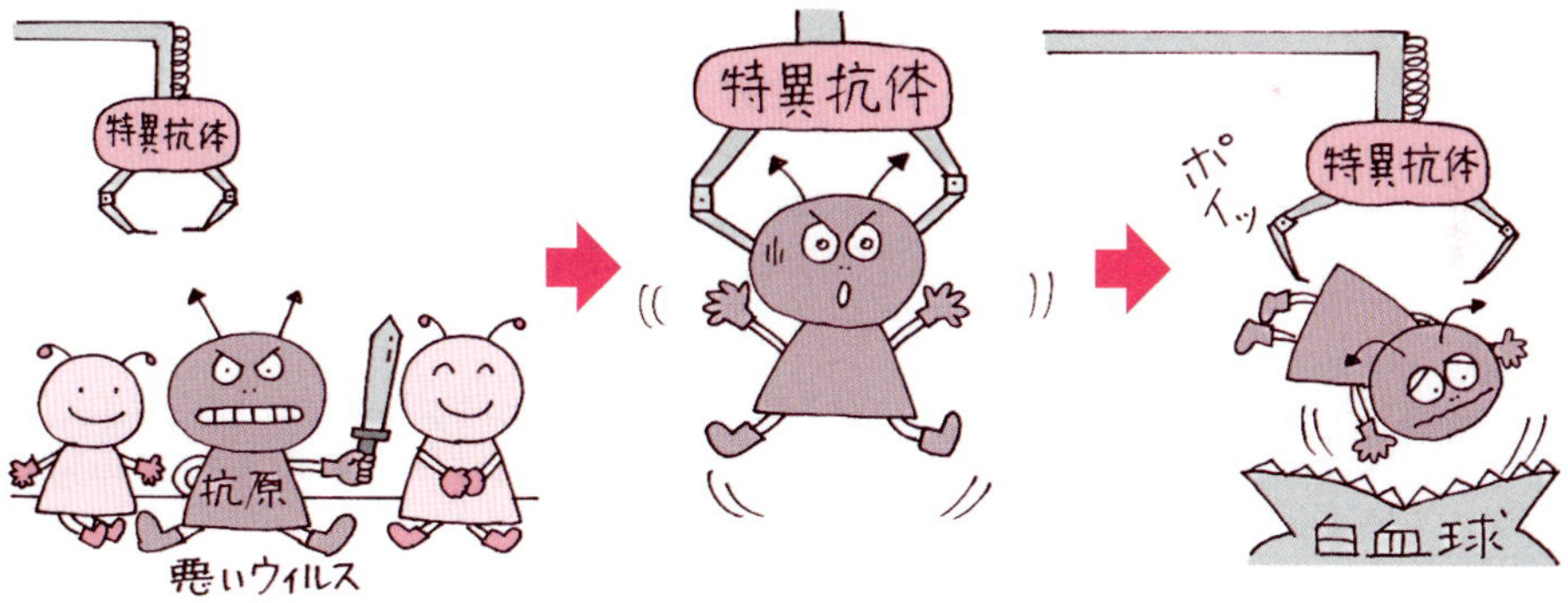

特異抗体　その病原体だけに結合して、病原体を感染させないようにする物質。免疫グロブリンにはIgA、IgE、IgD、IgG、IgMと5種類あるが、母乳に分泌されて、赤ちゃんの感染防止に役立つのは主に分泌型IgA。Igは免疫グロブリンの略。

授乳と感染症との関係	
母乳中には移行しないもの	麻疹（はしか）ウイルス、ポリオウイルス、インフルエンザウイルス、ロタウイルス、パルボウイルス（りんご病のウイルス）、RS ウイルス、淋菌、梅毒スピロヘータ（乳房に病変がない場合）、トキソプラズマ、マラリア
お母さんが感染したときに赤ちゃんも一緒に治療が必要な（考慮される）もの	真菌（カンジダ）、黄色ブドウ球菌、溶血性連鎖球菌（溶連菌）
授乳を一時的に中断しなければならない可能性があるもの	単純ヘルペスウイルス（病変が乳房にある場合）、梅毒（開放性病変が乳房にある場合）、活動性結核、水疱、帯状疱疹（病変が乳房にある場合）
母乳中に病原体が移行することがわかっているもの	HIV（エイズウイルス）、HTLV-1、CMV（サイトメガロウイルス）[注1]、水痘ウイルス DNA、風疹ウイルス[注2]、EB（エプスタイン・バー）ウイルス[注3]、ムンプスウイルス[注4] （注 1）サイトメガロウイルスの経母乳感染で問題となるのは早産児のみと考えてもよい （注 2）風疹ウイルス：経母乳感染では症状が出ないことが多い （注 3）EB ウイルス（EBV）：母乳から EBV-DNA が検出されたという報告もあるが、乳児では無症候性のことが多い （注 4）ムンプスウイルス（おたふくかぜのウイルス）：症状が出る 7 日前からウイルスは排泄されているが、診断がついたときには母乳中に免疫も出てくるため、授乳は続けられる
上記のうち、母乳中にウイルス（またはその一部）が移行するが、授乳することで赤ちゃんに感染したという報告（もしくは人工乳で育つ赤ちゃんと比べて感染の増加）がないもの	風疹ウイルス、B型肝炎ウイルス、ムンプスウイルス、EB ウイルス、水痘・帯状疱疹ウイルス（DNA のみしか検出されておらず、しぼった母乳は問題ない）
上記のうち、授乳するかしないかを考慮しなければいけないもの	HIV（エイズウイルス）、HTLV-1（成人 T 細胞白血病ウイルス）

感染経路について（どのような経路で病気がうつるか）

赤ちゃんに細菌やウイルスが感染する経路には、①垂直感染（子宮内で感染する、産道を通るときに感染する）、②経母乳感染（母乳を介して感染する）、③水平感染（お母さんに限らず、家族や周囲の人から感染する）といった経路がある

①垂直感染		垂直感染はお母さんから赤ちゃんへウイルスが感染していくこと。お母さんの体に感染している病原体が妊娠・分娩により、胎児や赤ちゃんに感染することをさす。感染予防には、それぞれ特別な方法が必要で、B型肝炎ウイルスは免疫グロブリンとワクチンによって、性器にヘルペス病変がある場合やHIV（エイズウイルス）が陽性の場合には、帝王切開によって予防できる。
②経母乳感染		母乳を介して感染すること。現在、母乳により感染することがわかっているのはHIV（エイズウイルス）、成人T細胞白血病ウイルス（HTLV-1）、サイトメガロウイルス（CMV）。サイトメガロウイルスは、早産で小さく生まれた赤ちゃんの場合は命にかかわることがある。
③水平感染		水平感染とは、人から人への感染をいう。母乳を与えるか否かということとは関係しない。 水平感染の予防（手の消毒）：鼻汁などの分泌物にさわった後やおむつ交換の後、そして汚染されたもの（電車のつり革・コンビニエンスストアなどのドアノブや手すりなど多くの人がさわる場所にはいろいろなウイルスが付着している）にさわった後は必ず石けんで30秒間以上もみ洗いして、流水で手を洗う。 水平感染には、以下の種類があげられる。
	接触感染	病原体が含まれる分泌物（鼻汁や痰、便など）と接触することによって感染が起こる。胃腸炎を起こすウイルスやA型肝炎ウイルスを含む食物を食べることで感染することを経口感染という。接触感染予防策が必要な病気は、エンテロウイルス（手足口病、ヘルパンギーナ）、病原性大腸菌O157、A型肝炎ウイルス、単純ヘルペスウイルス、RSウイルス、ロタウイルスなど。
	飛沫感染	咳・くしゃみにより結膜・鼻粘膜・口から感染する。感染は約1（～2）m以内で成立。飛沫感染予防として、咳が出るときにはマスクをする。飛沫感染予防策が必要な病気は、アデノウイルス（プール熱）、インフルエンザ桿菌、インフルエンザウイルス、ムンプスウイルス（おたふくかぜ）、マイコプラズマ、髄膜炎菌、パルボウイルスB19（りんご病）、百日咳菌、風疹ウイルス（三日ばしか）、溶連菌など。
	空気感染	空気の流れにより広く散らばるため、同じ部屋にいれば離れていても感染が成立する可能性がある。麻疹ウイルスや水痘ウイルス、結核菌が代表的。

補足：不顕性感染とは、ウイルスや細菌などの病原体が体の中に入り込み、感染したが、症状が現れないこと。

よくかかる感染症（かぜ症候群とウイルス性胃腸炎）

かぜ症候群やウイルス性胃腸炎は冬に流行する。小さな子どもがいる場所に赤ちゃんを連れていくと、感染する可能性がある。母乳を続けることが赤ちゃんを守る。

	かぜ症候群	ウイルス性胃腸炎
代表的ウイルス	RS ウイルス、ライノウイルス、アデノウイルス、エンテロウイルス、コクサッキーウイルスなどが代表的。RS ウイルスやライノウイルスは冬かぜの、エンテロウイルス、コクサッキーウイルスは夏かぜの代表的ウイルス。	ロタウイルス、ノロウイルス
感染経路	接触感染または飛沫感染	主には経口感染（接触感染）
潜伏期間*	RS ウイルス：4 ～ 6 日 アデノウイルス：2 ～ 14 日	1 ～ 3 日
感染期間	ウイルス排泄期間：RS ウイルスは 3 ～ 8 日、アデノウイルスは基本的には症状が出てから最初の数日	ウイルス排泄期間：乳幼児では数週間に及ぶことあり
特　徴	赤ちゃんが RS ウイルスに感染すると、細気管支炎や肺炎になり、重症になることがあるだけでなく、のちにぜんそくになりやすくなる。	冬場に流行するのが一般的。きょうだいがいる場合に、保育所や幼稚園からもらってくることが多い。
対　策	十分な手洗い。咳が出る場合にはマスクを着用。大人の場合、RSウイルスが感染しても鼻かぜ程度ですむことが多い。鼻が出るときには、いつもより手洗いを厳重にして、授乳時はマスクをする。	保育所などで流行しているという情報があったら、通園しているきょうだいの手はよく石けんを使って流水で洗うようにする。ウイルスは便から出ていくので、便の介助やおむつの処理をした後はお母さんもよく手洗いをする。吐いた物が乾燥すると、ウイルスが空気中に散らばって、空気を吸うことで感染する可能性があるので、乾燥前に処理し、その後には手を洗う。下痢・嘔吐を発症した家族とは、できるだけ一緒に遊ばせないようにする。
授乳の○×	○ これらのウイルスが母乳に移行するという報告はない。RS ウイルス、ライノウイルス、アデノウイルス、エンテロウイルス、コクサッキーウイルスに対する免疫は母乳中に分泌される。授乳を続けることは、ウイルスに対する免疫を赤ちゃんにあげることにもなる。	○ 授乳は通常どおり可能。ロタウイルスやノロウイルスに対する抗体も母乳中に含まれているので、症状を軽減する可能性がある。

*潜伏期間：感染後、最初の症状が現れるまでの症状のない期間。

ウイルス感染症①　インフルエンザ	
感染経路	飛沫感染・接触感染
潜伏期間	通常２～３日間
対　策	インフルエンザの流行期に入るまでにインフルエンザ（季節性・新型とも）の予防接種は受けておく。流行期には、家族を含めてマスクをする。帰宅時には手洗いとうがいをする。インフルエンザによる熱が出たら、少なくとも５日間は、授乳も含め赤ちゃんに近づくときにはマスクを着用する。
授乳の○×	○ 授乳も搾乳もしないとおっぱいが張って困ったり、乳腺炎を起こしたりする危険性がある。お母さんがインフルエンザに感染したとしても、授乳を続けることで赤ちゃんを守る。授乳の前に手洗いをする。

①授乳しているお母さんがインフルエンザに感染した場合

マスク着用・手洗いを行い、通常どおり授乳を続ける。治療薬のタミフルは、①ウイルスを体の外に出す期間を短縮させるという有効性があるが、インフルエンザは一般的に、健康な大人がかかっても自然に治る病気である。タミフルを飲まずに解熱鎮痛薬（熱冷まし）などの一般的な薬だけを、必要に応じて使用することでもよい。

タミフルを飲んだ場合も、母乳中に出ていくタミフルの量はごくわずかなので、赤ちゃんに対する影響は少ない。リレンザは吸入で用いるため母乳への移行は少なく、また母乳に出ても赤ちゃんの消化器官から吸収されにくいので、赤ちゃんへの影響はほとんどない。

②家族（きょうだいなど）がインフルエンザに感染した場合

インフルエンザに感染した家族には、子どもから約２m以内に近づかないよう伝える。

インフルエンザに感染した家族が抗インフルエンザ薬を使用すると、ウイルス排泄期間を短縮させることが可能。

お母さんはマスクをして感染を予防しながら、インフルエンザに感染した子どもの看病をしなければならないが、サポートしてくれる家族がいる場合は、インフルエンザに感染した上の子どもの看病を頼み、お母さんは赤ちゃんと一緒にいるようにする。

上記①②は人工乳で育てていても同じだが、母乳を介して特異抗体が与えられる点で、母乳で育てることに利点がある。

	風疹（三日ばしか）	流行性耳下腺炎（ムンプス,おたふくかぜ）	パルボウイルスB19（りんご病のウイルス）
	飛沫感染	飛沫感染	飛沫感染
	2～3週間	16～18日間	5～10日間
	発疹出現数日前から5～7日後まで 発疹出現前1週間はウイルス排泄あり	耳下腺腫脹の1週間前から発症後7～10日まで	発疹が出たときには感染性はない。
	妊娠初期に風疹にかかると胎児に目，耳，心臓などいろいろな障害が起こる可能性がある。	発熱は通常3日間，耳下腺の腫れは7日間くらい続く。髄膜炎や難聴を合併することがある。 感染性は耳下腺腫脹の7日前からあるため，おたふくかぜと診断される頃には感染していると考えられる。お母さんが感染したとわかる頃には，ムンプスウイルスに対する抗体が母乳中に出てきている。生後1年未満の感染は一般的に軽症で済む。	パルボウイルスB19は妊娠中のお母さんがかかると胎児にも感染し，胎児水腫（胎児がみずぶくれになる病気），胎児死亡，流産の原因となることがある。胎児に感染するのは，お母さんが感染した場合の約2割で，流産や死産になるのは1割くらい。妊娠20週以降の感染では胎児への影響は低下する。 症状として，軽い発熱，頭痛，倦怠感，その3～4日後に紅斑，四肢の網目状の紅斑，関節痛を呈す（伝染性紅斑。通称りんご病と診断されるのはこの頃）。
	免疫があるかどうかの検査を受ける。免疫がなければ，予防接種を受けて2か月間は避妊する。妊娠中の予防接種は避ける。	唾液や咽頭分泌物を介した飛沫感染によるため、発症後はマスク着用・手洗いが重要だが、発症前からウイルス排泄があるため、感染予防は困難。予防接種が重要。	成人女性でもパルボウイルスB19に対して抗体をもっている人は50%くらい。流行期には人混みを避ける。
	○ お母さんが感染しても授乳はできる。授乳中に予防接種を受けることは問題ない。風疹ウイルスは野生株でもワクチン株でも母乳中に移行するが，それにより赤ちゃんが発症したという報告はない。お母さんが風疹に感染したときや予防接種を受けたときは，母乳中に免疫が分泌される。	○ ムンプスウイルスは母乳からも感染するが，授乳は通常どおりに行ってかまわない。人工乳で育っている赤ちゃんと比べ，母乳で育っている赤ちゃんが重症になることはない。	○ 母乳中へのウイルス移行は報告されているが，授乳中に感染した場合でも子どもと離れる必要はなく（りんご病と診断される時点で感染性はないため），授乳も通常どおり可能。

ウイルス感染症② 単純ヘルペス、他

	単純ヘルペス	水痘（みずぼうそう）・帯状疱疹	麻疹（はしか）
感染経路	接触感染。垂直感染は産道を通るときの接触感染による。	帯状疱疹に感染したお母さんから胎児への垂直感染は証明されていないが，発疹に触れると感染する可能性がある。	空気感染・飛沫感染
潜伏期間	2～10日間	14～16日間	10～12日間
感染期間	ヘルペスの発疹がある間	発疹がすべて痂皮化するまでは感染力あり（発疹が出る1～2日前から発疹出現直後が最も強い）。 注：痂皮《かひ》とはかさぶたのこと	カタル期（接触後，早くても5日から）から発疹出現後5～6日 注:カタル症状とは，発熱・鼻汁・目やに・羞明（まぶしがり症）・咳などの症状を示し，カタル期とはその症状の現れている期間を示す。
特　徴	経母乳感染の報告はない。 母乳からのウイルス移行は少ないと考えられている。	みずぼうそうの感染後，ウイルスは神経の中に潜んで静かにしているが，何らかのきっかけで，帯状疱疹というかたちで現れることがある。 みずぼうそうにかかったことのある女性からの受動免疫については，生後1か月程度しか有効ではない。 妊娠中の女性は，水痘ワクチンを接種してはならない。水痘ワクチン接種後1か月間は避妊する。	麻疹の症状は発熱，発疹，咳である。39～40度の高熱が通常6～8日間持続。アメリカの報告では1,000例に1～3例死亡する。また，妊婦および新生児では重症化しやすいので特に注意が必要。
対　策	お母さんが口唇ヘルペスを発症しているときは，マスクをし，口との直接・間接の接触を避ける（コップ，ストロー，タオルの共有なども避ける）。	産後に帯状疱疹を発症したときは，発疹部位を覆い接触感染を予防する必要があるが，赤ちゃんと離れる必要はない。お母さんは治療する。	2回以上の予防接種を行っていない場合や，麻疹にかかったことがなければ，感染する危険性がある。可能なら妊娠前に免疫があるのかどうかの検査を受け，免疫がなければ予防接種を受けて2か月間避妊する。
授乳の○×	△ 乳房に発疹がなければ，手洗いを注意深く行うことで，直接授乳は可能。もし乳房に発疹があれば，その乳房からは授乳せず母乳をしぼって捨てる。治療はゾビラックスの内服となるが，この薬は乳幼児への安全性が確立されているので，授乳できる。	○ 発疹が出てから48時間には水痘ウイルスに対する免疫が母乳中に出る。乳房に水痘病変がなければ、赤ちゃんに水痘高力価のグロブリンを投与してから、母乳をしぼってあげることは可能。ただし、発疹が出る前から感染力があるため、赤ちゃんの状態に注意し、発疹が出てきたら早めに小児科を受診する。	○ 発疹が現れてから48時間以降は，母乳の中に麻疹に対する免疫が認められる。お母さんが麻疹感染後に母乳を飲ませることにより，赤ちゃんに感染することはないと考えてよい。お母さんが麻疹に感染した場合には，赤ちゃんに免疫グロブリン製剤を投与した後に母乳をしぼって与えるとよい。 注：お母さんが麻疹にかかった経験があれば，赤ちゃんに移行した抗体により生後5か月までは接触しても感染しないか，感染しても軽症で済むことが期待できる。母乳には麻疹に対する免疫が存在するが，産後2週が経過するとかなり低下してしまうため，母乳による麻疹の感染予防効果は生後早期に限られるようである。

	C 型肝炎ウイルス（HCV）
	C型肝炎ウイルスは主に血液を介して感染する。母乳も血液からできるので、授乳により感染することは理論的にはあるが、エイズウイルス抗体陰性で肝炎の症状がなければ、感染に関しては心配しなくてよい。
	15～150日間
	HCV-RNA（C 型肝炎ウイルスの成分）が陽性の日本人女性（妊娠中の女性）は 0.4 ～ 0.9%。お母さんから赤ちゃんへの感染は、お母さんが HCV-RNA 陽性の場合に約 10%。1年間にC型肝炎ウイルス母子感染は 700 ～ 900 人発生していると推測されている。
	C型肝炎ウイルス抗体陽性の母親から出生した赤ちゃんは、母親から移行した抗体が生後しばらくは認められるが、生後 13 か月までに 95%の赤ちゃんで消失する。 母子感染を受けた場合、HCV－RNAは遅くとも生後 3 か月以内に陽性となる。その分 3 歳までに約 30%は陰性化する。ただし、体内からウイルスが完全に排除されたかどうかは不明である。
	◯ お母さんから赤ちゃんにC型肝炎ウイルスが感染する割合は、母乳でも人工乳でも差はない。授乳は原則的に通常どおり行ってよい。

ウイルス感染症③　肝炎ウイルス

肝炎ウイルスにお母さんが感染しても、授乳により赤ちゃんへの感染が増えるわけではない。このため授乳を中止する必要はないと考えられている。

	A 型肝炎	B 型肝炎
感染経路	経口感染	B 型肝炎ウイルス（HBV）は、お母さんから赤ちゃんへ血流を介して感染する。胎内感染・産道感染例が 1 〜 5%に認められるが、ほとんどは出生時に起こる。
潜伏期間	15〜50日間（平均28日）	30〜180日間
特　徴	A 型肝炎ウイルスの含まれた水や食物が口から入って起こる。	母子感染によりB型肝炎ウイルスキャリア＊1 となり、長期持続感染することにより、肝硬変、肝がんを発症する。キャリアの女性が授乳しても、子どもへの感染率は人工栄養の場合と比べて上昇しない。
対　策	手洗いを十分に行い、赤ちゃんに口移しで食べ物をあげないようにする。魚介類はできるだけ火を通す。井戸水は加熱してから飲む。	HB 免疫グロブリン(HBIG)、B 型肝炎ワクチンにより母子感染が予防される。 【妊婦の血液検査において】 ・HBe抗原＊2陽性：お母さんから赤ちゃんへ感染が80〜90%に起こり、キャリア化する。 ・HBe抗体陽性：6〜7%にお母さんから赤ちゃんへ感染が起こるが、ほとんどは一時的な感染。しかし、一部で重症の肝炎を発症することもある。 【B 型肝炎ウイルスに関する血液検査の意義】 ・HBs抗原＊3陽性：現在 B 型肝炎ウイルスが肝臓に存在することを意味する。 ・HBe抗原陽性：B 型肝炎ウイルスの感染力が強いことを意味する。 ・HBe抗体陽性：感染力が弱いことを意味する。
授乳の○×	○ お母さんが A 型肝炎に感染しても、授乳を中止する必要はない。授乳中のお母さんがA型肝炎になった場合は、赤ちゃんに免疫グロブリンとワクチンを投与してもらい、授乳を継続することが望ましいといわれている。	○ 母子感染予防のスケジュールに基づいて、グロブリン、ワクチンを受けながら授乳する。 HBウイルスキャリアの母親から生まれた赤ちゃん 147 人について、母乳育児と人工栄養に分けてキャリア化の確率を調べた研究によると、両方に差がないことがわかっている。

＊1　キャリア：ウイルスなど病原体を体の中にもっている人のこと。その時点で症状がなく本人は病原体が体にいることに気づかないかもしれないが、赤ちゃんやほかの人に感染させる可能性がある。よく知られているものに、HBV（B 型肝炎ウイルス）、HCV（C 型肝炎ウイルス）、HTLV-1（成人 T 細胞白血病ウイルス）がある。

＊2　HBe 抗原：B 型肝炎ウイルスの本体

＊3　HBs 抗原：B 型肝炎ウイルスの表面

ウイルス感染症④　HIV感染症と成人T細胞白血病		
	HIV（エイズウイルス）感染症	成人T細胞白血病
感染経路	粘膜からの感染、輸血や血液製剤による感染、妊娠・授乳による垂直感染。	輸血、性行為、授乳
潜伏期間	数年間	HTLV-1（成人T細胞白血病の原因ウイルス）は、授乳により赤ちゃんに感染する可能性があるが、40 ～ 50年という長い期間の潜伏期を経て発症するのは 5%未満。
特　徴	感染しうる量のウイルスが存在するものは、血液・精液・腟分泌物・母乳の４つ。	日本には成人T細胞白血病ウイルスのキャリアが西日本を中心に、100 ～ 200 万人存在。キャリアの中から成人 T 細胞白血病が発症する。 成人 T 細胞白血病は、HTLV-1 が T 細胞というリンパ球に感染し、この細胞を腫瘍化して発病する疾患。 （50年近い潜伏期のため）成人になってから感染しても発症することは非常にまれ。
授乳の○×	×（△）母乳からの感染は、授乳している期間が長くなるほどリスクが高まる（5 か月で 3.5%、11 か月で 7%、23 か月で 10.3%）。 開発途上国では下痢症や急性呼吸器感染症、その他の感染症や、栄養障害が赤ちゃんの死亡の最大の原因であり、赤ちゃんを人工乳で育てることがこれらのリスクを高める。 母乳だけで育てられた赤ちゃんよりも、母乳と人工乳両方（混合栄養）で育てられた赤ちゃんのほうが感染するリスクが高い。 日本では、お母さんがエイズ検査で陽性であれば、赤ちゃんを人工乳で育てるように勧められている。	△ キャリアであるお母さんから赤ちゃんへ感染する経路として、母乳を与えることが関与していると考えられている。 感染率は、人工栄養 2.5 ～ 5.7%、6 か月未満の母乳栄養 2.5 ～ 6%、7 か月以上の母乳栄養 13.7 ～ 25%。短期間の母乳育児では、経胎盤的に移行した HTLV-1 抗体による感染予防効果があると考えられる。長期間ではウイルスの感染から守ってくれる抗体が減少すること、ウイルスに感染した細胞の量が増加することが関係して、生後 5 ～ 6 か月以降は感染リスクが高くなると推測されている。 栄養法は、十分に利点と危険性を理解したうえで、人工栄養、凍結母乳、短期（～ 3 か月）の母乳育児（注: 3 ～ 6 か月という考えもある）から、お母さんが選択。十分に納得するまで担当医と話す。 母乳で育てることにはお母さんと赤ちゃんの両方に大きなメリットがあるため、母乳をあげながら感染を防ぐ方法が考えられてきた。HTLV-1 は母乳中の生きた感染リンパ球を介して感染するが、母乳を－20℃で 12 時間凍結することで（凍結母乳という）、感染力は低下すると考えられている。

細菌感染症				
	ブドウ球菌	溶血性連鎖球菌 （溶連菌ともよばれる）	インフルエンザ桿菌《かんきん》 （ヒブ〔Hib〕ともよばれる）	肺炎球菌
感染経路	主に接触感染	飛沫感染。 垂直感染はほとんどない。	飛沫感染	飛沫感染
潜伏期間	6～10日間	2～5日間	不明	1～3日間
特徴	健康な成人と子どもの30～50%が皮膚や粘膜にブドウ球菌を保菌している。 黄色ブドウ球菌は乳腺炎の主な起因菌のひとつ。同様に乳房膿瘍《のうよう》（膿《うみ》がたまる状態）の原因となることもある。膿瘍ができた場合、反対側の乳房からの授乳は問題なく続けられる。膿を出すための切開をした場所によっては、授乳は可能である。	のどの痛みなど上気道（鼻・口からのどまで）症状が主であるが、発疹が出ることもある。 治療薬はアンピシリン（ソルシリン、ビクシリン）、アモキシシリン（サワシリン、パセトシン）。これは赤ちゃんにも処方する薬であり、母乳中への移行は多くないので、安全に使用することができる。 溶連菌も乳腺炎の原因となる（左欄「ブドウ球菌」参照）。	インフルエンザウイルスとは別の細菌。 生後3か月までは、お母さんのお腹の中にいるときにもらった免疫によって感染リスクは低い。また、生まれた後も母乳を飲むことで、感染するリスクは減少する。 インフルエンザ桿菌は、結膜炎、中耳炎、副鼻腔炎、肺炎などを起こす菌で、3歳以下の子どもがかかる肺炎の起因菌として重要。なかでも、生後3か月以降の化膿性髄膜炎の起因菌として重要。	生後3か月以降の髄膜炎の原因となる菌のひとつ。ほかにも気管支炎、肺炎、中耳炎などを起こす。 菌が気道分泌物中に存在する期間は感染性がある。適切な抗菌薬治療が行われると、24時間以内に感染性がなくなる。 よく起こる年齢は4歳以下で、特に1歳以下に多い。
対策	皮膚を清潔に保つことが大切。手洗いもしっかり行う。 乳腺炎に対しては、赤ちゃんの抱き方・含ませ方に注意して、赤ちゃんが十分に乳房から母乳を飲みとれるようにする。	通常の上気道感染であれば、母親と赤ちゃんの隔離の必要はない。 感染者が家族にいる場合は、感染者には治療後から解熱するまでマスクをしてもらい、ほかの家族に近寄らないようにしてもらう。	家族（特に兄・姉）に発症者がいたら、発症者に抗菌薬を投与しはじめて24時間後までは飛沫感染予防が必要。 ワクチン：ヒブワクチンによってアメリカでは、8年間に5歳以下のインフルエンザ桿菌の感染症は99%減少し、髄膜炎は1/10以下に減少。日本でもようやくワクチン（アクトヒブ）が使えるようになった。	インフルエンザ桿菌や肺炎球菌の肺炎は、きょうだいがかかることがしばしばあるので（大人はまれ）、かかった人が抗菌薬を飲みはじめて24時間はできるだけ一緒にしないようにする。 妊娠中に肺炎球菌ワクチンを接種すると乳児期の肺炎球菌感染を予防できるという報告もある。
授乳の○×	○ 適切な治療を行いながら授乳を続けるようにする。乳腺炎になり授乳をやめることはお母さんの健康状態の回復に役立たず、むしろ、状態を悪化させる危険性がある。授乳継続は、お母さん自身と、赤ちゃんの健康のためにも重要。	○ 授乳は通常どおり可能。	○ 1歳までの中耳炎の発生頻度を検討した研究結果によると、母乳を与えることで赤ちゃんが感染する確率は人工栄養と比べて有意に低い。	○ 授乳は通常どおり可能。

予防接種の進め方

お母さんと赤ちゃんの予防接種

赤ちゃんだけではなく、お母さんも予防接種を受けておくと、感染症にかかりにくくなります。妊娠可能な年齢になったり、親元を離れて一人暮らしを始めたりしたときには、自分がこれまでどのような予防接種を受けてきたのか、またどのような病気に感染したことがあるのか、母子健康手帳を見ながら両親と一緒に確認しておくとよいでしょう。予防接種を受けたかどうかがはっきりしない、感染したことがあるかどうかがよくわからない、という場合には血液検査を行い、抗体（そのウイルスに対する免疫—抵抗力）があるかどうかをみるといいかもしれません。

予防接種を受けていても風疹（三日ばしか）・麻疹（はしか）・水痘（みずぼうそう）などの抗体価が十分でなければ、MR ワクチン（麻疹·風疹混合ワクチン）·水痘ワクチンを接種して、一定期間の避妊期間（大体１～２か月）を設けます。

赤ちゃんに対しては、生後３か月になったら、三種混合ワクチン（百日咳・破傷風・ジフテリアの３つに対するワクチン）を接種することが推奨されています。また、Hib ワクチン（ヒブワクチンと呼びます。インフルエンザ桿菌《かんきん》に対する予防接種。インフルエンザウイルスとは違います）も三種混合ワクチンと一緒に接種することが望ましいでしょう。百日咳に対しては移行抗体（お腹の中にいるときにお母さんからもらう免疫）をもっていませんので、生まれたばかりの赤ちゃんでも感染するリスクがあります。三種混合ワクチンを接種してから１週間が経過すれば BCG を接種することができます。

BCG を接種してからは４週間空けなければなりませんが、三種混合ワクチンの１回目と２回目の間は５週間となり、ちょうどよい間隔となります。１歳になったら麻疹・風疹混合の MR ワクチンを接種します。その後、それぞれ１か月以上空けて、水痘・流行性耳下腺炎（おたふくかぜ、ムンプス）の予防接種を受けるとよいでしょう。

インフルエンザワクチンの話

アメリカでは、妊娠中でもインフルエンザワクチンは流行期に入る前に接種することがすすめられています。お母さんが予防接種を受けることで、赤ちゃんにも抗体があげられますので、生まれてくる赤ちゃんにも恩恵を与えられることになります。

赤ちゃんを保育所などに預けて、お母さんが冬から職場復帰する予定の場合、仮にインフルエンザの流行期を迎える１～２か月前に、赤ちゃんが生後６か月を過ぎている状況であれば、赤ちゃんにも予防接種をしてよいでしょう。１歳未満の赤ちゃんでは、ワクチンの効果が少ないという意見もありますが、赤ちゃんへのワクチン接種が特に危険であるわけではありません。１歳未満であっても、集団生活に入るのであれば、多少でもワクチンの効果を期待したいところです。もちろん、家族はきょうだい含めて、インフルエンザの予防接種を受けることがすすめられています。

第４章

特別なサポートの必要な赤ちゃん

新生児集中治療室（NICU）に入院した赤ちゃんについて

Q

赤ちゃんが早くに生まれそうです。母乳で育てたかったのですが、それどころではないとまわりに言われます。どうしたらいいの？

母乳で育てたいのに周りの人の理解があまりないように思えてつらいですね。小さく生まれた赤ちゃんへの母乳の必要性について、周りに伝えてみてはいかがでしょうか。

早産で赤ちゃんを産んだお母さんの母乳の特徴

予定より早く出産したお母さんの母乳は、予定日周辺で出産したお母さんの母乳と比べて、何が違うのでしょうか。

たんぱく質は産後1～2か月の間、そして**吸収されやすい脂肪（中鎖脂肪酸）**が産後3か月の間、予定日周辺で出産したお母さんの母乳よりも多く含まれます。1・3～1・6倍も脂肪分が多いのです。脂肪は小さく生まれた赤ちゃんが成長していくために必要なカロリーを与えてくれます。特に吸収されやすい脂肪であることから、消化や吸収能力が未熟な早産児でも、比較的容易に脂肪を消化して、大きくなっていくためのカロリーとして使うことができるのです。

さらに母乳の中には、**胆汁酸刺激リパーゼ**という酵素があります。これは、赤ちゃんのお腹の中で胆汁と一緒になると働き、脂肪を消化してくれる酵素です。消化機能が未熟な赤ちゃんにとって、脂肪の消化は容易ではありません。そこで、母乳の中には赤ちゃんの栄養に大切な脂肪とそれを消化するのを助けてくれる酵素がセットになって用意されているのです。

脂肪の中味もみてみましょう。母乳の脂肪には**ドコサヘキサエン酸（DHA）**や**アラキドン酸**が含まれます。これらの物質は早く生まれた赤ちゃんの脳や目の発達に欠かせません。早く赤ちゃんを産んだお母さんの母乳は、DHAが2倍、アラキドン酸が1・5倍多く、この違いは出生後6か月まで続きます。これだけでも、お母さんの子宮の中で成熟していく途中で生まれた赤ちゃんに、いかに母乳が重要なのかがわかりますね。**ナトリウム**や**クロール**などの電解質も、産後1か月くらいの間、予定より早く出産したお母さんの母乳のほうに多く含まれています。

母乳中の炭水化物を代表する**乳糖**も大切なエネルギー源です。早く小さく生まれたとしても母乳で育てられた赤ちゃんのほうが人工乳育ちの赤ちゃんよりも乳糖を分解する酵素が早く増えていきます。つまり、早く乳糖を消化できるようになります。ですから、人工乳で育てられた赤ちゃんの半分以下の日数で点滴が不要になるだけの栄養を母乳からとることができるのです。お母さんの体は、早く出産になったためにあげられなかった栄養を母乳の中に入れて、赤ちゃんに与えようとしているのですね。

母乳と感染防止効果

母乳中には、**免疫グロブリン**、ラクトフェリン、オリゴ糖など赤ちゃんを病原体から守る因子がたくさん含まれています。お

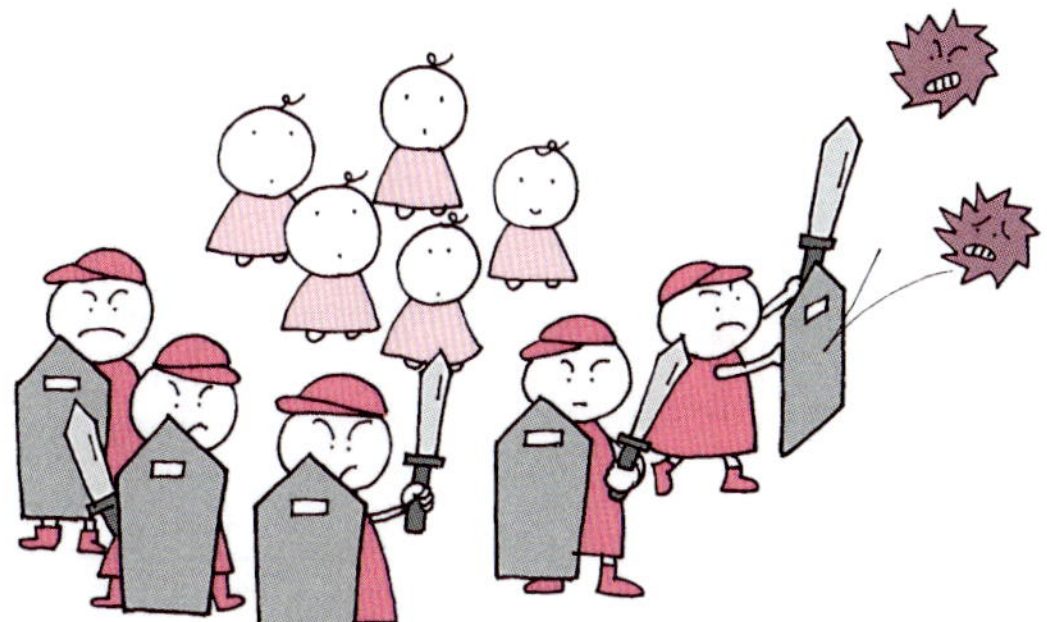

母さんの出産が早かったためにお母さんのお腹の中であげられなかった栄養を、母乳の中に入れて赤ちゃんに与えると前述しました。栄養素だけでなく、病原体から守ってくれる物質も、予定日近くまでお腹にいた場合は、妊娠9か月以降にお腹の中の赤ちゃんへ届けられます。その前（妊娠9か月以前）に生まれた赤ちゃんは、病原体と闘う武器を持たずに生まれてくることになるので、その代わりに母乳から武器を得て、病原体と闘えるよう準備をしていくのです。

例えば**オリゴ糖**は、肺炎や中耳炎を起こすインフルエンザ桿《かん》菌《きん》や肺炎球菌が気管・気管支の表面から体の中に侵入できないように守ってくれます。**ラクトフェリン**は鉄と強力にくっつくため、鉄を必要とする悪い細菌や真菌（カビ）が鉄を使えず、赤ちゃんの体内で増えることができなくなります。また、母乳の中には、赤ちゃん自身の免疫機能を発達させる作用をもつものもあります。母乳中の生きた細胞（**白血球**や**リンパ球**など）も病原体を食べてくれたり、赤ちゃん自身の免疫を補強したりする、大切な役割を果たしています。

小腸－気管支－乳房経路という、授乳中に働く特別な経路がお母さんの体の中にあり、お母さんと赤ちゃんの周辺にいる病原体から赤ちゃんを守ってくれています。小さく生まれた赤ちゃんは、特に母乳で育てることで重症感染症が予防できるのです。

赤ちゃんを壊死性腸炎から守る

壊《え》死《し》性腸炎とは、主に早産で小さく生まれた赤ちゃん（早産児）がかかる腸の炎症で、とても恐い病気です。日本ではさほど多くありませんが、アメリカではこの病気で命を失う早産児がいまでも多くいます。

これまで多くの研究者がこの病気のことを研究してきました。その結果、母乳で育てられた早産児は壊死性腸炎になりにくいことがわかりました。その理由として、母乳には赤ちゃんの腸を守る**成長因子**（動物の体の中で、ある特別な細胞を増やす物質が含まれていて、なかでも**上《じょう》皮《ひ》成《せい》長《ちょう》因《いん》子《し》**という物質は、初乳にたくさん含まれています。とても興味深いことに、より未熟な赤ちゃんを出産したお母さんのほうが、妊娠8か月以

降に出産したお母さんよりも、たくさんこの成長因子を母乳から出していることがわかりました。動物実験でも、母乳中の上皮成長因子が壊死性腸炎を予防することがわかっています。

そのほかに、母乳にはプロバイオティクス（乳酸菌のように腸内細菌叢のバランスに影響する微生物）の効果を助けるオリゴ糖もあり、赤ちゃんの腸にはよい細菌がすみ着きやすくなります。**ビフィズス菌**（乳酸菌の一種）もプロバイオティクスのひとつで、これらのよい細菌（善玉菌）がすみ着いてくれると、悪い細菌（病原菌）は赤ちゃんの腸に入りこめなくなるのです。母乳育ちの赤ちゃんに比べて人工乳育ちの赤ちゃんでは病原性のある菌がすみ着かないようにする力（善玉菌によるバリア機能）が弱いことがわかっています。このことは、人工乳育ちの赤ちゃんが感染を起こしやすいこととも関係します。

また、善玉菌（ビフィズス菌など）がすみ着いてくれると、アレルギーも起こりにくくなります。人工乳育ちの赤ちゃんでは病原菌が着きやすく、腸に炎症を起こすとアレルギー発症のリスクが高くなります。

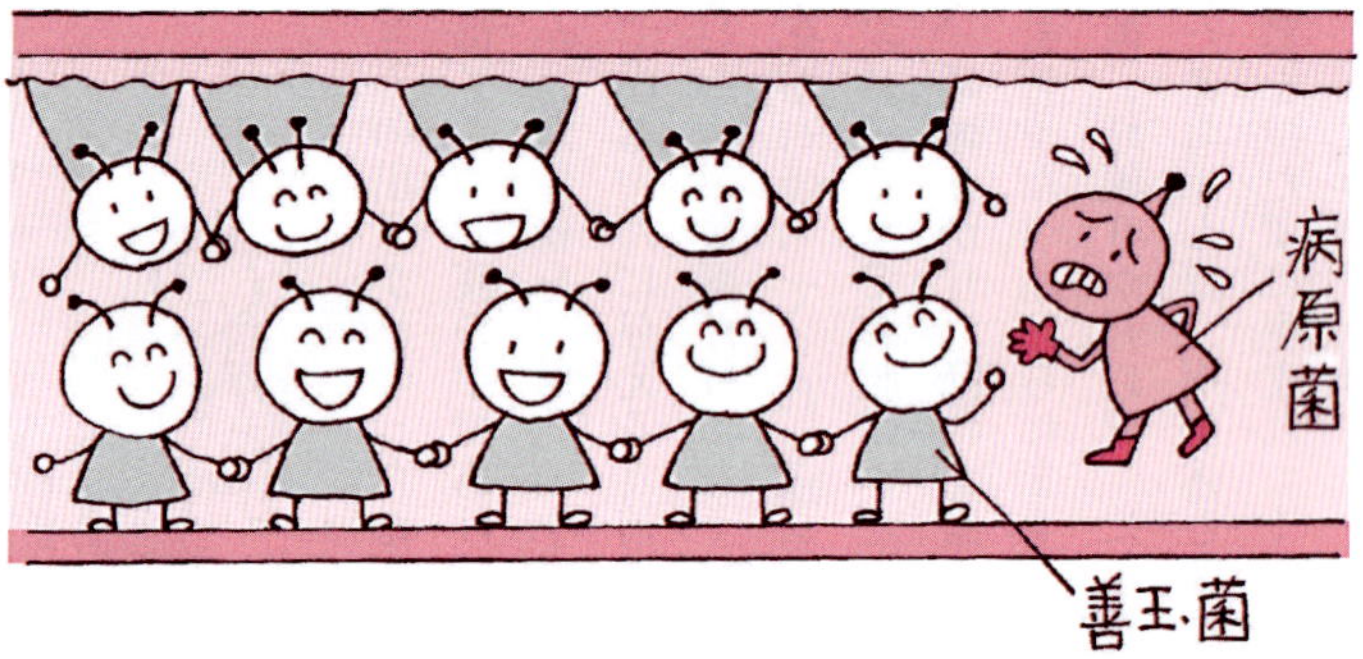

慢性肺疾患の予防

1000g未満で生まれた赤ちゃん（超低出生体重児と呼びます）では、肺が未熟で長期間人工呼吸が必要になることにより慢性肺疾患という病気になることがしばしばあります。慢性肺疾患にかかると長い期間、赤ちゃんは酸素を必要としたり、かぜをひくたびにゼイゼイしたりすることもあり、少しやっかいな病気です。

母乳で育てることは、この慢性肺疾患を予防する効果があることがわかってきました。栄養状態が不良だと慢性肺疾患にかかりやすいのですが、母乳は消化がよいため、赤ちゃんに必要な栄養を早く与えることができます。母乳には酸素の毒性を押さえ込んでくれる抗酸化物質が含まれていることもよい効果があると考えられています。生まれた後に肺炎を起こすと、さらに肺を悪くしてしまいますが、母乳は感染から赤ちゃんを守ってくれるため、肺を守ることにもつながります。

アメリカの研究結果によると、生後28日間に与えられた母乳の量が多いほど慢性肺疾患が減ることがわかりました。

視力への影響

目の網膜や脳をつくっていくときに、ＤＨＡやアラキドン酸という脂肪酸が必要になります。これらの物質は生後早期の視力の発達に重要な働きをしています。ＤＨＡとアラキドン酸は妊娠9か月頃に胎盤を通じて赤ちゃんに与えられていきます。そのため早く生まれた赤ちゃんは、母乳からＤＨＡを摂取することが視力の発達のうえで大切になってきます。

未熟児網膜症の予防

早く生まれた赤ちゃんは目も未熟です。実際にものを見る網膜という場所に血管があるのですが、早産児は周辺まで血管が伸びる前に生まれているので、網膜の端っこのほうに血管がないのです。

このような状態の赤ちゃんに

酸素を使うと、異常な血管が延びてきて、その血管から出血したり、ひどくなると網膜がはがれたりしてしまいます。こうなると目が見えなくなったりすることがあります。酸素が未熟な網膜に悪い影響を与えることが関係しています。

母乳には抗酸化物質が含まれているので、これが未熟児網膜症の発症や重症化を防いでくれていると考えられています。アメリカでの研究によると、母乳で育てられた赤ちゃんのほうが人工乳で育てられた赤ちゃんよりも未熟児網膜症にかかりにくいことがわかりました。また、母乳だけで育っている赤ちゃん、または栄養の8割以上が母乳であった赤ちゃんには重症の未熟児網膜症はみられなかったのです。

入院期間の短縮

同じ妊娠期間（在胎週数28週）で生まれて、母乳で育った赤ちゃんと未熟児用の人工乳で育った赤ちゃんとで入院期間を調べた結果、母乳で育てられた赤ちゃんのほうが2週間ほど早く退院したという報告があります。これは重症な感染症や壊死性腸炎が減ることが主な理由としてあげられます。

将来の神経発達

人工乳で育った赤ちゃんよりも、母乳で育った赤ちゃんのほうが幅広い年齢層で知能指数、認知能力が高いとされています。母乳で育つことで認知能力が高くなるということは、脳神経の発達がより未熟な段階にある早く生まれた赤ちゃんにおいて、より大きな意味があると考えられています。

イギリスからの報告によると、1850g未満で出生した早産児を追跡調査した結果、早産の赤ちゃんは母乳で育てられたほうが、7～8歳時の知能指数が8点高いこと、そして、母乳育児期間が長いほうがより高いとされています。

最近のアメリカでの大規模な調査結果で、NICU入院中の母乳の量が1日あたり10ml/kg増えるごとに知能指数は0・6点上がることが報告されました。

Q かなり早く生まれて、NICUで治療されている赤ちゃんでも母乳で育てていけるの？

急な出産になって赤ちゃんがNICUに入院されて、ショックを受けられているのですね。そして、小さく生まれたうえに離ればなれになった赤ちゃんを母乳で育てることがむずかしいように思えて心配されているのですね。

それでも母乳で育てようと考えていらしてすばらしいことです。

予定日よりもかなり早く生まれた小さい赤ちゃんに対しても、母乳は最もよい栄養法です。とはいえ、NICUに入院となった赤ちゃんの多くは、長期にわたってお母さんと離れなければならないため、生後しばらくは直接授乳を行うことができません。**母乳の分泌を維持するためにお母さんは母乳をしぼります。**つまり、お母さんは手でのしぼり方を覚えたり、搾乳器などの道具を使ったりする必要があるのですが、残念ながら、そのための知識をもった医療者は少なく、十分なサポート体制は整っているとはいえません。ですから、お母さん自身が十分な情報をもって医療者にどうしたいのかという希望を出したり、話し合ったりする必要があるかもしれません。

母乳は大切な〝お薬〟

まず知っておくといいことは、母乳は赤ちゃんにとって単に栄養源というだけでなく、特に早くに生まれた赤ちゃんにとっては最も大切な〝お薬〟だということです。そして、最もお金がかからず、最も治療効果の大きいものです。ですから、母乳をあげたいと申し入れることは、何より赤ちゃんの健康のためによいことなのですから遠慮はいりません。

次に知っておきたいことは、〝赤ちゃんが早く生まれても母乳はちゃんと出る〟ということです。妊娠中期から、乳房の中にある乳腺というところでは母乳をつくる準備をしていて、少しずつ初乳をつくっています。赤ちゃんがお腹にいる間はごく少量の初乳をつくります。つくってもしぼったりしなければ外に出ていかないので、お母さん自身も母乳をつくっているとは気がつかないかもしれません。しかし、乳腺だけがつくることのできる乳糖（母乳に含まれる代表的な糖分）が、妊娠中のお母さんの尿に出ていることから、妊娠中から母乳をつくっていることがわかります。この時期には、乳房の中の乳腺という器官の細胞が母乳をつくる細胞に発達し、初乳もたくわえられていくことで乳房のサイズが大きくなっていきます。一般的には、妊娠16週以降に赤ちゃんを産むと母乳が出てきます。

搾乳を始めましょう

母乳をつくる準備はできていても、赤ちゃんが飲みとってくれないと母乳をつくる機能がうまく発達しません。体の機能が未熟な赤ちゃんは、自分の口で飲めるようになるまでにたくさんの時間が必要かもしれません。その間、お母さんは母乳をしぼって、母乳が出るようにし、その量を維持していくことが大切です。

産後できるだけ早くから頻繁に搾乳をすること、できるだけ乳房内に残らないように母乳を出すことが、母乳の出をよくするための基本になります。もう少し、具体的にみていきましょう。

出産後6時間以内から、3時間ごとに搾乳を始めます。とても小さな赤ちゃんを出産したお母さんでも、産後6時間以内に搾乳を始めるとそうしない場合に比べ、予定日（もともと生まれるはずだった日）に量った母乳の量が多いことが報告されています。併せて、赤ちゃんを母乳で育てている割合が高いこともわかっています。

プロラクチンという母乳をつくるホルモンは乳腺の受容体（ホルモンの受け皿）にくっついて、母乳をつくる指令を出します。この受容体の数は、産後2週間の授乳（搾乳）回数によって決定されます。ですので、出産後、早くから頻繁に搾乳することでプロラクチンが働ける場所が増えていくため、母乳をつくる〝工場〟の規模も大きくなっていくのです（42㌻参照）。

一般に、産後6時間以内に搾乳を始めると、24時間前後には少なくとも乳頭からにじむくらいの母乳が出てきます。少ない量の場合は、小さなシリンジ（針のついていない注射器）でにじんできた母乳を少しずつ吸いとって集めていくと無駄にすることなく、大切な初乳を赤ちゃ

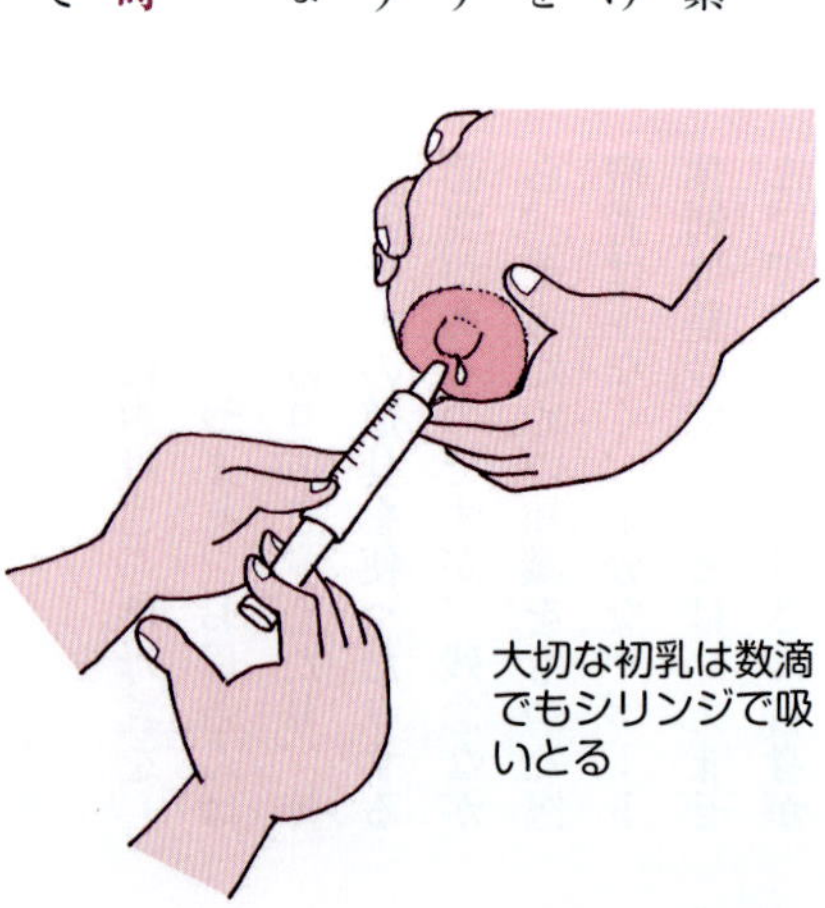

大切な初乳は数滴でもシリンジで吸いとる

んにあげることができます。本書を、担当の医師に見せて、そうした方法をとれるかどうか相談してみてはいかがでしょう。

小さな注射器に集めた母乳は、できるだけお母さんが自分の手で赤ちゃんに飲ませてあげるのが理想的です。早くに生まれた小さい赤ちゃんのお腹には胃管という人工の管が入っていて、口から出ているはずです。その管にしぼった母乳を入れた注射器をつないで、お母さん自身が赤ちゃんにとってこの上ない宝物を入れてあげられるといいですね。

保健医療者は、赤ちゃんが大きくなっていくのを見守るチームをつくって赤ちゃんを応援しています。そのチームの中心は、実はお母さん自身なのです。そして赤ちゃんの命を育てていく母乳をつくり出せるのはお母さんしかいません。遠慮をしないで、赤ちゃんの様子や自分にできることを積極的に保健医療者に聞いてみましょう。いろいろと不安も大きいでしょうが、その気持ちや疑問を声に出して聞いてもらうことも大切です。お母さんの不安が少なくなると、それだけ母乳を外に出すホルモン（オキシトシン）がより出やすくなります。

母乳量を維持するには

赤ちゃんの状態が落ち着いてくるとお母さんは、それまでの疲れが出てきて、搾乳回数が減ってくることもあります。乳房内に蓄積される母乳が増えてくると、母乳をつくらないように働くＦＩＬ（乳汁抑制因子、44ページ参照）という物質が増えてしまいます。**できるだけ乳房の中から母乳を外に出すことで、母乳の量を維持することができる**ので、赤ちゃんが口からおっぱいを飲めるようになるまでは、しっかりと搾乳を続けましょう。

母乳の量を維持するために有効な方法として、**カンガルー・マザー・ケア**という赤ちゃんとの素肌での触れあいがあります。赤ちゃんの状態が安定したら、カンガルー・マザー・ケアができないかを医療者と話し合ってみるのもよいでしょう。

また、素肌での触れあいの最中に赤ちゃんが口をモグモグとするような仕草がみられたら、直接乳頭・乳輪を口に含ませてみるのもよいでしょう（可能かどうか、医療者と相談してみてください）。しっかりと搾乳した後であれば、母乳の出かたがゆっくりになっているので、特に赤ちゃんへの負担はありません。こうして赤ちゃんは、お母さんのおっぱいに吸いつく準備を重ねていきます。

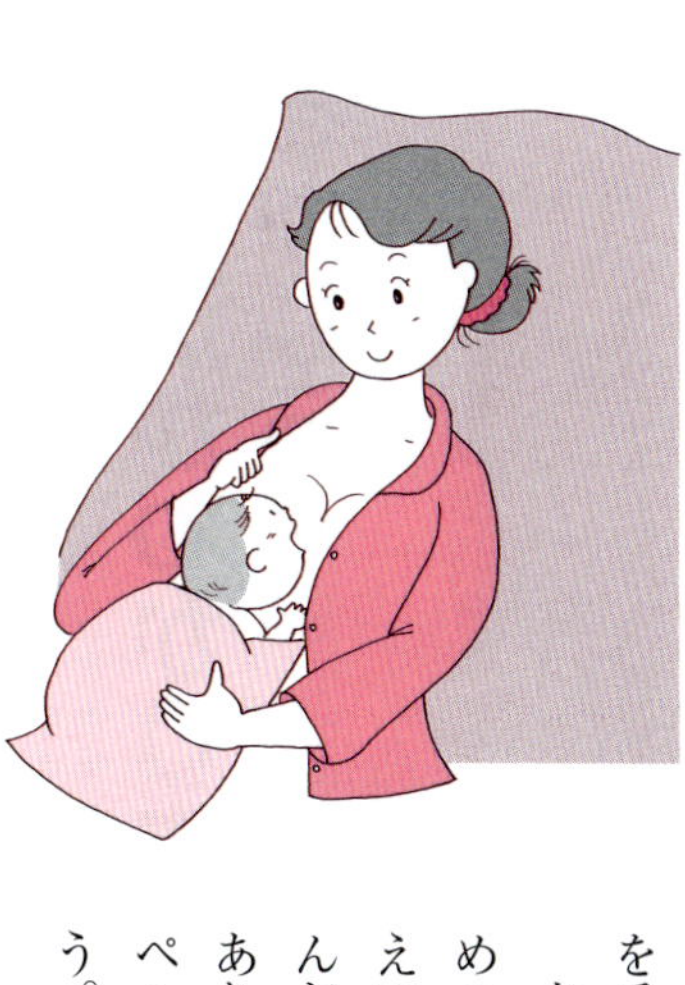

直接授乳が始まっても、はじめのうちは吸っているように見えて、体重を測ってみるとほとんど変わっていないこともよくあります。あせらず赤ちゃんのペースに合わせてあげましょう。

いろいろな授乳方法

お母さんの乳房からうまく飲みとれないうちに、哺乳びんを使ってしぼった母乳や人工乳をあげると、赤ちゃんが哺乳びんの飲み方に慣れてしまい、お母さんの乳房から飲むのがむずかしくなるかもしれません。哺乳びんを使わないで授乳する方法もあります（後述）が、どうしても哺乳びんを使う必要がある場合は、お母さんの乳房から飲みとることに慣れてから哺乳びんを使うほうがよいでしょう。

直接乳房からの授乳を優先させたいというお母さんの希望を医

療者に伝えて、話し合うといいでしょう。

赤ちゃんがおっぱいを口から飲みはじめるときは、哺乳びんよりもお母さんの乳房のほうが呼吸に対する負担が少なく安全であるというデータが多くあります。赤ちゃんのペースに合わせて飲ませることになるので、哺乳びんから飲むのと比べると、飲みとれる量は少なくなりますが、哺乳びんで飲める量と違うのは当然です。

最近では、赤ちゃんがしっかりとお母さんの乳房から飲みとれるようになるまで、胃管を入れたままにしておくＮＩＣＵも珍しくなくなりました。乳房から飲みとれた量と赤ちゃんが成長に必要な量の差を、胃管から赤ちゃんに入れてあげるためにしているのです。つまり、哺乳びんをできるだけ使わないようにする目的なのです。

赤ちゃんは、**哺乳びん以外にコップやスプーンを使って飲むことができます**。赤ちゃんがお母さんの乳房から飲みとる練習をたくさんできるといいですね。このためには、お母さんが長い時間ＮＩＣＵで過ごす必要があります。家族の協力も必要となるでしょうが、退院が近づいてきたら、お母さんの乳房からできるだけたくさん直接授乳できるよう、家族や医療者とで相談してください。

赤ちゃんが退院して自宅に帰ってからは赤ちゃんが欲しがるままに授乳をします。乳房から母乳を飲みきることができず、乳房内に蓄積される母乳が増えてしまうと、母乳の量が減ってしまうかもしれません。このため、退院後も1か月くらいを目安に、電動搾乳器のレンタル期間を延長するとよいでしょう。授乳の後は1日に2～3回搾乳して、乳房の中に母乳が残らないようにしておくと母乳の量も減りません。搾乳した母乳はコップやスプーンなどで赤ちゃんに与えることもできます。

早産児を出産したお母さんでも、初乳の産生は行われており、母乳分泌を維持するためには、産後早期からの搾乳が数多く必要になります。早く生まれた赤ちゃんのために、ぴったりの母乳をつくり出せるのはお母さんしかいません。それは、たとえ一滴であっても飲ませる意味のある貴重なものなのです。

次の本や冊子は、医療者と話し合うのに役立つかもしれません

①大山牧子『ＮＩＣＵスタッフのための母乳育児支援ハンドブック』メディカ出版、２００４年

②Ｇｗｅｎ Ｇｏｔｓｃｈ著、大山牧子訳『小さく生まれた赤ちゃん－低出生体重児を母乳で育てるために』ラ・レーチェ・リーグ日本、２００７年部分改訂　購入先 http://www.llljapan.org/

Q

母乳をしぼる方法がわかりません。私にもできるかしら？

どうやって母乳をしぼったらいいかわからず、自分にできるかどうか不安なのですね。搾乳のポイントをお伝えしましょう。

搾乳には、手による方法と搾乳器によるものとがあります（１３７ページ、１３８ページコラム参照）。どちらにも長所・短所があります。手による搾乳はお金もかからず手軽にできますが、練習が必要です。搾乳器には手動式、小さな電動・充電式などがありますが、高品質（病院用）の電動搾乳器のほうが、母乳育児を確立し、母乳の量を保った

めには効果的です。お母さんの疲労度に関する調査では、電動搾乳器を使うと肩こりなどの疲労が減るようです。また、手による搾乳よりも電動搾乳器を両方の乳房に同時使用した場合のほうが、母乳の産生に必要なホルモンであるプロラクチンの分泌が良好であると報告されています。

そのため、赤ちゃんがＮＩＣＵに入院し、赤ちゃんに直接おっぱいを吸ってもらえない場合や、１か月以上の長期にわたり搾乳が必要な場合には、高品質の電動搾乳器を試してみるのもよいでしょう。オキシトシンの分泌を促し、射乳反射（63ページ参照）を起こしやすくするためにも、搾乳前に温めたタオルやおしぼりで乳房を温める、赤ちゃんの写真を見ながら搾乳する、そしてＮＩＣＵ内で搾乳するときには赤ちゃんの前で搾乳できるといいですね。なお、高品質の電動搾乳器は個人購入するには高価なため、家庭ではレンタルするのが一般的です。

コラム

母乳をしぼってみましょう：①手での搾乳

①少し前かがみになって、手で乳房を支えます。乳輪の外側に、親指とそのほかの４本の指をあてます。

②親指と人差し指を自分に向かって内側に少し（だいたい１～2cm）押します。

③親指と人差し指でその間の乳輪の下にある乳管部分を押します。母乳が滴り出るまで（数分かかるかもしれません）、親指と人指し指で押したり離したりを何度も繰り返します。母乳は最初、滴のようにポタリポタリと出てきます。

④搾乳に慣れるまで時間のかかる人は多いのですが、慣れてくると射乳反射が起きた後は、しぶきになって飛び散るように出てくるようになることが多いようです。この射乳反射は搾乳中に何回か繰り返し起こりますので、母乳が出なくなってからも１～２分搾乳を続けるとよいでしょう。

①
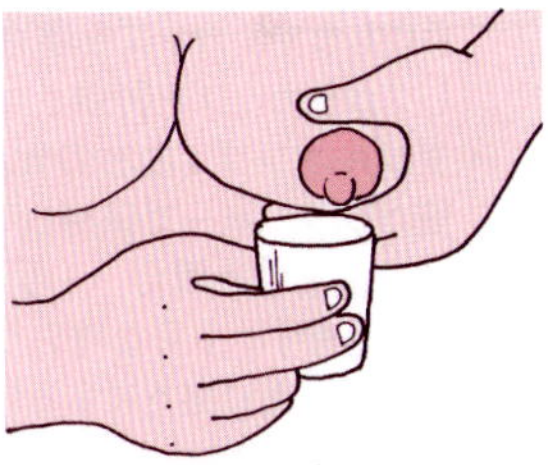

②
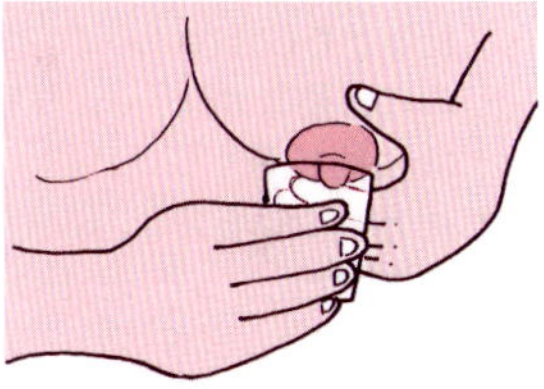

③
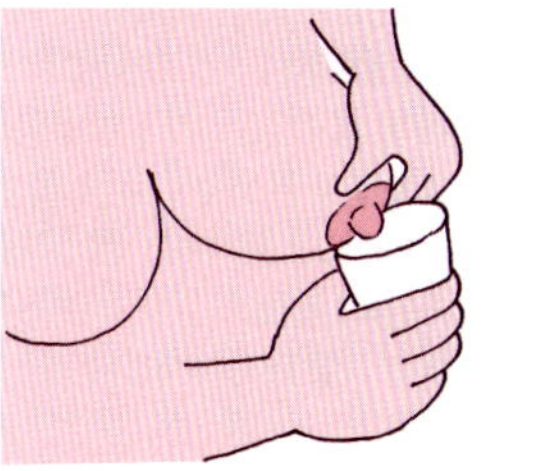

④
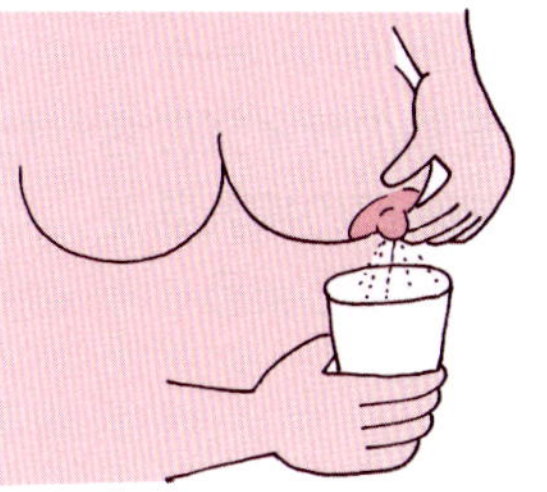

Q 妊娠中の超音波検査で、胎児に口唇裂と口蓋裂があると言われました。母乳で育てるにはどうすればいいの？

口唇裂《こうしんれつ》と口蓋裂《こうがいれつ》があるといわれたら、母乳で育てられるかが心配になりますね。口唇裂や口蓋裂があっても、母乳で育てたいという気持ちは自然なことですし、赤ちゃんにとっても大切なことです。

口唇裂や口蓋裂があると中耳炎になりやすいといわれていま

母乳をしぼってみましょう：②搾乳器での搾乳

コラム

手による搾乳で上手にしぼれない場合は搾乳器を使用するのもいいでしょう。搾乳器を選ぶときは、搾乳中に痛みがなく快適で、赤ちゃんがおっぱいを吸うリズムに似たパターンで搾乳できるように調節可能なものを選びます。自分の乳首のサイズに合ったものを適切に使用しないと、乳首の痛みや乳管が詰まる原因になるので気をつけましょう。

搾乳器による搾乳方法

①器具を清潔にして説明書に沿って組み立てます。手と爪をよく洗いましょう。乳房をゴシゴシこすったり清浄綿で拭いたりすると、乳首を痛める原因になるので消毒はしません。ゆったり座って、赤ちゃんのことを考えましょう。赤ちゃんの写真や、赤ちゃんが使った後のにおいが残る衣類もオキシトシンの分泌をよくするといわれています。リラックスする音楽を聴くのもいいでしょう。
②乳房をマッサージするとリラックスし、射乳反射が起こるといわれています。マッサージは乳房の外側、わきの下に近いほうから始めましょう。指先を使って同じ場所に何度か円を描くような感じでマッサージしましょう。こうして乳房の周囲をマッサージしながら渦のように乳房に近づかせていきましょう。
③乳房を搾乳器のカップの中央に持っていきましょう。カップのサイズはカップが乳輪部を大きすぎない程度に覆うぐらいの、ぴったり目のサイズを選びましょう。カップが乳輪部にぴったりシール（密着）するようにします。カップを湯冷ましか滅菌水で湿らしてもよいでしょう。あらかじめ、手で搾乳して乳汁で濡らしてからカップを密着させるのもよいでしょう。
④ダブルポンプ（左右の乳房から同時にしぼるタイプの搾乳器）の場合は、片側を装着後、そのカップを前腕かブラジャーで保持して、反対側の乳房をマッサージしてカップをつけます。
⑤搾乳器を使う場合、一番弱い吸引圧から始めましょう。搾乳を続けるうちに痛くない範囲で吸引圧を上げていきます。十分な搾乳ができる圧が必要ですが、乳房が痛くならない程度にしましょう。カップの中で乳輪が行ったり来たりするのが見えます。射乳反射が起こると、母乳が噴射されるのが見えるでしょう。
⑥両方同時に搾乳する場合は、母乳の流れる勢いが落ちるまで搾乳しましょう。出なくなった後でも、また出るかもしれないので、もう1～2分搾乳します。搾乳の最後の数滴は脂肪が多く含まれ、赤ちゃんが育つのに必要なカロリーになります。両方の乳房を同時に搾乳する場合、一度母乳が出だした後の搾乳の目安は、1回15分くらいです。
⑥片方ずつの場合は、母乳の流れが遅くなるか止まったら、反対側の乳房に移ります。また母乳の流れが遅くなるか止まったら、もう一度もとの乳房を5分くらい、もしくは母乳の出が止まるまで搾乳しましょう。よく出るようならもう3セット目の搾乳もできますが、全部で30分を超えないようにしましょう。
⑦搾乳した母乳を集めた器から、保存用のバッグに移します。子どもの姓名と搾乳日時を記入し、冷蔵します。保存バッグの内側や母乳に指が触れないように気をつけましょう。
⑧搾乳器の部品のうち母乳と接した部分は冷水で洗います。その後、すべての部品を熱い石けん水で洗ってよくすすぎます。食洗機で洗える部品もあります。
⑨NICUに入院中は、搾乳器の乳房や母乳に触れるパーツを市販の哺乳びん用の消毒液につけるか、哺乳びん用の消毒バッグを使って滅菌消毒したり、煮沸消毒したりしましょう。パッキングは必ずはずして洗いますが、磨耗しやすいので、搾乳効果が落ちるようなら新しいものに変えましょう。

（大山牧子：あなたのなぜに答える母乳のはなし。ネオネイタルケア 16巻、p84-87、2003年より改変）

乳首のサイズに合った搾乳口の搾乳器を使いましょう

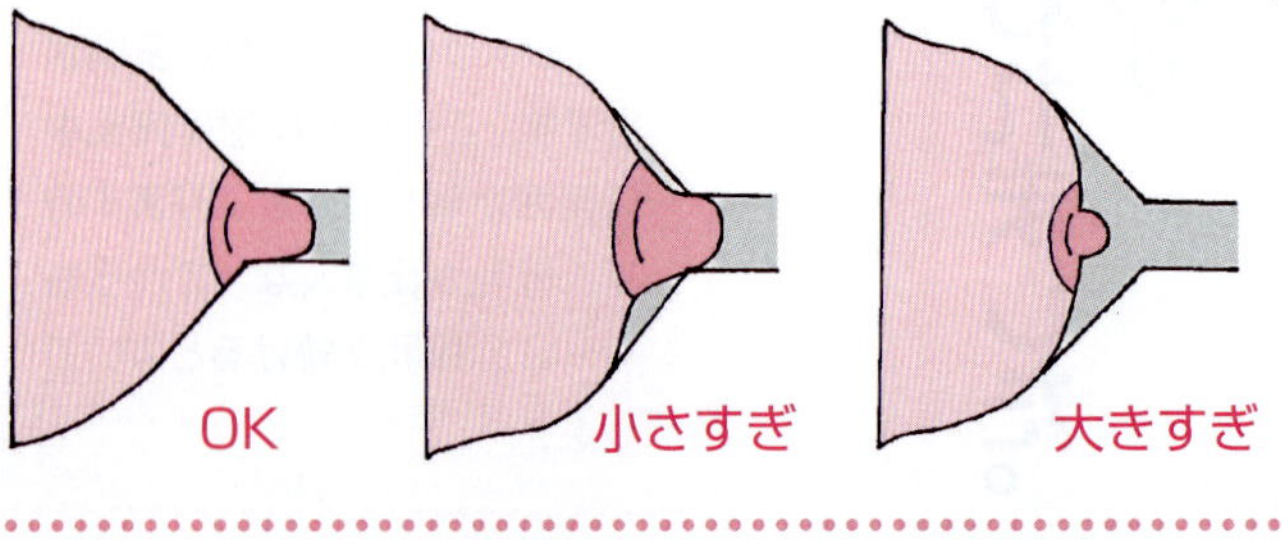

すが、**母乳育児はその予防効果があります。**また、直接乳房からでも、搾乳でも、母乳は人工乳と比べて、誤って気管に吸いこんでしまうことが少ないといわれています。

まずは、生まれてからすぐに、お母さんと赤ちゃんが肌と肌を触れあうようにしましょう。そして、本格的に授乳が始まったら抱き方を工夫し、赤ちゃんが乳首・乳輪を深く含めるようにしっかり赤ちゃんを引き寄せて授乳するようにしましょう。特に、乳房が張る前の柔らかい乳房は赤ちゃんが吸いつきやすく、早い時期に吸いつくことができるとその後の励みにつながります。

また、赤ちゃんの欲求に合わせて出生早期より頻繁に授乳することは、乳房の張りすぎも予防します。たて抱きにして、赤ちゃんの裂の部分を柔らかい乳房で塞ぐなどすると、密着して飲めるといわれています。

口唇裂や口蓋裂を有する赤ちゃんが直接乳房から効果的に哺乳できるかどうかは、口唇裂・口蓋裂のタイプと裂の大きさに関係します。それによっては、必要な量すべてを直接乳房から飲むことが困難なこともあります。必要量をすべて直接乳房から飲みとることができなくても、不足分は搾乳した母乳をカップや哺乳びんなどを用いてあげることもできます。

また、手術後に直接飲めるようになることもあるので、母乳の量を維持しながら待つことも大切でしょう。同じような赤ちゃんをもつお母さんたちのサポートグループを調べておくと役立つことも多いでしょう。

コラム

しぼった母乳の保存方法とコップ授乳

【しぼった母乳の保存方法】

健康な赤ちゃんの場合、しぼりたての母乳は19～26℃の室温で4～6時間、冷蔵庫（4℃以下）で72時間は安全に保存できます。しぼってから容器に入れるまで、細心の注意を払って清潔に扱えば、冷蔵庫で8日間まで許容できるとされています。冷蔵庫の冷凍室（－20℃）なら3～6か月は保存可能です。冷凍母乳を解凍したら4℃の冷蔵庫保存で24時間以内に使用してください。温める場合は母乳の成分を壊さないように体温以下（40℃以内）にします。専門病院に入院の赤ちゃんは施設により保存期間が異なるので、スタッフに確認しましょう。

【コップでの授乳】

しぼった母乳を赤ちゃんにあげるとき、一般に哺乳びんが使われていますが、赤ちゃんの中には、哺乳びんの人工乳首を好んでしまうことで、お母さんのおっぱいがうまく飲めなくなる子もいます。それを防ぐため、おちょこやコップでも授乳が安全に行えます。まず、赤ちゃんの手があたってこぼさないように、赤ちゃんの首と手をタオルで覆います。赤ちゃんをたてに抱っこします。しぼった母乳を入れたコップを赤ちゃんの下唇に軽くのせ、コップのふちを上唇の外側にふれるように固定します。赤ちゃんが自分からすすれるよう、母乳が唇に届くように静かにコップを傾けます。このとき、決して流しこまないようにすることが大切です。赤ちゃんが静かに起きているときがよいでしょう。

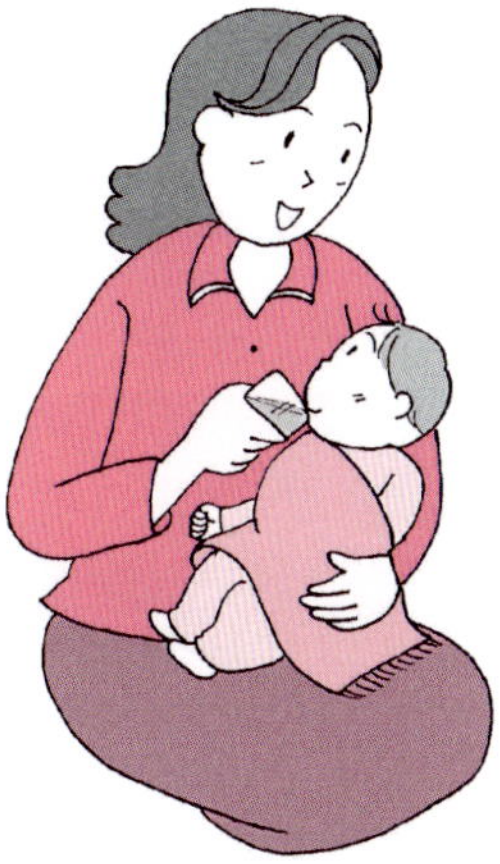

人工乳首を好むことを避けるため、赤ちゃんには、コップで授乳します。赤ちゃん自身が飲む量と飲むペースを調整できます。

赤ちゃんの記録を残しておきましょう。

名　前

名前の由来

誕生日

生まれた時刻

生まれたときの体重　　　　　g

はじめておっぱいを飲んだ時刻

産院名

医師・助産師の名前

入院中うれしかったこと

入院中に大変だと感じたこと

退院してからの母乳育児について

母乳育児中に大変だと感じたこと

どうやって乗り越えたか

母乳育児をしてうれしかったこと

おわりに

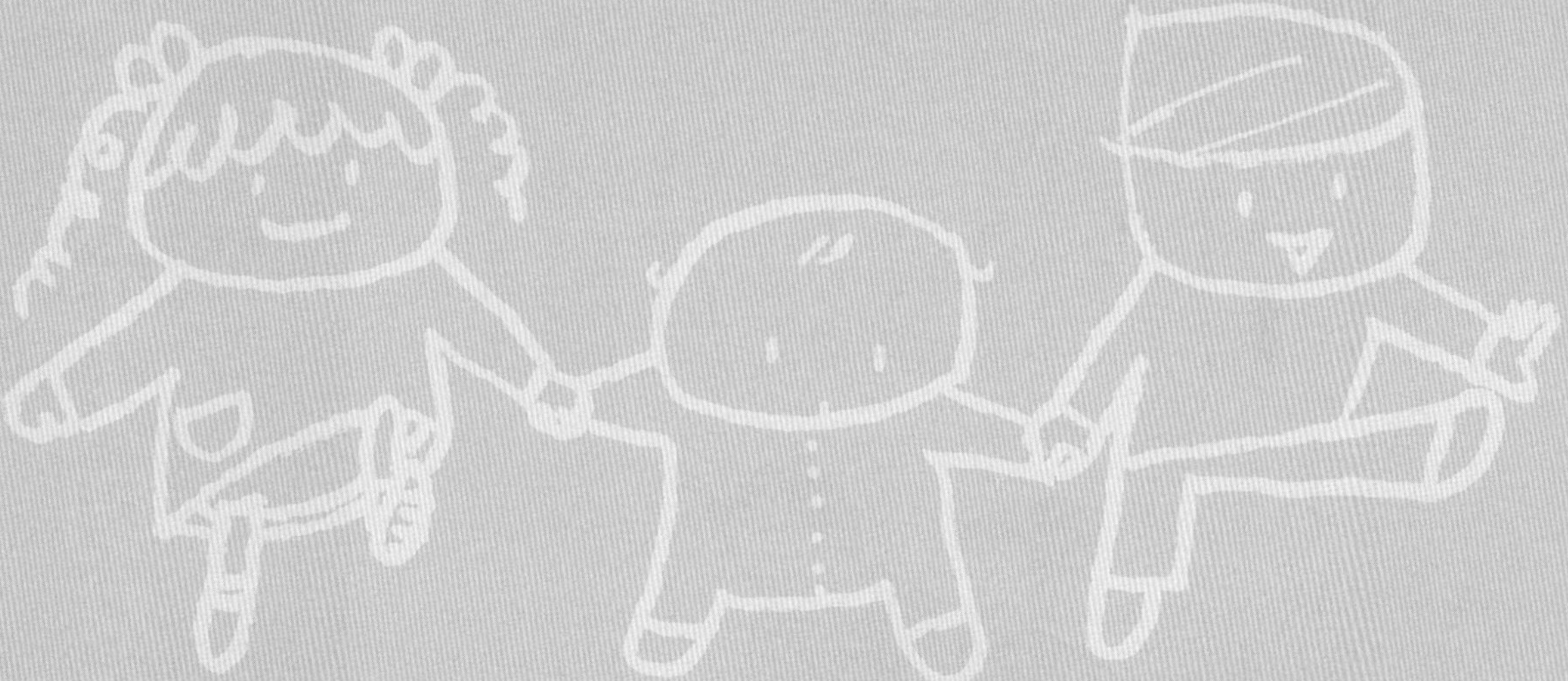

母乳育児を支えるのは家族の大切な役割

家族で母乳育児を支えよう

母乳で育てることは簡単なようにみえますが、初めてのお母さんにはサポートが必要です。「母乳が出る・出ない」という言葉がよく使われますが、実際には「赤ちゃんが飲めている」かどうかが大切になります。**母乳育児は母と子の共同作業であり、軌道に乗るまで時間がかかるのがふつうです。**

そんなときまわりの家族から「おっぱい出ているの?」「母乳が足りないんじゃない?」という言葉で、簡単に自信を失ってしまいがちです。

できれば妊娠中から、「自分は母乳で育てたいこと、母乳というのは吸わせれば吸わせるだけつくられるが、ストレスがあると出にくくなることもあるので、できるだけ協力をして母乳育児の支援をしてほしいこと」を伝えておくとよいでしょう。

母乳育児は、妊娠・出産に続く、お母さんにしかできない大切な営みです。でも、**お母さんが納得のいく母乳育児をできるように守ってあげるのは、お父さんなどの家族の大切な役割です。**

お父さんや周囲の人ができること

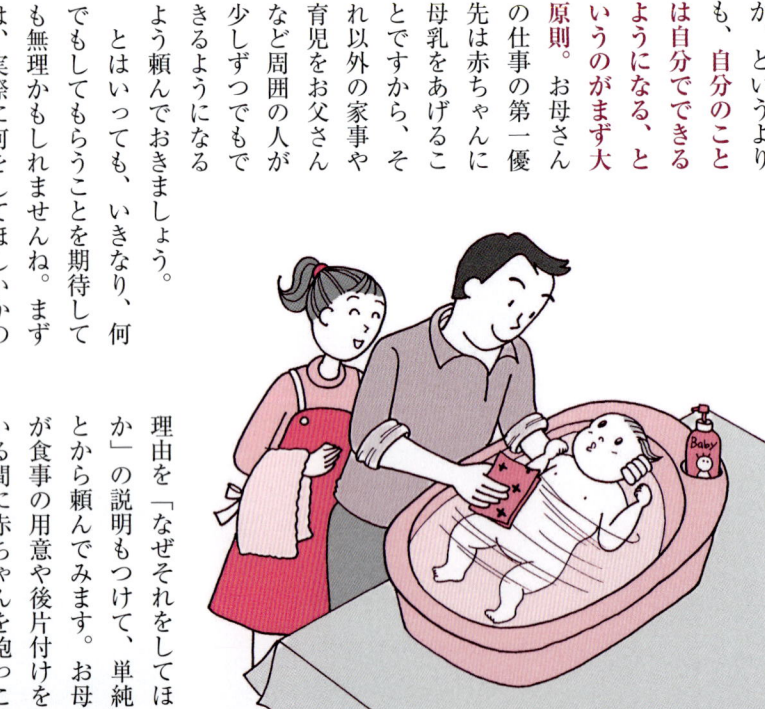

子どもを迎えるということは、それまでの家庭の中の優先順位がまったく変わってしまう一大イベントです。お父さんが赤ちゃんのために何ができるか、というよりも、**自分のことは自分でできるようになる、というのがまず大原則。**お母さんの仕事の第一優先は赤ちゃんに母乳をあげることですから、それ以外の家事や育児をお父さんなど周囲の人が少しずつでもできるようになるよう頼んでおきましょう。

とはいっても、いきなり、何でもしてもらうことを期待しても無理かもしれませんね。まずは、実際に何をしてほしいかの理由を「なぜそれをしてほしいか」の説明もつけて、単純なことから頼んでみます。お母さんが食事の用意や後片付けをしている間に赤ちゃんを抱っこして

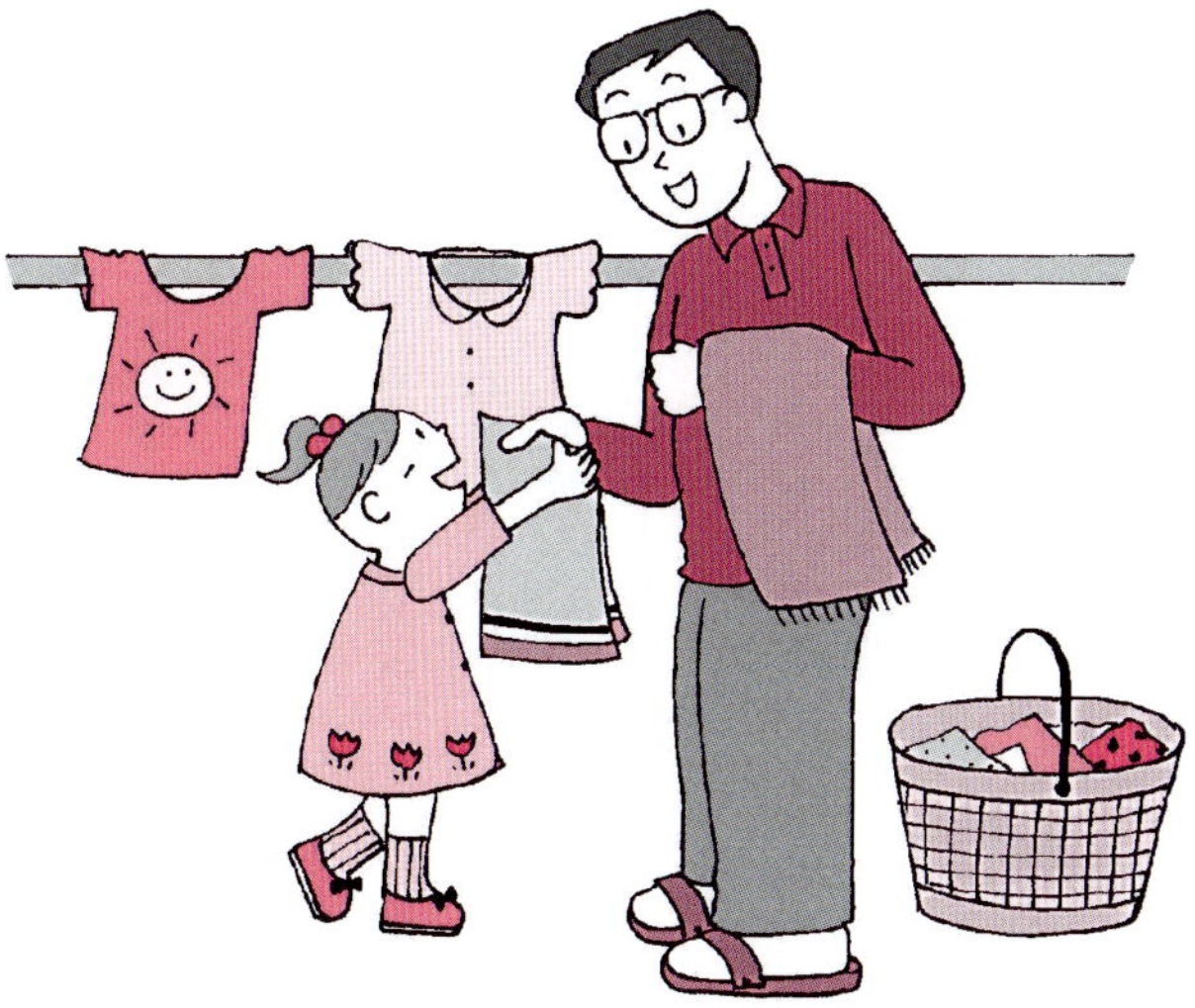

相手をする、というだけでも最初はいいのです。1日中赤ちゃんを抱っこしていたお母さんにとって、もしかしたら、赤ちゃんを抱いたりおんぶしたりしないで水仕事をすることが気持ちいいことかもしれません。家事にしても育児にしても、少しでもやってくれたら、お父さんやほかの周囲の人にとにかく感謝の言葉をかけましょう。そのやり方があなたの思うようでなくても決してけなしてはいけません。

家事をまったくしないお父さんであっても、洗濯機の使い方は1回教えたらできるようになるはず、洗濯は朝にするもの（夜でもできます）、などと決めつけず、また食材の買い物は休日にまとめ買いをするとか、生協などの宅配を利用してもいいですね。届いた荷物を運んでもらったり、冷蔵庫に入れてもらったり、とにかく思いついたことをやってもらいましょう。赤ちゃんの相手を24時間している私に比べれば、そのくらいして当然、という態度は禁物。「疲れているのに悪いわねえ。本当に助かるわ。ありがとう」といった何気ない一言が案外きくものです。

赤ちゃんの世話も、授乳以外なら何でもできるはずです。お風呂に入れるのがお父さんの役割という家は多いようです。お母さんがどうやっても泣きやまないときに、お父さんが抱いて歩きまわったら泣きやんだ、といったことなどから、お父さんもだんだん自信がついてくるはずです。赤ちゃんのいるところでたばこを吸うのだけは絶対にやめてもらいましょう。

とはいえ、協力的なお父さんばかりではありません。そういうときでも、どんどん周囲に協力を求めて、自分1人で抱えこまないようにします。友人が出産祝いに来るのだったら、すぐに食べられる食事を持ってきてもらうとか、台所を開放してつくってもらってもいいですね。

赤ちゃんがいる友人をもつと、さらに心強いでしょう。お互いの家に赤ちゃん連れで遊びに行き、1人が赤ちゃんをみている間に、もう1人が家事をするとはかどります。家族ぐるみで付き合える友達がいれば、お父さんも合同で簡単な食事会をするのもいいかも。バーベキューなど、男の料理をしてくれるとなおいいですね。自分はこんなに育児に協力的だと思っていたお父さんも、もっと協力しているほかのお父さんの姿に驚いたり、たいへんなのは自分の家族だけではなかったと思ったりするはずです。でも、ほかのお父さんのことをほめるのは禁物。むしろ、友達夫婦に対して自分の夫（パートナー）をほめ、感謝していると言葉にすることで、間接的に聞いている夫も悪い気持ちはしないはずです。

〝働く〟お母さんへの提案

それまで共働きで、家事も分担していたという夫婦も、お互いの役割をもう一度吟味しなおす時期かもしれません。職場復帰をするにせよ、自宅勤務で働くにせよ、それは同じです。**産前産後の休業も育児休業も、家**

事だけを専業にするためにとった休業ではありません。お母さん自身の体と子どものためにとっている休業です。

家事と育児はまったくの別物なのです。家事は共働きをしていたころよりも、家族の人数が増えた分、増えたかもしれませんし、それまでお母さんができていた家事も、子どもの世話でできなくなったこともあるはずです。小さな子どものいる家庭で、何もかも完璧にこなそうとするのは無理です。夫（パートナー）に分担をしてもらうのが無理な状況だったら、ほかの家族や友人に頼むことや、家事の外注サービス（ハウスクリーニング、食事の宅配など）を考えてもいいかもしれません。

子どもが小さいうちは子どもと一緒に過ごすという選択をする女性もいます。でも、それは「働かない」ということではありません。むしろ24時間子どもの相手をするのは、どのような仕事をするよりもたいへんで大切な仕事でしょう。ここでも間違えてはならない点は、お母さんは子育てのために家にいるのであって、家事を完璧にするために家にいるわけではないということです。子どもの授乳・食事や、子どもが健康に安全でいられるために家を整えておくことは大切ですが、毎日の単純な家事労働自体は際限がなく、正当な見返りのない孤独な作業かもしれません。子どもと2人だけで過ごす時間が長いほど、大人との会話を渇望し、働いただけの報酬がもらえる仕事に復帰したくなるのもうなずけます。そうしたときに振り返るといいことは、**自分は、家事という〝もの〟のために家にいることを選んだのではなく、子どもという〝人〟のために家にいる**ことを選択したという事実です。

また、子どもが小さいうちは（もちろん、「小さいというのはいつまでか」には個人差があるでしょう）、「外での仕事」をしないということが、すなわち、一生その状態であるというわけではありません。子どもと一緒にいながら家で副収入を得ることを考えたり、子育てをきっかけに起業したりする人もいますし、将来のために自分を磨く時期だと考えて資格を取得したり、子連れでできるボランティアをしたりする人もいます。子育てと収入を得る仕事とボランティアを全部、同時期にできる人もいますが、一生のスパンで考えて人生の違う時期にそれぞれをしていく人も増えています。人生の選択は無限にあります。

母親同士の支援グループへの参加

母乳で育てていて、いちばん頼りになるのは、同じように母乳で育てている、もしくは育てた経験のあるほかのお母さんです。通院するほどではない日常生活のちょっとした気になることが、ほかの母と子ではどうなのか、あるいはどうやって乗り越えたのかを知る場として、母親同士の支援グループという心強い存在があります。

子連れで参加ができるので、授乳しながら、ほかの大人との会話を楽しんだり、自分の赤ちゃんよりもちょっと月齢の高い赤ちゃんが、どんな様子にな

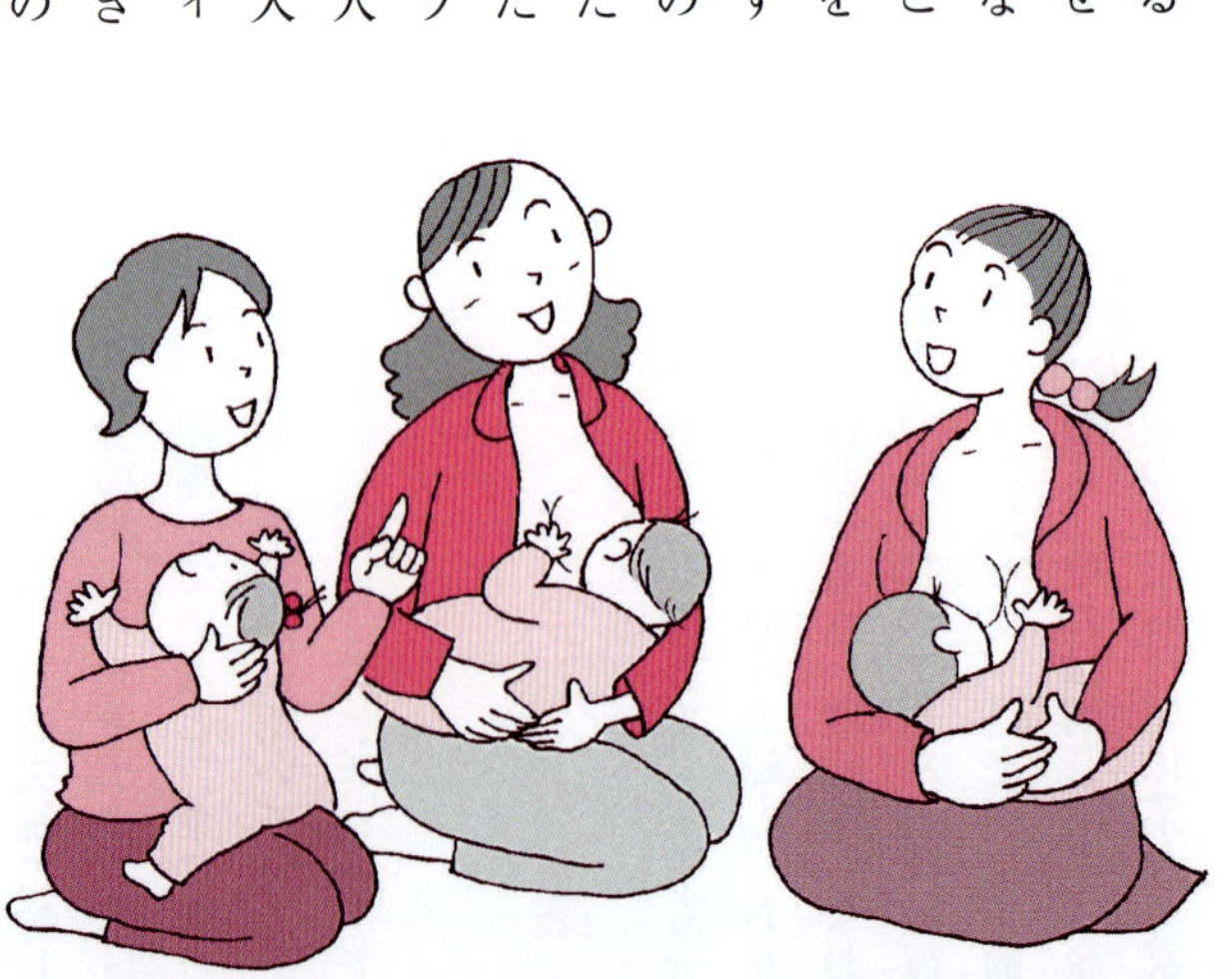

おわりに●母乳育児を支えるのは家族の大切な役割

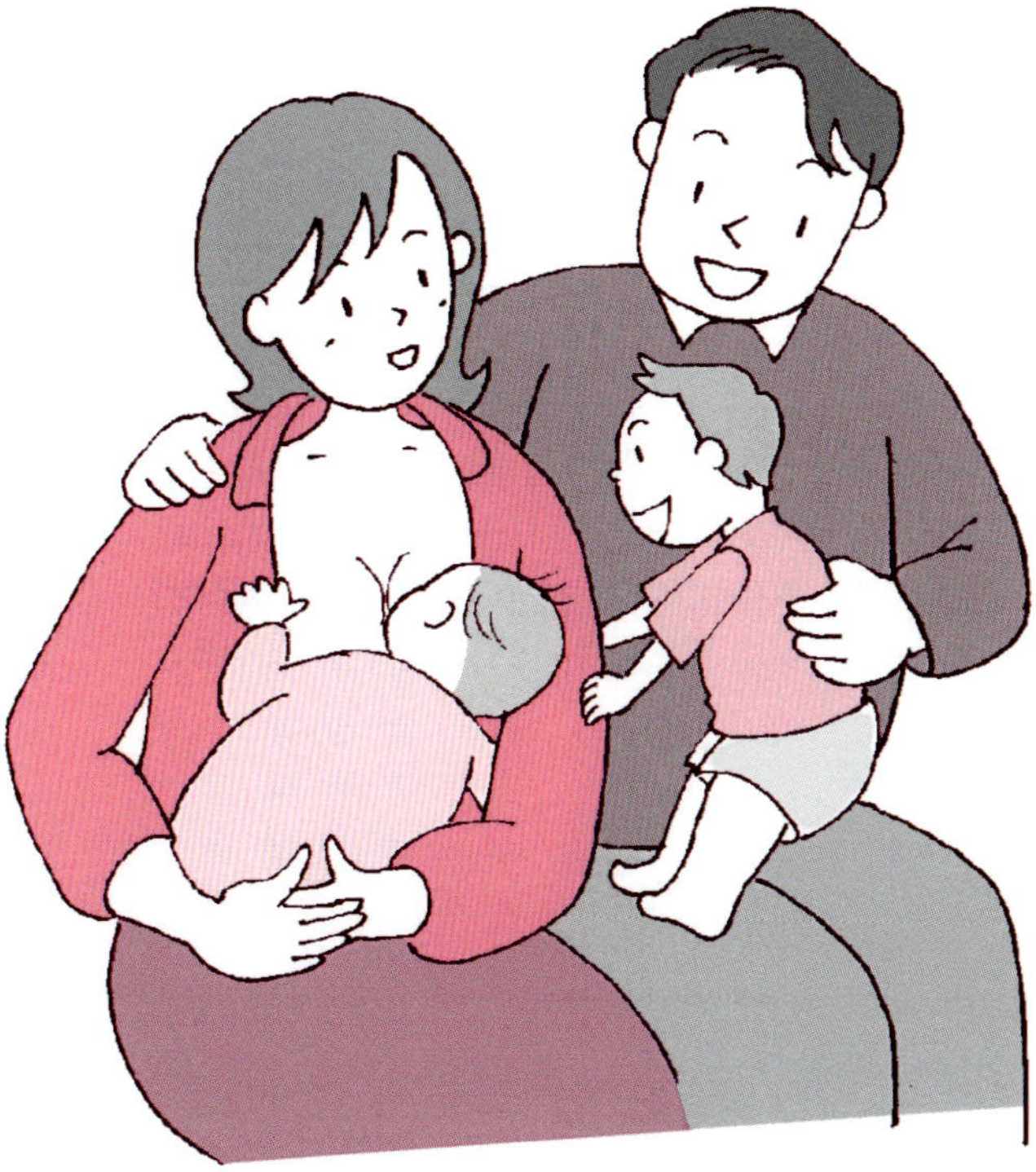

るのかを目で見て知ることができたりします。自分の悩んでいることが、ほかのお母さんにとっても悩んでいることだと知るだけで孤独感が薄まりますし、解決策のアイデアを教えてもらうとなお安心です。同じような体験をした人の話は、とても参考になり勇気づけられるものです。

母親同士の母乳育児支援グループの代表的なものとして、ラ・レーチェ・リーグという団体があります。ラ・レーチェというのは、スペイン語で「乳」を意味します。「母乳」「おっぱい」という言葉を出すのもはばかられた50年以上前のアメリカで始まり、現在では世界約70か国で活動をしている母親たちの自助グループです。自らも母乳育児の経験者である認定リーダーが集いの進行をする中で、参加者は安心して自分の伝えたい体験や気持ちを語り合います。リーダーは科学的根拠に基づいた情報や選択肢を伝え、お母さん一人ひとりが自分に一番合った情報を選ぶ手伝いをしてくれます。日本国内にも約50か所でグループが集いを開いていますので、最寄りのグループに参加してはいかがでしょうか。

また、各地には、ラ・レーチェ・リーグ以外にも母乳育児サークルなどの母親同士の支援グループが存在します。産院を基盤としたグループもあれば、母乳育児の本の読者の会として始まったグループもあります。母乳育児の最新情報やカウンセリングのスキルなどのトレーニングを受けた認定リーダーが進行をするラ・レーチェ・リーグとは違って、それぞれのグループのリーダーや顧問の専門家が独自色をもっていることもあるので、そこで得られる情報は、そこの文化に彩られているかもしれません。それもひとつの選択肢として、自分と子どもに一番ぴったりくる方法を見つけられると子育ても安心できるでしょう。近くの地域になければ、自分で自助グループをつくってしまう、というのもひとつの手段かもしれません。ラ・レーチェ・リーグには、近くにグループがない人のための、インターネット上のグループもあります。

子どもはあっという間に大きくなっていきます。外で働くにしても、家で働くにしても、子どもとの今しかない時間を楽しみながら暮らしていきたいものです。母乳で育てている時期は特別な時間だったと、後からしみじみと思い出すことでしょう。

この本が、納得のいく母乳育児のための一助となれば幸いです。

母乳育児を支援する団体

■ラ・レーチェ・リーグ日本

母乳で育てたいお母さんが情報を伝え合い、励まし合うことで、自信をもって母乳育児が楽しめるように支援するボランティア団体。母体のラ・レーチェ・リーグ・インターナショナル（本部はアメリカ）は1956年に設立され、WHOやユニセフとも協力関係にある世界最大の母乳育児支援団体。毎月の各地の集いのほか、電話相談なども無料で行っている。各地の集いの日程はサイトで確認できる。

公式サイト：http://www.llljapan.org/
携帯サイト：http://www.llljapan.org/i/

■NPO法人日本ラクテーション・コンサルタント協会（JALC）

国際認定ラクテーション・コンサルタント（IBCLC）*の有志によって1999年に設立され、2007年からは母乳育児支援者のためのNPO法人として活動している。専門家向きだが、サイトにはお母さんにも役立つ情報が掲載されている。

連絡先　〒533-0022　大阪市東淀川区菅原6-25-19-1210
NPO法人日本ラクテーション・コンサルタント協会事務局
公式サイト：http://jalc-net.jp/

*国際認定ラクテーション・コンサルタント（IBCLC）とは？
母乳育児支援をする専門家の国際共通の認定資格。1985年にアメリカとオーストラリアの合同で始められ、世界各国に広まった。科学的根拠に基づき、かつ一律でない個別的な母乳育児支援を大切にしながら、施設や地域など、さまざまな母乳育児支援の場で活動している。2009年秋現在、全世界で約22,000人以上、日本国内には650人以上（うち1割が医師、8割以上が助産師）がおり、年々その数は増加している。本書の著者は4人ともこの有資格者。

■母乳育児支援ネットワーク（BSNJapan）

「どこでも、だれでも、どんな状況でも母乳育児に必要な支援と情報が得られる社会」をめざして、1999年に日本で結成された。世界母乳育児行動連盟（WABA）や乳児用食品国際行動ネットワーク（IBFAN）と連携をとって、広く母乳育児に関する情報の提供などを行っている非政府組織（NGO）。

公式サイト：http://www.bonyuikuji.net/

■ 参考資料

1）ラ・レーチェ・リーグ・インターナショナル「だれでもできる母乳育児」メディカ出版、2000年（2008年まで増刷ごとに情報を更新）

2）米国小児科学会編「母乳育児のすべて－お母さんになるあなたへ」メディカ出版、2005年

3）ジャック・ニューマン「母乳育児が必ずうまくいく本」メディカ出版、2008年

4）涌谷桐子、ＮＰＯ法人日本ラクテーション・コンサルタント協会監修「ドクター KIRIKO のおっぱい育て」ニライ社、2008年

5）ウイリアム・シアーズ、マーサ・シアーズ他「新編シアーズ博士夫妻のベビーブック」主婦の友社、2009年

6）本郷寛子「母乳と環境－安心して子育てをするために」岩波書店、2009年

7）ＮＰＯ法人日本ラクテーション・コンサルタント協会編「母乳育児支援スタンダード」医学書院、2007年〔専門家向け〕

8）水野克己、水野紀子、瀬尾智子「よくわかる母乳育児」へるす出版、2007年〔専門家向け〕

9）涌谷桐子編「すぐ使える！ 70 の事例から学ぶ母乳育児支援ブック」（「ペリネイタルケア」夏季増刊号、通巻 365 号）メディカ出版、2009年〔専門家向け〕

10）水野克己「母乳育児感染－赤ちゃんとお母さんのために」南山堂、2008 年〔専門家向け〕

11）水野克己「母乳とくすり－あなたの疑問解決します」南山堂、2009 年〔専門家向け〕

12）UNICEF/WHO「赤ちゃんとお母さんにやさしい母乳育児支援ガイド ベーシック・コース」 医学書院、2009 年〔専門家向け〕

著者プロフィール

水野　克己　みずの・かつみ

小児科専門医、医学博士、IBCLC、ICD

1987年……昭和大学医学部卒業、昭和大学小児科に入局

2003年……国際認定ラクテーション・コンサルタント（IBCLC）取得

2005年4月～……昭和大学医学部小児科准教授

9月には母乳育児研究室を開設し、母乳育児を科学的に支援

2006年2月母乳育児外来開設

母乳哺育学会雑誌編集委員長を務める

水野　紀子　みずの・のりこ

助産師、IBCLC

1991年……助産師免許取得

2004年……国際認定ラクテーション・コンサルタント（IBCLC）取得

現在、千葉県内のクリニックで非常勤勤務。

昭和大学医学部小児科研究生として、同大学内の母乳育児研究室で、母乳研究・母乳育児支援を行っている。また、母親向けの母乳育児のセミナーも担当している。

瀬尾　智子　せお・ともこ

小児科専門医、IBCLC

1981年……京都府立医科大学卒業

1999年……国際認定ラクテーション・コンサルタント（IBCLC）取得

2001～2003年……日本ラクテーション・コンサルタント協会代表

現在、名古屋市内の産婦人科病院で小児科医として臨床をするかたわら、母乳育児に関する文献の翻訳、講演活動などを行っている。

本郷　寛子　ほんごう・ひろこ

ソーシャルワーク修士、保健学修士、IBCLC

1982年……早稲田大学第一文学部卒業

1992年……国際的な母乳育児支援団体のリーダーとして認定

1994年……カリフォルニア大学ロングビーチ校大学院卒業
ソーシャルワーク修士

1995年……日本人初の国際認定ラクテーション・コンサルタント（IBCLC）取得

1999年……日本ラクテーション・コンサルタント協会（JALC）を共同で設立。初代代表。2009年3月まで理事

現在、ＮＰＯ法人日本ラクテーション・コンサルタント協会教育研修委員会継続教育担当　主任講師

1人目を日本で、2人目をアメリカで出産して母乳で育てた体験をきっかけに母乳育児支援を始める。

○制作スタッフ

カバー・表紙デザイン	梅村昇史
カバーイラスト	渡辺千春
本文デザイン・DTP	パラレルヴィジョン
本文イラスト	嶋野茂美

これでナットク 母乳育児

定価(本体価格 1,600 円＋税)

2009 年 12 月 1 日 第 1 版第 1 刷発行
2010 年 4 月 15 日 第 1 版第 2 刷発行
2011 年 10 月 13 日 第 1 版第 3 刷発行
2014 年 2 月 3 日 第 1 版第 4 刷発行
2015 年 6 月 22 日 第 1 版第 5 刷発行
2017 年 3 月 24 日 第 1 版第 6 刷発行
2019 年 5 月 31 日 第 1 版第 7 刷発行

監 修 水野 克己
発行者 佐藤 枢
発行所 株式会社 へるす出版
〒164-0001 東京都中野区中野 2-2-3
☎(03) 3384-8035〈販売〉
(03) 3384-8155〈編集〉
振替 00180-7-175971
http://www.herusu-shuppan.co.jp
印刷所 三報社印刷株式会社

ISBN 978-4-89269-691-6